MANUALES CLÍNICOS POR ESPECIALIDADES

Reproducción y neonatología canina y felina

Propiedad de:

Plaza Antonio Beltrán Martínez, n.° 1, planta 8 - letra I
(Centro empresarial El Trovador)
50002 Zaragoza - España

Primera impresión: 2011

ISBN: 978-84-92569-45-8
DL: NA-1313-2011

Diseño, preimpresión e impresión:
Servet editorial - Grupo Asís Biomedia SL
www.grupoasis.com
info@grupoasis.com

Servet es una editorial de Grupo Asís

Impreso por Tipolinea SA, Zaragoza, España, febrero 2024

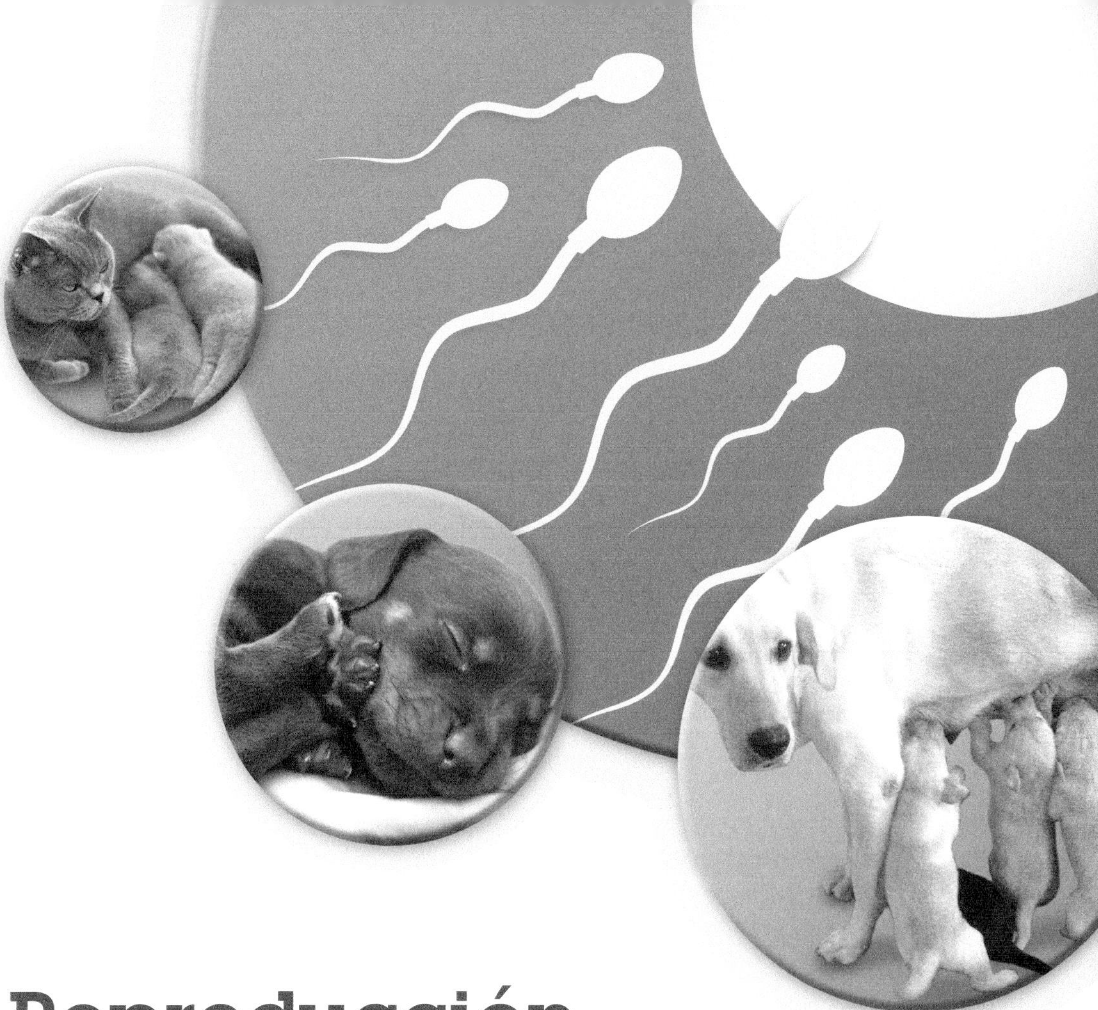

Reproducción y neonatología canina y felina

Simón Martí Angulo

Manuales clínicos por especialidades

SERVET

Este libro se lo dedico a mi mujer Mª Ángeles
y a mis hijos Ana, Simón y Miguel.

agradecimientos

A Ana Díaz, Josep Arús, Jorge Patricio, Ana Cloquell, Isabel Lezana, Rebeca Carmona, José Luis Martínez, Sara Aguinaco, Fernando Vázquez, Miguel Rodríguez, Sonia Crespo, Ruth Luque, Fernando Peña y José Capacés.

A Pep Aguiló y a Antonio Prats por su apoyo a lo largo de mi carrera.

A la Fundación ONCE del Perro Guía, a su directora Gemma León y a todos los compañeros de la Escuela de perros guía de la ONCE.

A la Universidad Alfonso X El Sabio, al director del Hospital Veterinario Carlos Corbalán y a todos los compañeros del Hospital Veterinario.

A todos los alumnos de la Universidad Complutense de Madrid y de la Universidad Alfonso X que con sus comentarios han aportado ideas para mejorar el libro.

autor

SIMÓN MARTÍ ANGULO

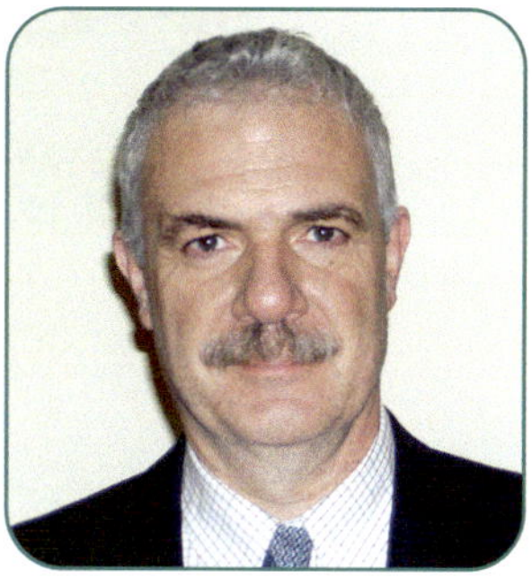

Licenciado en Veterinaria por la Universidad Complutense de Madrid en 1983.

Realiza su actividad clínica en la Clínica Veterinaria Plutos de Madrid, en la Fundación ONCE del Perro Guía desde 1990, donde ha llevado la dirección del Centro de Cría de la Escuela de Perros Guía de la ONCE en los apartados de reproducción y pediatría, y como especialista en reproducción en el Hospital Clínico Veterinario de la Universidad Alfonso X El Sabio. Es Profesor de Obstetricia y Reproducción de la Universidad Alfonso X el Sabio.

Miembro del Comité Científico de AVEPA en la especialidad de Reproducción desde el año 2000 hasta 2010, ex vocal de AVEPA por Madrid y Coordinador de Vocalías de la Junta de AVEPA. Ex tesorero y miembro del Grupo de Estudio en Reproducción y Pediatría de Animales de Compañía (GERPAC). Miembro de la EVSSAR (*European Veterinary Society for Small Animal Reproduction*). Coautor del libro "Neonatología y pediatría canina y felina". Ha realizado publicaciones en diversas revistas nacionales e internacionales y recibió el Premio Científico Miguel Luera en 2003.

Ponente en numerosos congresos y creador del programa de prácticas clínicas específico, mediante convenio con la Facultad de Veterinaria de Madrid y la Fundación ONCE del Perro Guía, tutelando a grupos de 10 alumnos durante todo el año.

Ha impartido diversos cursos sobre su especialidad y ha sido *Chairman* y coordinador del programa del *Southern Europe Veterinary Conference Planning Guide* (2007- 2010) en los temas de reproducción, pediatría y genética.

Trabaja exclusivamente en la clínica de pequeños animales con especial dedicación a la reproducción.

Ha colaborado en la realización de este libro:
Sofía Lafuente Carballo

prólogo

La definición de un prólogo según la wikipedia es el texto situado al principio de una obra escrita, pertenece a los documentos llamados preliminares, que sirven para justificar el haber compuesto esa obra y al lector para orientarlo. Cuando el autor es novel, el prólogo suele escribirlo un escritor reconocido para presentarlo y para dar un punto de vista objetivo del autor y de esa obra.

Es por tanto un honor para mí hacer un prólogo de un libro como éste, e intentaré situar al lector en lo referente al texto y, cómo no, al autor. Tan sólo decir que no me considero un escritor reconocido sino un clínico más en esta España tan plural.

En primer lugar hay que hablar de la especialidad a la que nos referimos y a su evolución. La reproducción y neonatología en animales de compañía en la última década ha hecho un salto, pero no uno normal sino que ha sido un salto enorme, digamos de trampolín. Los que estamos dentro de este mundo reproductor en pequeños animales, y en España, que no somos pocos, hemos visto cómo se pasaba de la castración quirúrgica como solución a todos los problemas del aparato reproductor a las inseminaciones intrauterinas con esperma congelado proveniente de otro continente, a modo de ejemplo. Y si la especialidad ha evolucionado ha sido por varios factores:

- El primero, por el interés de algunos clínicos de renombre en hacer conocer la especialidad. Y como muestra tenéis este libro (con su autor al frente) que intenta abarcar todas las posibilidades que se le pueden presentar a un clínico hoy en día.
- El segundo, por la exigencia de los propietarios y los criadores en particular en obtener soluciones a diversas patologías y mejores resultados en la cría. El volumen de negocio que hay en España respecto a la cría de razas puras caninas y felinas está creciendo en cantidad y en calidad.
- El tercero, por la creación de diversas asociaciones a nivel nacional y europeo que han hecho evolucionar la especialidad y le han dado la oportunidad de especializarse a los clínicos que así lo desean. Y toda especialización conlleva el aumentar el nivel de una profesión y, en consecuencia, darle una mayor relevancia dentro del contexto nacional.

- El cuarto, por el desarrollo de nuevas moléculas por parte de laboratorios que han invertido en investigación y desarrollo creyendo en este campo de la veterinaria en pequeños animales.

En segundo lugar quiero hablar del libro, y la intención de cualquier obra es, desde mi punto de vista, ser útil, especialmente para el clínico de pequeños animales. Todo lo que no pase por este primer objetivo ya no es válido normalmente para un clínico. Y para ser útil tiene que ser claro, de lectura fácil, y con imágenes que representen mejor que nada la patología en concreto (una imagen vale más que mil palabras). Creo que sólo la lectura y el estudio de esta obra podrán determinar si se ha conseguido este objetivo. Desde mi punto de vista lo ha logrado sobradamente.

Y finalmente y para acabar, dos apuntes sobre el autor. Cuando al principio hablaba de especialistas de renombre, Simón Martí se encuentra entre ellos. Aunque no le guste, empieza a ser una referencia gracias a su trabajo sistemático y eficiente en la Fundación ONCE, dentro de las asociaciones nacionales y a sus publicaciones. Los años pasan y él sigue al frente. Todos los clínicos sabemos lo difícil que es sacar tiempo para publicar una obra de este tipo, él lo ha hecho.

Conociendo al autor como lo conozco, seguro que este libro servirá con la vocación con la que nació y os será útil. Aquí se acaban los preliminares y empieza la lectura. Espero que os apasione.

Josep Arús Martí, Veterinario
Diplomado por el *European College for Animal Reproduction* (ECAR)
Small Animal subspeciality.
Ex presidente de la *European Society for Small Animal Reproduction* (EVSSAR).
Ex presidente del Grupo para el Estudio de la Reproducción
de Pequeños Animales (GERPAC).

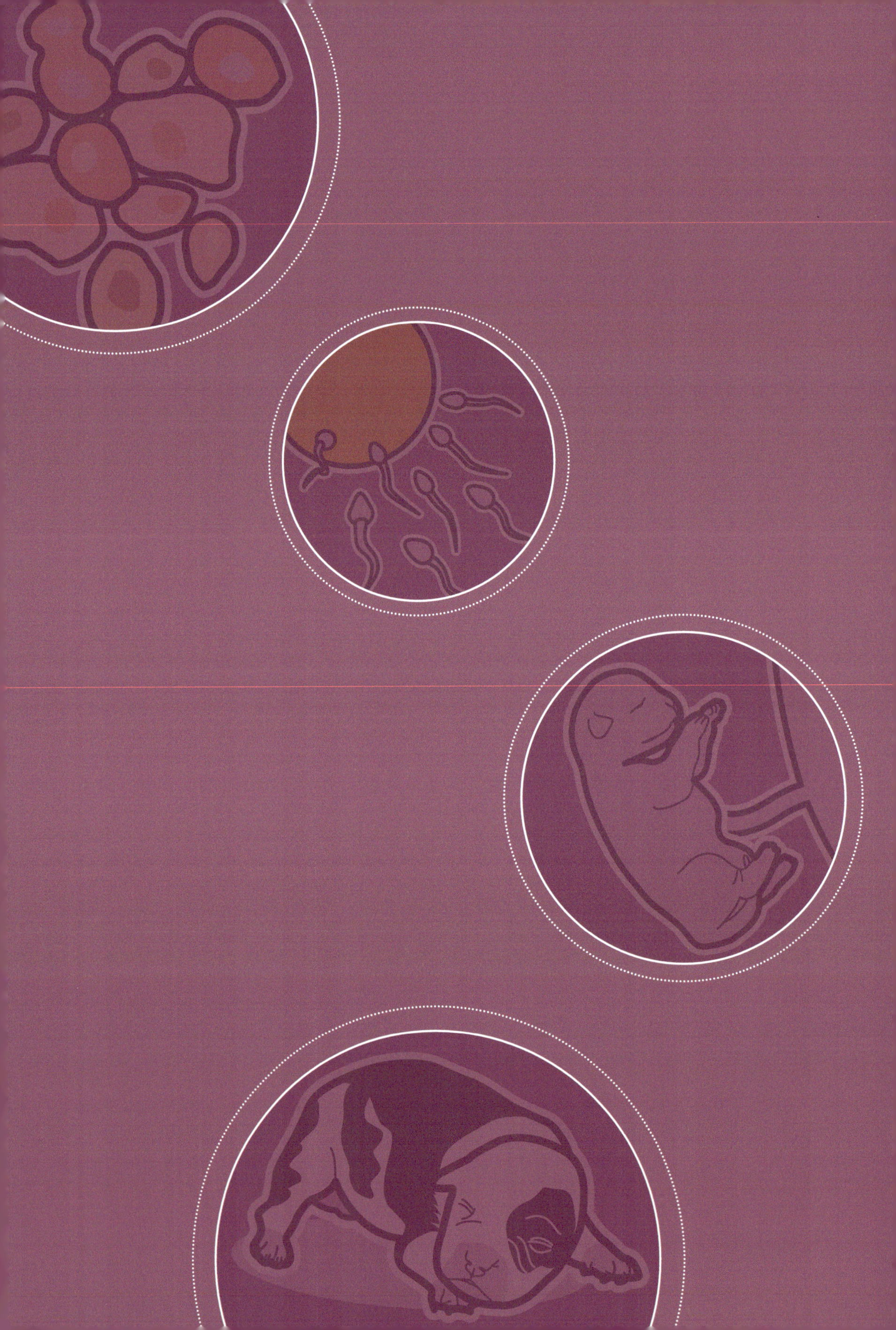

prefacio

La reproducción y la neonatología canina y felina es una parte de la clínica de pequeños animales que está todavía por desarrollar. Es sin duda una parcela apasionante con mucho futuro, en la que todavía nos queda mucho por avanzar.

El realizar un libro sobre reproducción y neonatología me pareció un reto muy interesante ya que me permitía enfocar el libro sobre los casos de reproducción y neonatología que había tenido en los últimos 15 años, y basarlo sobre todo en casos frecuentes en la clínica y no casos clínicos excepcionales que raramente se repiten.

Y es que la base de la clínica de la reproducción de pequeños animales es el conocimiento de la normalidad, lo que nos permite poder detectar lo que es patológico. Debemos conocer a la perfección el ciclo estral en la perra y en la gata para poder detectar anomalías relacionadas por ejemplo con la infertilidad, o cómo se desarrolla un parto normal para poder actuar ante la distocia.

Éste ha sido en enfoque que he querido llevar a cabo en el libro evaluando, por ejemplo, gestación y parto para evaluar a continuación la distocia y la cesárea.

Espero que este Manual Clínico de Reproducción Canina y Felina sirva para solucionar de la mejor forma posible las patologías reproductivas de nuestros pacientes caninos y felinos.

El texto está dividido en 12 capítulos con un enfoque totalmente clínico y contiene un gran número de fotografías en color, en las que he seleccionado las más explicativas.

Es evidente que no está toda la reproducción, pero hemos intentado incluir lo que hemos considerado más importante desde el punto de vista del veterinario clínico y del estudiante de veterinaria, de forma que al estudiante le resulte útil sobre todo al iniciar su profesión y que se constituya en su libro de cabecera.

Quiero dar las gracias a todo el equipo de la Editorial Servet del Grupo Asís por su paciencia y por su apoyo, y espero que este libro cuente con el reconocimiento de veterinarios y estudiantes de veterinaria, constituyéndose en uno de los pilares para el desarrollo de su profesión.

Simón Martí Angulo

índice de contenidos

7 Neonatología clínica 109

8 Patologías uterinas y ováricas 131

12 Patología de la reproducción del macho 215

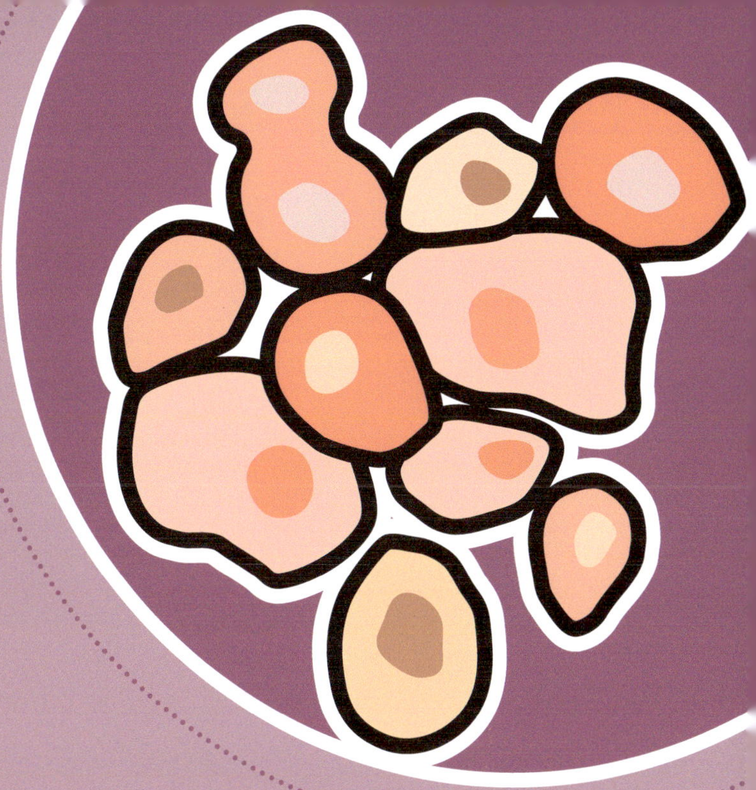

1 Características del ciclo sexual Citología vaginal

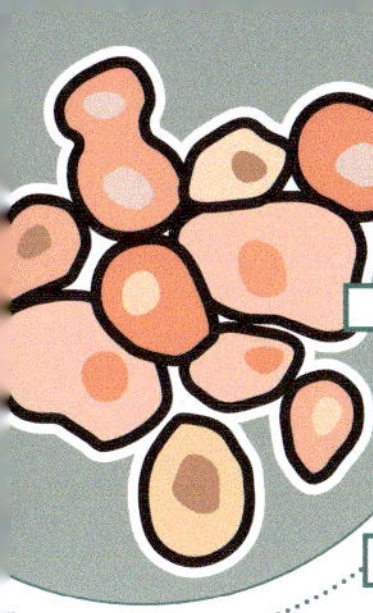

1 Características del ciclo sexual Citología vaginal

El conocimiento del ciclo reproductivo de la perra y de la gata es fundamental para poder controlar la variabilidad individual de cada animal, de esta forma podremos hacer una correcta evaluación de cada ciclo estral y también podremos diagnosticar variaciones patológicas de los ciclos reproductivos.

El ciclo reproductivo normal en la perra (fig. 1) se divide en cuatro fases: anestro, proestro, estro y diestro [1]; en el caso de la gata, existe una quinta fase, el interestro. Cada una tiene una serie de características comportamentales, físicas y endocrinológicas que nos permiten identificarla.

El éxito en la reproducción se basa en conocer cada fase y saber interpretar las variaciones individuales dentro de cada ciclo. Además, nos será más fácil detectar patologías o alteraciones en las hembras que tratamos.

Fases del ciclo estral de la perra Características clínicas y endocrinológicas

Pubertad

El inicio de la pubertad puede variar entre los 6 y los 13 meses dependiendo de la raza y de las características del individuo. En algunos casos, sobre todo en razas grandes, el ciclo sexual puede no desarrollarse hasta los 24 meses de edad.

Anestro

Es la fase del ciclo estral de la perra que se caracteriza por la involución del útero, la inactividad ovárica y la reparación de los cambios y alteraciones que se han producido en el endometrio [1, 2, 3].

Duración

Esta fase tiene una duración aproximada de 4 meses y medio; aunque este valor es altamente variable al existir cierta dificultad en la determinación del final del diestro y del principio del anestro.

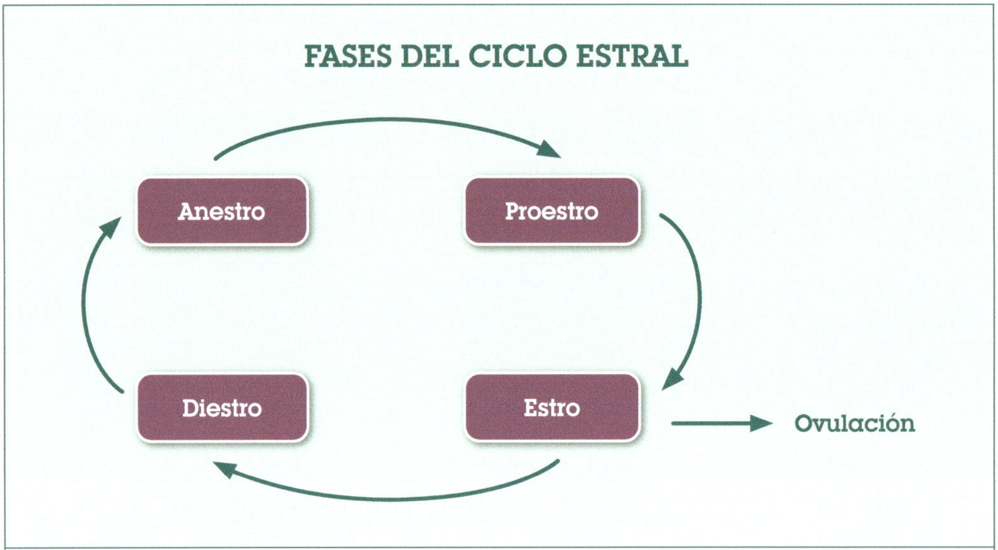

Figura 1. Gráfica del ciclo estral de la perra.

Signos clínicos

No existen diferencias clínicas entre una perra en anestro y otra perra en fase de diestro u ovariohisterectomizada [3].

Niveles hormonales

Durante el anestro se aprecian niveles moderados de FSH (hormona foliculoestimulante o folitropina) y LH (hormona luteinizante o lutropina). Al final del anestro se producen secreciones de tipo pulsátil de GnRH (hormona liberadora de gonadotropinas o gonadoliberina) hipotalámica que dan lugar a un aumento de FSH y LH provocando la creación de los folículos durante el proestro. Al final del anestro los estrógenos se encuentran en niveles basales (2-10 pg/ml), al igual que la progesterona (< 1 ng/ml) [1, 2].

Citología vaginal

Sus características son uniformes durante toda la fase, se observan principalmente células parabasales o intermedias básofilas. Pueden encontrarse neutrófilos de manera fisiológica, siempre que sea en pequeñas cantidades; en cambio, la presencia de eritrocitos la consideramos anormal o patológica (fig. 2).

Proestro

Se define como la fase que sigue al anestro, se inicia con el primer sangrado vaginal y se termina cuando la hembra permite la monta. Durante

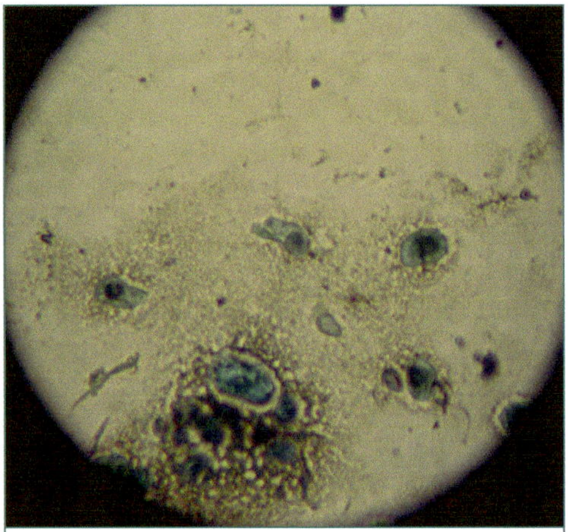

Figura 2. Citología de anestro en la perra.

toda la fase la hembra atrae al macho de manera pasiva, ya que aún no se encuentra receptiva.

Duración

Es variable, en algunos casos puede durar 2-3 días y en otros 25 días [3], por lo general la duración media es de 9 días.

Signos clínicos

La vulva se encuentra aumentada de tamaño y presenta secreciones de origen uterino, que pueden ser desde serosanguinolentas a hemorrágicas [3]. La naturaleza y la cantidad de la descarga varían mucho entre razas y hembras. Además, la mucosa vaginal se halla edematosa y sonrosada.

Niveles hormonales

Los estrógenos alcanzan sus niveles máximos, pasando de 2-10 pg durante el anestro a niveles entre 50-100 pg/ml [1] al final del proestro. La progesterona se mantiene en valores basales (< 1 ng/ml) hasta el final del proestro. En el momento que se produce el pico de LH, la progesterona empieza a incrementar sus niveles.

Características de comportamiento

Los cambios se deben al comienzo de la disminución de los estrógenos y al aumento débil de la progesterona [1]. Se caracterizan sobre todo por que la perra está inquieta, se vuelve huidiza y desobediente, con tendencia a escaparse, y además puede llegar a realizar marcajes de orina [4].

Citología vaginal

Se caracteriza por la presencia de abundantes eritrocitos y de una mezcla de células epiteliales que varían a lo largo del proestro. Desde el inicio hasta el final (figs. 3, 4 y 5), el porcentaje de células parabasales e intermedias disminuye y aumenta el de células superficiales y escamas [2]. En esta fase también aumenta progresivamente la acidofilia del frotis.

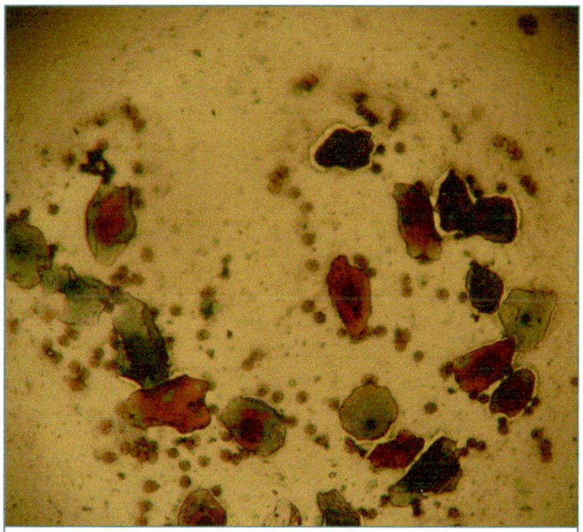

Figura 3. Citología de inicio de proestro en la perra.

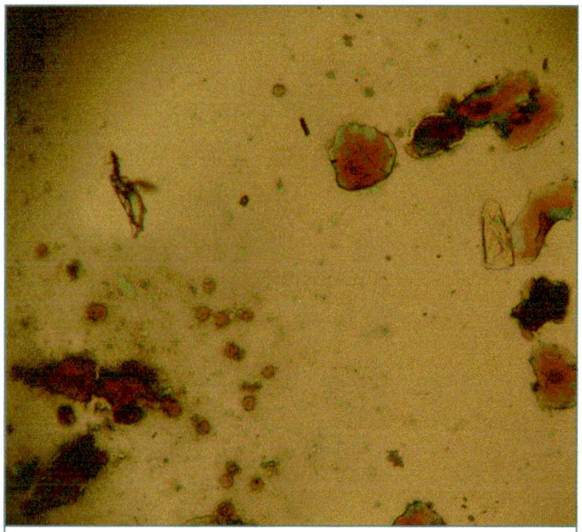

Figura 4. Citología de proestro intermedio en la perra.

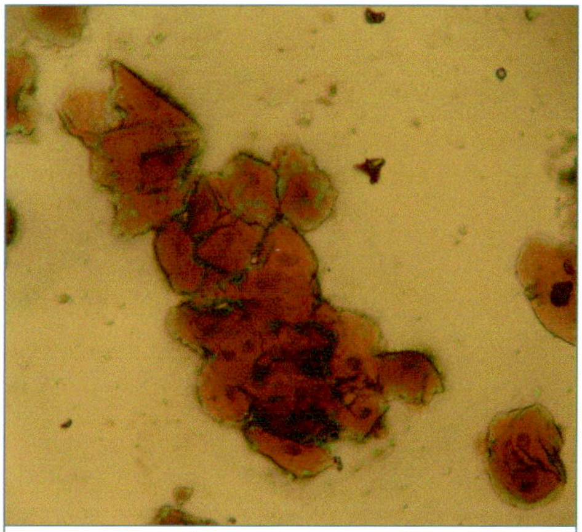

Figura 5. Citología de final de proestro en la perra.

Estro

Periodo del ciclo sexual que se caracteriza por la aceptación del macho por parte de la hembra, permitiéndole realizar la monta.

Duración

Basándonos en el comportamiento, tiene una duración media de 9 días, con un rango que oscila desde los 4 a los 24 días.

Signos clínicos

La vulva permanece aumentada de tamaño (fig. 6), pero este incremento es menos evidente que en proestro. La descarga vaginal es de color marrón por disminución de la cantidad de sangre, aunque en algunos casos puede haber una descarga serosanguinolenta uniforme durante proestro y estro [2].

Niveles hormonales

Al inicio del estro se produce el pico de LH, que desencadenará la ovulación 48 horas después [2, 3, 4]. Sobre el comienzo de dicho pico hormonal, puede influir la disminución progresiva en los niveles de estradiol.

La duración del pico de LH, según diferentes estudios, oscila entre las 24 y las 96 horas [2]. La ovulación tiene lugar los 2-3 días siguientes al pico de LH.

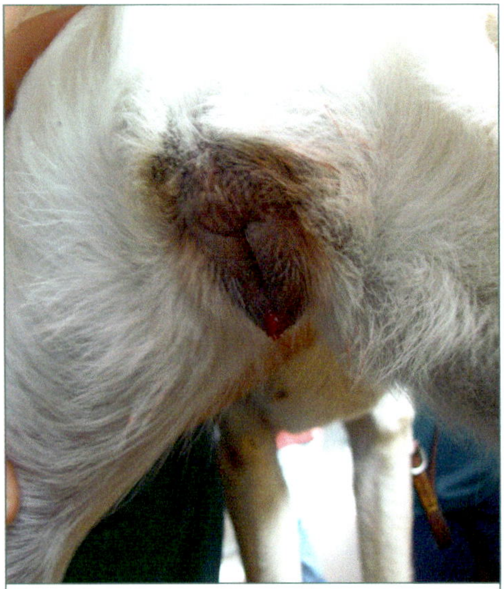

Figura 6. Vulva edematosa característica de la fase de estro en la perra.

¡ATENCIÓN!

De manera específica, debemos saber que la perra no ovula, sino que después de la eclosión folicular libera ovocitos primarios (ovocitación), por lo que la fertilización no puede ser completada hasta las 48-72 horas después. Es necesario que estos ovocitos primarios sufran una segunda meiosis para convertirse en ovocitos secundarios, los cuales ya serán fértiles (2).

Los niveles de progesterona empiezan a aumentar aproximadamente al mismo tiempo que el pico de LH, lo que denominamos aumento preovulatorio de la progesterona, al mismo tiempo los estrógenos van disminuyendo dando lugar, por tanto, a la disminución del edema vulvar y vaginal. Los valores de progesterona durante el pico de LH están entre 0,8 y 3 ng/ml, en el momento de la ovulación entre 4,0 y 10 ng/ml [2, 3] y entre 4,0 y 20 ng/ml durante el periodo fértil (fig. 7) [1].

La ovulación no siempre está relacionada con el comportamiento de estro, e incluso pueden existir variaciones dependiendo de la raza, asimismo puede haber perras que durante la ovulación no permitan la monta [2].

Citología vaginal

Se caracteriza por la presencia de células superficiales y escamas anucleadas (figs. 8, 9, 10 y 11).

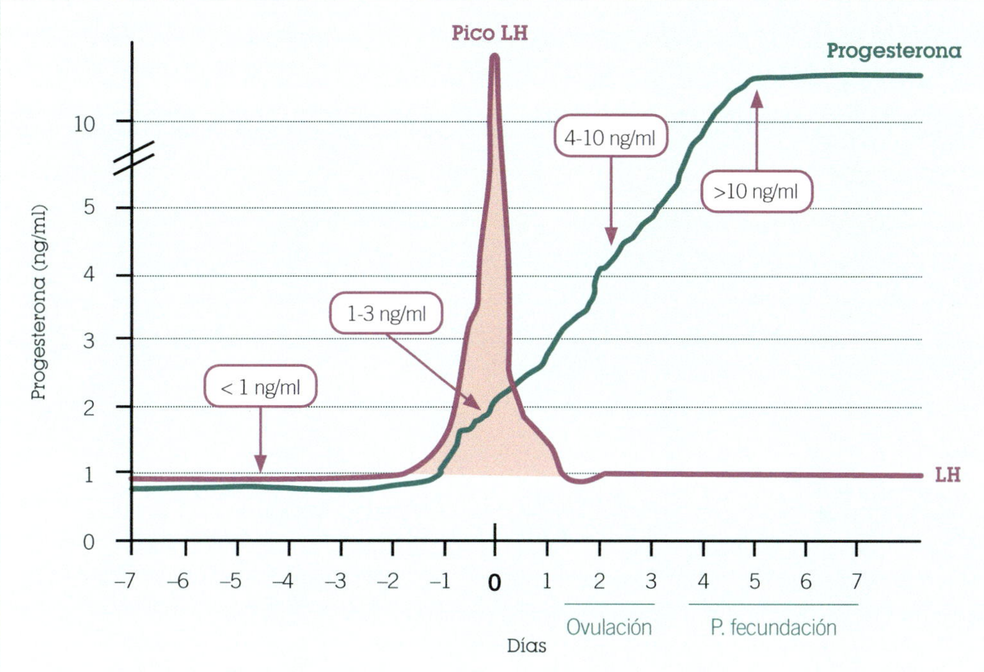

Figura 7. Evaluación de la progesteronemia antes, durante y después del pico de LH.

Las escamas varían entre el 80 y el 100%. No deben observarse neutrófilos y puede haber presencia o ausencia de eritrocitos [3].

Diestro

Es la fase del ciclo estral en la que predomina la progesterona y que fisiológicamente tiene lugar después del estro.

Duración

El diestro normalmente dura entre 2 y 3 meses cuando la hembra no se queda preñada [1]. Cuando la hembra está preñada dura unos 65 ± 2 días desde el pico de LH.

Signos clínicos

La descarga vulvar serosanguinolenta disminuye y el edema se va atenuando poco a poco [1]. En algunos casos puede aparecer por la vulva una secreción densa y transparente.

Niveles hormonales

Las concentraciones de progesterona en sangre se incrementan muy rápidamente, pasando de valores de 1-2 ng/ml previos al pico de LH, a concentraciones de 15 a 90 ng/ml entre 15 y 30 días después del pico de LH. Después del día 30, las concentraciones de progesterona van reduciéndose gradualmente durante 5-6 semanas más. La disminución de la progesterona por debajo de 2 ng/ml tiene lugar 24-36 horas antes del parto, siendo esto necesario para que el parto normal tenga lugar.

El desarrollo mamario puede ser observado tanto en hembras preñadas como en hembras no preñadas durante el diestro. Esto se debe al incremento de los valores de progesterona [2].

Características de comportamiento

La perra rechaza la monta y deja de atraer al macho.

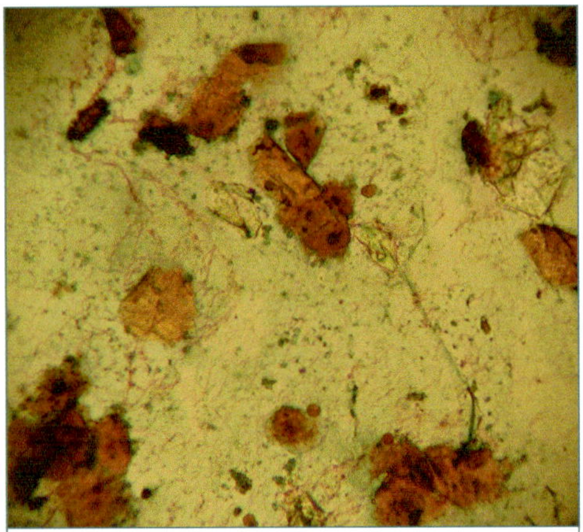

Figura 8. Citología de principio de estro en la perra.

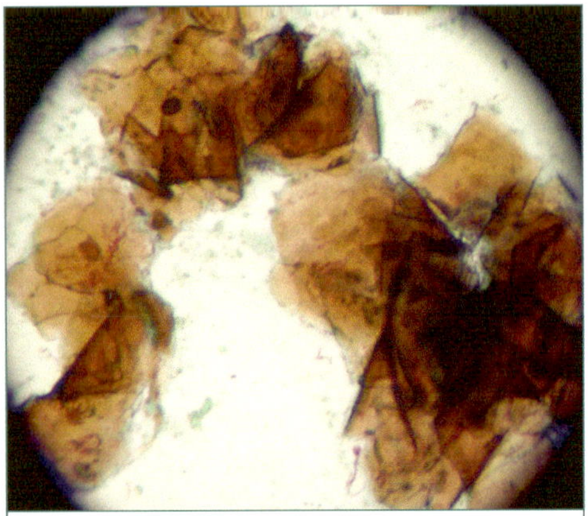

Figura 9. Citología de estro intermedio en la perra.

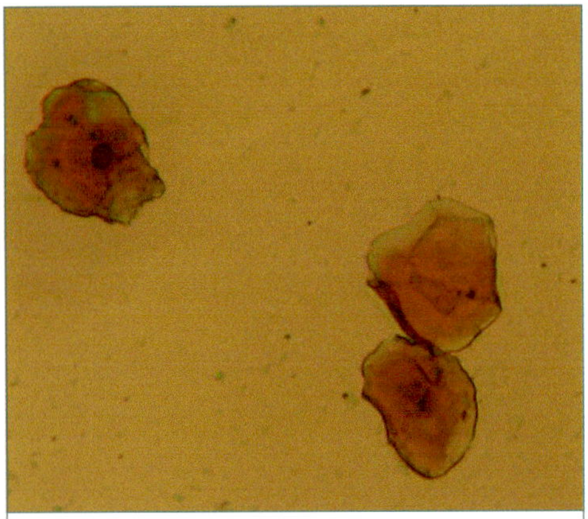

Figura 10. Citología de final de estro en la perra, detalle de células superficiales y escamas.

Citología vaginal

Varía según estemos al principio o al final del diestro. El primer día de diestro lo podemos definir como el día en que citológicamente el número de células superficiales disminuye un 20% [2]. En los primeros días del diestro vamos a encontrar un fondo limpio con un 80% de células superficiales; en algunas perras también observaremos la presencia de neutrófilos [2], que a veces aparecen sobre el citoplasma de una célula epitelial denominándose células "en sello" o "en tampón" (fig. 12). Después de los primeros días el frotis se parece bastante al de anestro [3], reaparecen las células parabasales y las células intermedias; en este momento ya no se suelen apreciar eritrocitos [1, 2].

Peculiaridades del ciclo estral de la perra (5)

Existen ciertas variaciones en el ciclo sexual de la perra respecto al de hembras de otras especies. Entre ellas se describen las siguientes:

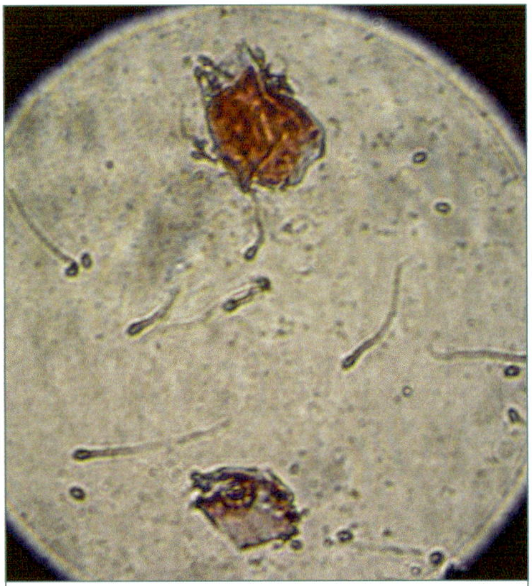

Figura 11. Citología vaginal tras la monta. La citología vaginal nos puede servir para confirmar si ha habido monta natural hasta 24 horas después de que ésta se haya producido.

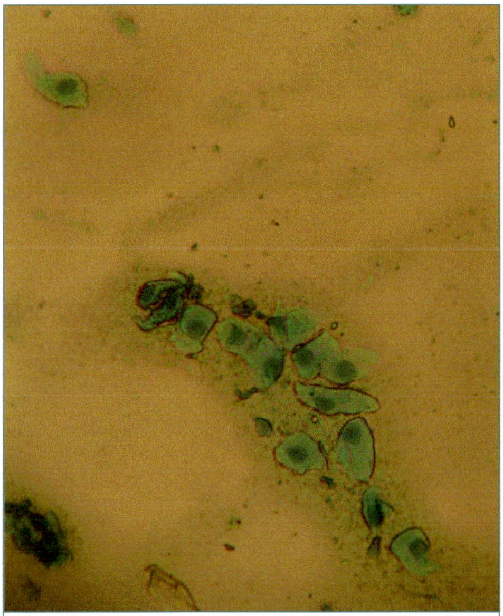
Figura 12. Citología de diestro intermedio en la perra.

Retraso en la maduración del ovocito

En las perras la maduración del ovocito ocurre aproximadamente 60 horas después del pico de LH, por lo tanto puede producirse entre finales del proestro y mediados del estro. La detección del principio del estro mediante los cambios comportamentales no es un método fiable, ya que éstos dependen de la raza, la hembra, el ciclo y el ambiente. Existen métodos más fiables como las citologías y las endoscopias vaginales, pero sin duda, el más preciso es el control de los niveles hormonales de progesterona en el suero sanguíneo. El pico de LH coincide con la duplicación de los valores basales de progesterona, es decir, su incremento a ≥ 1,5 ng/ml.

Luteinización preovulatoria

En las perras existen dos fases de luteinización preovulatoria. Primero existe una fase de luteinización que es morfológica y endocrinológicamente detectable. En esta primera fase se producen pequeñas cicatrices en la pared interior de los folículos a finales del proestro (2 o 3 días antes del pico de LH). Esto, a su vez, produce un aumento de los niveles de progesterona sérica, casi no detectables, a niveles de 0,4 a 0,8 ng/ml.

La segunda fase es la luteinización preovulatoria propiamente dicha, que se produce durante e inmediatamente después del pico de LH. Durante el pico de LH, que dura de 1 a 3 días, se produce una rápida y generalizada proliferación

CONCLUSIONES

1. El conocimiento del ciclo estral en sus diferentes fases nos va a permitir aumentar el porcentaje de fertilidad en la perra.
2. El control de la progesteronemia es fundamental, ya que los valores de progesterona van a aumentar coincidiendo con el pico de LH.
3. Dos días después del pico de LH se va a producir la ovocitación, y estos ovocitos necesitarán una segunda meiosis para madurar, proceso que durará aproximadamente otras 48-72 horas.
4. Los ovocitos maduros tienen una vida media de 2-3 días. De esta forma, vamos a llamar día 0 al día en el que tiene lugar el pico de LH, realizando la monta natural o la inseminación con semen fresco los días 4 y 6 posteriores al pico de LH.

de células luteinizantes que se encuentran en toda la periferia de los folículos ovulatorios. Se produce a su vez el aumento de los niveles séricos de progesterona desde 0,4-0,8 ng/ml hasta alcanzar niveles de 1,0 a 3,0 ng/ml, y finalmente con un aumento adicional de 4-10 ng/ml en el momento de la ovulación [2, 3].

Función luteal

En los carnívoros la función luteal esta regulada casi en su totalidad por la LH y los estrógenos. La prolactina es también necesaria como hormona luteotrópica para mantener los niveles adecuados de progesterona.

Fase luteal prolongada

Esta fase dura aproximadamente 2 meses, igual a la duración de la gestación. Los niveles de progesterona no pueden ser utilizados como indicadores de gestación, ya que es la hormona de la ovulación.

Hay que tener en cuenta que aunque no haya gestación el endometrio se encontrará bajo la influencia de niveles elevados de progesterona (fase de diestro), por lo que es frecuente el desarrollo de mucómetras, hidrómetras o piometras.

Pseudogestación

De manera fisiológica, debido a los niveles elevados de progesterona, es frecuente la hiperplasia e hipertrofia de la glándula mamaria durante y después de la fase luteal.

Como clínicos debemos controlar este proceso cuando se desarrolla de forma exacerbada dando lugar a la pseudogestación clínica. Ésta generalmente se acompaña de secreción láctea, presente a veces en la pseudogestación fisiológica, y de cambios de comportamiento similares a los desarrollados antes y después de un parto.

Aunque suelen ser procesos autolimitantes que duran unas semanas existen casos en los que persisten durante meses.

El tratamiento se basa en la aplicación de un agonista de la dopamina (bromocriptina: 50 a 100 μg/kg; cabergolina: 5 μg/kg, vía oral) hasta su remisión.

Este proceso, además, tiene una importancia añadida ya que se ha demostrado que puede promover el desarrollo de mamitis y de tumores mamarios en la perra.

Efectos secundarios de la progesterona

Esta hormona esta relacionada con la aparición de tumores mamarios, hiperplasias endometriales quísticas y con el desarrollo de piometras.

Acromegalia y resistencia a la insulina

En perras, generalmente de edad avanzada, la fase luteal normal puede provocar el desarrollo de acromegalia, dando lugar a concentraciones elevadas de hormonas del crecimiento y de somatomedina. Este síndrome presenta mayor gravedad cuando se desarrolla de forma espontánea, y los riesgos disminuyen en las fases de anestro.

CONSEJO

Debido a que la progesterona puede causar resistencia periférica a la insulina se recomienda la esterilización de animales diabéticos.

Anestro persistente

El final de la fase luteal se continúa con un anestro fisiológico de duración variable. Se considera que esta fase puede durar desde 4,5 meses hasta 13 meses. En las hembras preñadas el final de la fase luteal se produce en el momento del parto, cuando la progesterona desciende por debajo de 1 ng/ml. En no gestantes el anestro comienza con la caída de la concentración de progesterona a niveles basales, siendo el promedio de 60-70 días desde el inicio del diestro. En esta fase se produce la involución del endometrio; este proceso debe estar completado aproximadamente en 140 días.

Fases del ciclo estral de la gata Características clínicas y endocrinológicas

Las fases principales en las que se divide el ciclo estral de la gata son cinco: proestro, estro e interestro y si ha habido monta u ovulación inducida la gata entrará en diestro y anestro (fig. 13).

Las gatas se diferencian de las perras porque tienen una quinta fase denominada interestro.

Frente a la rutinaria periodicidad del ciclo de la perra, la gata es una hembra poliéstrica estacional, es decir, que tiene varios ciclos estrales que se repiten periódicamente según las estaciones del año.

Proestro

Se define normalmente como el periodo en el cual los machos son atraídos por hembras no receptivas. Es el momento en el que tiene lugar la síntesis y secreción de los estrógenos, esto da lugar a una serie de cambios en la citología vaginal y en el aparato genital, que empieza a prepararse para la monta y la gestación. El proestro termina cuando la hembra permite la monta.

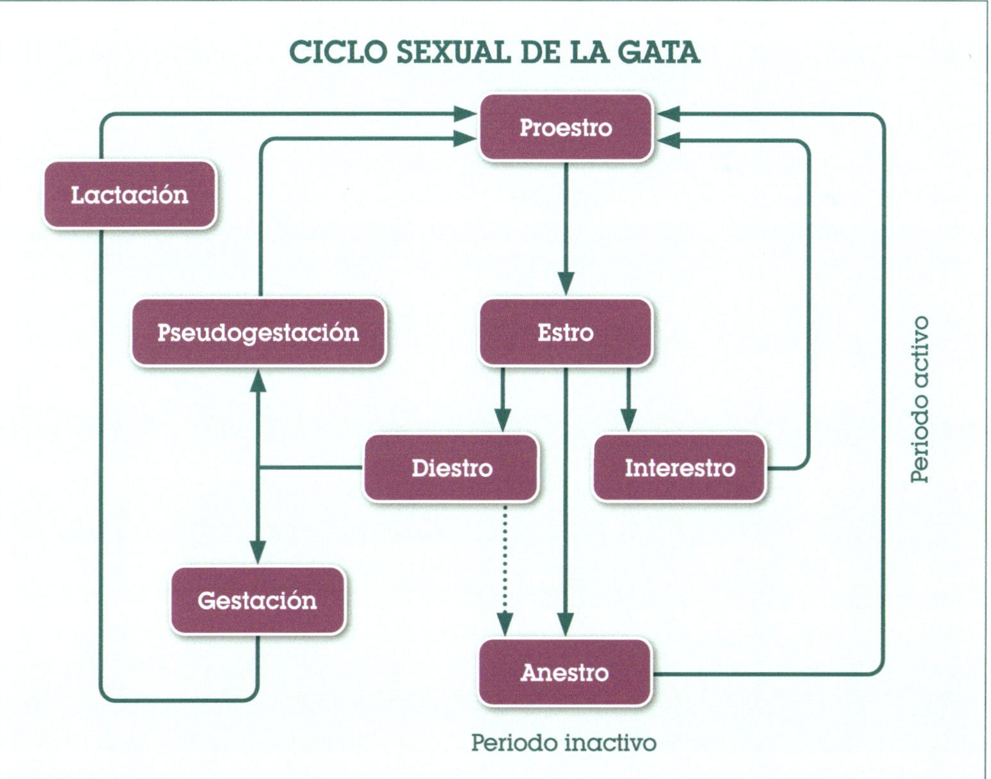

Figura 13. Fases del ciclo estral de la gata.

En la gata, la brevedad y las características del proestro hacen que sea muy difícil diferenciarlo del estro. Esta complejidad no permite clasificar de manera estricta las características clínicas, citológicas y endocrinológicas de cada fase. Por ello, denominamos al conjunto proestro-estro: "fase folicular".

Características endocrinológicas y hormonales

El crecimiento folicular se caracteriza por el aumento del tamaño de los folículos de menos de 1 mm (al principio del proestro) a aproximadamente 1,5 mm en el comienzo del estro. La gata, tanto en el anestro como en el interestro, presenta concentraciones de estrógenos en sangre por debajo de 20 pg/ml. Durante la fase folicular las concentraciones de estrógenos (17 β-estradiol) sobrepasan los 20 pg/ml [6]. El proestro, cuando se consigue detectar, se asocia con una subida brusca de las concentraciones de estrógenos circulantes debido a un crecimiento folicular rápido que implica un aumento de la secreción de estas hormonas. Un aumento en la concentración de estrógenos en el plasma a valores de 40 pg/ml se observa a menudo en menos de 24-48 horas [6]. Este aumento brusco da lugar a la aparición de la receptividad sexual en la gata, que contrasta con la evolución más gradual de los cambios que tienen lugar en la perra durante el proestro.

¡ATENCIÓN!

Los cambios en los genitales externos de la gata son menos manifiestos que en la perra y se reducen a un leve edema vulvar. Éste es otro de los factores que explican que el proestro sea muy breve o que pase totalmente desapercibido en la gata.

Citología vaginal

El indicador más significativo de la actividad estrogénica es la desaparición del material de fondo en el frotis vaginal, debido a una importante reducción de la cantidad de restos celulares y de mucina. La desaparición del material de fondo del frotis se observa dos días antes del inicio de la fase folicular en aproximadamente el 10% de las gatas. Este aumento de la nitidez del frotis se observa en un tercio de los ciclos estrales antes de que se note el comportamiento de estro y en más del 90% de los ciclos estrales durante la fase folicular.

Citológica y clínicamente el proestro comienza en el momento en que empezamos a detectar una limpieza evidente del fondo del frotis vaginal y termina cuando la hembra permite que un macho la monte. Los cambios que vamos a detectar de forma progresiva en la morfología de las células epiteliales vaginales se corresponden con un aumento de los índices de la secreción folicular de estrógenos.

La proporción de células superficiales anucleadas aumenta de forma progresiva desde un 10% en el primer día de la fase folicular. La proporción de células superficiales nucleadas permanece relativamente constante, mientras que las células intermedias y parabasales disminuyen claramente.

Los eritrocitos y los leucocitos no se ven normalmente en el frotis vaginal durante el proestro.

Variabilidad y duración

No se observan regularmente signos clínicos específicos de proestro en las gatas, ya que pasan de un anestro aparente o de un interestro directamente al estro. En un estudio se detectó proestro sólo en 27 de 168 ciclos (Shille y Sojka, 1995) [3].

Características de comportamiento

El reconocimiento del proestro es difícil, ya que los signos son sutiles y el comportamiento es similar al que se observa durante el estro.

Los signos clínicos asociados con la aparición de proestro son cambios relacionados con el comportamiento. Consisten en restregar la cabeza y el cuello contra cualquier objeto, vocalización constante, postura de lordosis y ronroneo.

La gata en proestro se puede distinguir de otra en estro en presencia de un macho, ya que durante el proestro la gata puede incluso exhibir un comportamiento sexual mayor que cuando está en estro pero no se deja montar por el macho. El proestro dura entre 12 horas y 2 días. Durante esta fase, en la gata no se observan los mismos cambios que en la perra, como son el edema vulvar y la hemorragia vaginal (fig. 14). Además en la gata la duración de esta fase es mucho menor.

Fase folicular o estro

La fase folicular en la gata se define como el periodo de cubrición o de monta y se reconoce por el comportamiento de la gata con respecto al macho. Comienza cuando la gata se deja montar y acaba cuando no se deja. El cambio de comportamiento de anestro a estro puede ser muy brusco y producirse en menos de 12-24 horas.

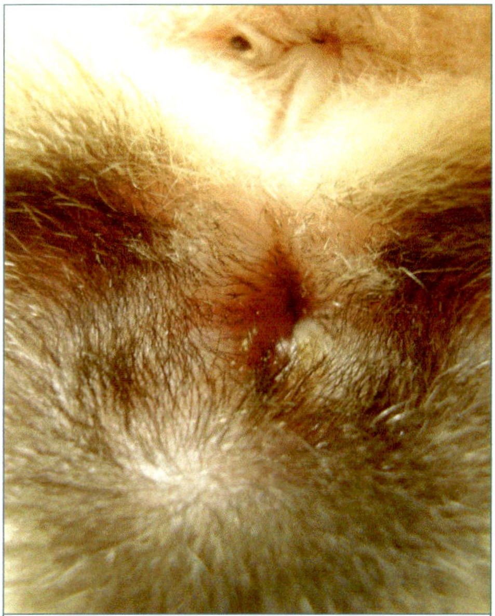

Figura 14. Los cambios en los genitales externos de la gata son menos manifiestos que en la perra (fig. 6) ya que no presenta edema vulvar ni sangrado en la fase folicular.

Características endocrinológicas y hormonales

Los ovarios aumentan de tamaño por la presencia de folículos translúcidos de 2-3 mm.

El comportamiento de estro en la gata se produce por la síntesis y secreción folicular de estrógenos.

La fase folicular o fase de función activa folicular es fisiológica y se puede detectar bioquímicamente por las concentraciones de estrógenos en el plasma.

¡ATENCIÓN!

La mayoría de las gatas en anestro y en interestro tienen concentraciones de estrógenos en plasma por debajo de 12-15 pg/ml. La actividad folicular se define como la concentración de estrógenos en el plasma por encima de 20 pg/ml (6).

La duración media de la fase folicular es de aproximadamente 8 días pero puede variar entre 3 y 16 días.

Durante la fase folicular aumenta rápidamente la secreción de estrógenos en el plasma, para permanecer elevada durante 3 o 4 días y caer posteriormente de forma brusca.

La concentración de estrógenos en el plasma un día antes del inicio de la fase folicular está por debajo de 12-15 pg/ml. El primer día de la fase folicular la concentración es aproximadamente de 25 pg/ml y sube hasta 45 pg/ml en el día 3 y hasta 50 pg/ml en el día 5, para volver a disminuir a 20-25 pg/ml en el día 7 y descender normalmente a 10 pg/ml en el día 8. Como la concentración media de estrógenos en el día 8 está por debajo de 15 pg/ml esto nos indica que estamos en el primer día de interestro, siempre que no se haya inducido la ovulación [6]. La concentración media de estrógenos en la fase folicular es de 50 pg/ml, pero puede variar entre los 25 y los 80 pg/ml.

El cese de la fase folicular se caracteriza por una fuerte caída de la concentración de estrógenos en el plasma [6]. Estos niveles caen desde el pico máximo a menos de 20 pg/ml en 2-3 días. El que se produzca esta bajada en las concentraciones de estrógenos no viene influido ni por el coito ni por la inducción de la ovulación [6].

Citología vaginal

Dos cambios característicos se observan en el frotis vaginal de gatas en estro (fig. 15). El primer cambio es la limpieza del fondo del frotis y el segundo es la variación en los porcentajes de los tipos de células vaginales epiteliales. El indicador más significativo de la actividad estrogénica es la desaparición del material de fondo en el frotis, debido a una importante reducción de restos celulares y de mucina. La eosinofilia es menos marcada que en la perra y no se observan eritrocitos, pudiéndose visualizar fácilmente las células epiteliales. Este proceso se debe en parte a que el moco vaginal esta siendo licuado por los estrógenos. Como se comentaba anteriormente, la desaparición del material de fondo empieza antes del inicio de la fase folicular en aproximadamente el 10% de las gatas y un tercio de las gatas estudiadas tienen un frotis limpio antes de mostrar cualquier comportamiento de estro. Durante la fase folicular al menos el 90% de los frotis vaginales presentan fondos limpios. Este aclaramiento del fondo del frotis vaginal continúa en algunas gatas después de acabar la fase folicular pues hay un 20% de los frotis que siguen mostrando limpieza del fondo 5 días después.

CONSEJO

La limpieza del fondo del frotis junto con el aumento de estrógenos en sangre son los dos factores más característicos que nos permiten identificar a una gata con un ciclo activo.

Se van a producir también cambios en los porcentajes de las células epiteliales vaginales durante el estro. Las células superficiales anucleadas constituyen el 10% del total de las células del frotis en el primer día de la fase folicular y continúan aumentando hasta el 40% desde el 4º al 7º día, volviendo a disminuir hasta el 10% entre el día 12 y 13, cinco o seis días después del fin de la fase folicular. Las células intermedias disminuyen su número desde un 50% en la fase de interestro a un 10% entre el 4º y 7º día de la fase folicular. Las células parabasales desaparecen en la fase folicular volviendo a reaparecer en un 5-10%

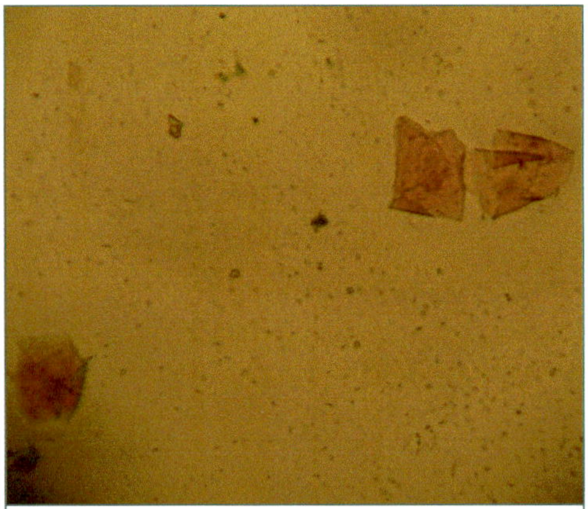

Figura 15. Citología de la fase folicular en la gata.

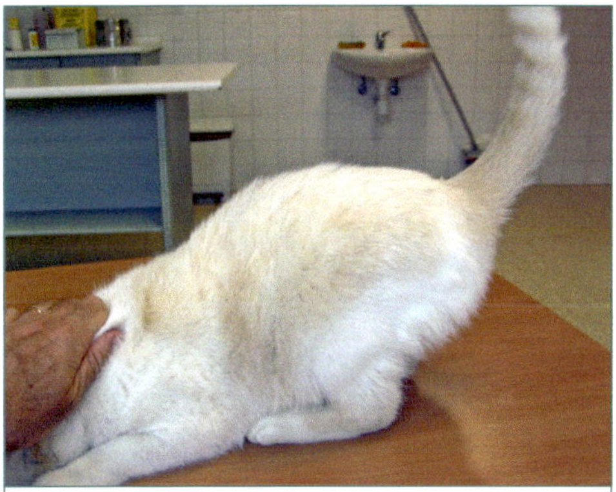
Figura 16. Postura de lordosis en una gata en celo.

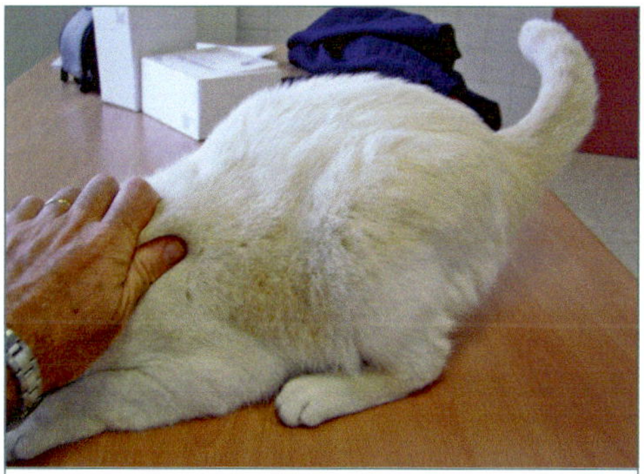
Figura 17. Después la gata desvía la cola hacia un lado para permitir la monta.

de los frotis realizados 5 días después del fin de la fase folicular [6].

Características de comportamiento

La gata durante la fase folicular contempla al dueño como si fuera un gato al igual que en el proestro. Sin embargo, los roces, los maullidos y el balanceo suelen ser más intensos. La principal característica del estro es que estas gatas responden a las caricias desde la zona lumbar a la base de la cola, bajando los cuartos delanteros y apoyando los codos en el suelo, levantando la pelvis (lordosis) y desviando la cola hacia uno de los lados, lo que permite que el macho pueda realizar la monta (figs. 16 y 17).

Periodo interestro

La gata es una hembra poliéstrica estacional relativa. En principio se consideran dos periodos estacionales de reproducción (final de invierno-principios de primavera y final de verano-principios de otoño). Decimos relativa porque en nuestras latitudes podríamos considerar que el periodo activo se extiende desde febrero hasta octubre; incluso durante todo el año, dependiendo de las condiciones ambientales de la hembra.

Durante este periodo se suceden de forma poco homogénea fases de celos de pocos días, con algunos días de reposo entre ellos. Estos periodos de inactividad que se sitúan entre fases de celos y que duran pocos días se denominan intervalos interestros.

Todo ello justifica las características de los cambios comportamentales y de los cambios citológicos vaginales detectables mediante frotis.

Características endocrinológicas y hormonales

El periodo interestro se produce después del cese de la actividad folicular y dura de media 8 días, aunque puede variar de 2 a 19 días [6].

Se caracteriza por una bajada brusca de la concentración plasmática de estrógenos por debajo de 20 pg/ml, para mantenerse en niveles basales durante el resto del interestro.

Esta fase no existe en la perra.

Citología vaginal

El frotis vaginal está formado por células epiteliales nucleadas y células intermedias (fig. 18). El procentaje de cada tipo de célula permanece sin cambios a lo largo de esta fase. La proporción media de cada tipo de célula es la siguiente:

- 2% de células parabasales.
- 48% de células intermedias.
- 46% de células superficiales.
- 4% de células anucleadas superficiales.

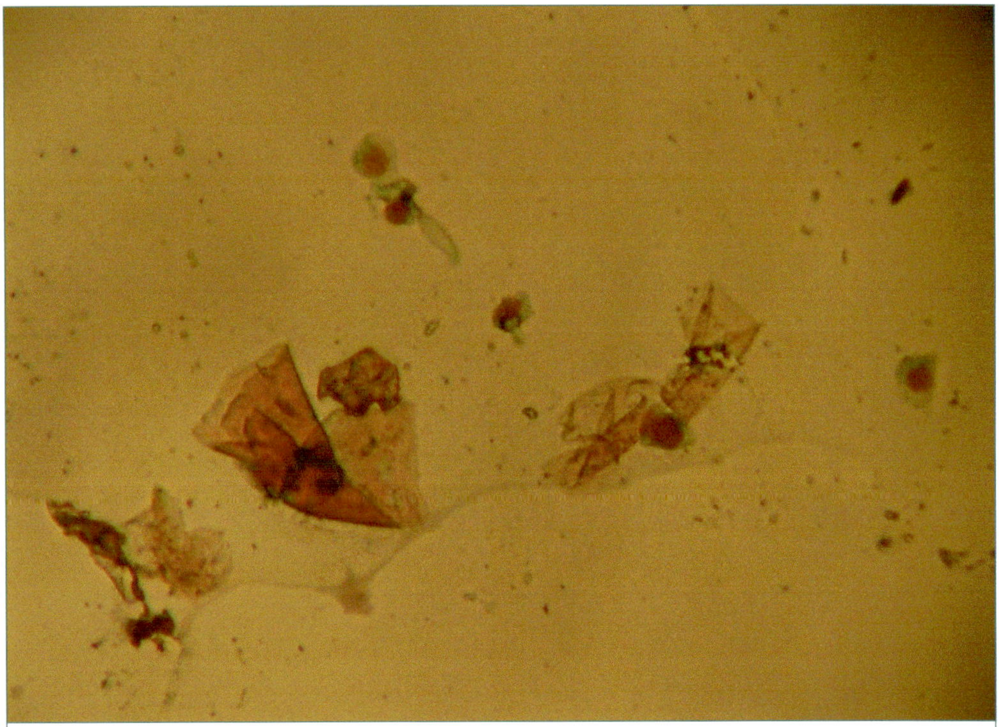

Figura 18. Citología de interestro en la gata.

Otra de las características del frotis es la presencia de un fondo con una gran cantidad de restos celulares que le dan un aspecto de suciedad y dificultan la correcta visualización de las células vaginales epiteliales [6].

Variabilidad y duración del interestro entre dos o más fases foliculares

La duración del periodo interestro normalmente no está afectada cuando ha tenido lugar la monta pero ésta no ha inducido la ovulación. En algunas gatas que han sido montadas pero la monta no ha inducido la ovulación, de forma excepcional, el periodo interestro es más corto que el de aquellas gatas que no han experimentado el coito (8 y 10 días respectivamente) [6].

Existen otras situaciones en las que parece que las gatas no experimentan un intervalo interestro entre dos fases foliculares. Lo que ocurre es que estas gatas sí experimentan un intervalo interestro normal pero sin el comportamiento esperado.

En estos casos el comportamiento característico del estro se produce también en el intervalo interestro a pesar de que las concentraciones de estrógeno en sangre sean inferiores a 20 pg/ml [6]. En otras gatas, sin embargo, las ondas secuenciales de crecimiento folicular pueden solaparse por lo que las concentraciones más bajas de estrógenos estarán por encima de 20 pg/ml. En estos casos el comportamiento de celo continuo se comprende más fácilmente, ya que la gata está constantemente bajo la influencia de la secreción folicular de estrógenos [6]. Este fenómeno se denomina incorrectamente ninfomanía o estro prolongado.

El periodo interestro dura más de 8 días de media si se induce la ovulación. La ovulación da lugar a que se forme el cuerpo lúteo que segrega progesterona. La fase del ciclo sexual dominada por la progesterona se denomina diestro.

Características de comportamiento

El periodo interestro se caracteriza por que la gata vuelve a presentar una conducta normal, no atrae al macho y se pierde el comportamiento característico del estro: maullidos, ronroneos y revolcones.

Diestro

Se define como la fase del ciclo estral dominada por la progesterona, que se desarrolla si se ha realizado monta con ovulación refleja u ovulación espontánea.

Características endocrinológicas y hormonales

Una vez se ha producido la ovulación se constituye el cuerpo lúteo y comienza la secreción de progesterona dentro de las 24-48 horas tras el pico de LH; esto ocurre tanto en gatas gestantes como en gatas pseudogestantes (fig. 19). La concentración de progesterona alcanza un nivel máximo de entre 35 a 70 ng/ml sobre el día 20-25 después de la primera cubrición [6].

En gatas pseudogestantes la concentración de progesterona plasmática empieza a disminuir sobre el día 25 y alcanza valores basales alrededor del día 25-30 desde el pico de LH [6]. Esta

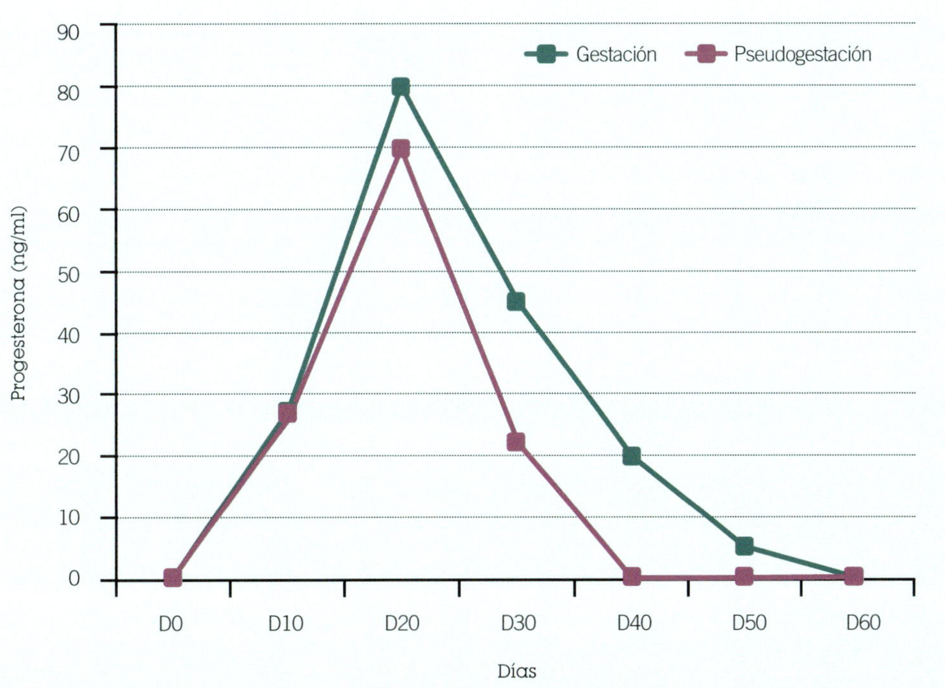

Figura 19. Diferencias en la concentración plasmática de progesterona en la gestación y en la pseudogestación en la gata.

disminución lenta es característica de la pseudogestación, mientras que en animales gestantes los niveles de progesterona permanecen elevados más tiempo para disminuir rápidamente al final de la gestación. Se cree que esta disminución lenta es debida a la falta de un factor luteolítico que sí se sintetiza al final de la gestación [6].

Los ovarios contienen varios cuerpos lúteos de color marrón a anaranjado que van a permanecer funcionales de 35 a 37 días. La progesterona plasmática disminuye a valores basales cuando se produce el cese de la función de los cuerpos lúteos [6].

Anestro

El anestro es el periodo sin actividad sexual ni conducta reproductora. Las gatas en anestro no muestran comportamiento sexual ni presentan signos de actividad ovárica. Es difícil diferenciar una gata en anestro de una gata que ha sido ovariohisterectomizada.

Características endocrinológicas y hormonales

Desde el punto de vista hormonal el anestro es similar a un interestro prolongado. Las concentraciones plasmáticas de estrógenos y de progesterona permanecen en niveles basales.

Citología vaginal

En la citología vaginal efectuada durante el anestro la presencia de células es rara, la mayoría son basales o parabasales con algunas células intermedias (fig. 20). En ocasiones pueden observarse leucocitos. Por otra parte, la mucina es evidente y abundante.

Variabilidad y duración

El anestro típico empieza en octubre y acaba a finales de diciembre. En criaderos o en gatas individuales puede durar desde principio de verano (junio a agosto) hasta enero. El acortamiento de los días junto con el calor del verano no influyen en el inicio del anestro, aunque la variabilidad individual es bastante común.

El anestro acaba cuando los días empiezan a hacerse más largos después del solsticio de invierno.

¡ATENCIÓN!

Es posible retrasar el comienzo del anestro en gatas manteniendo al menos 10 horas de luz artificial, equivalente a una bombilla de 100 W en una habitación de 4 x 4 metros. Esto asegura en algunas gatas ciclos durante todo el año (3).

Algunas gatas pueden entrar en anestro en noviembre o en diciembre a pesar de la luz artificial. No se ha evaluado el efecto de la luz artificial en gatas que viven solas en casa [3].

Peculiaridades del ciclo estral de la gata

La gata es una hembra poliéstrica estacional relativa. Tiene varios ciclos estrales que se repiten en unas épocas determinadas dependiendo de diversos factores, como son el individuo, el área geográfica y el entorno del animal.

La aparición de la pubertad es variable e imprevisible. El tamaño es importante ya que normalmente hasta que la gata no alcanza el 70-75% del peso de adulto no se produce el estro [3]. Se ha visto que las razas de pelo corto como el Siamés suelen alcanzar la pubertad antes y con pesos corporales inferiores a las razas de pelo largo como el Persa. La edad también influye. La media de aparición es a los 7 meses, pero puede haber casos desde los 4 hasta los 11 meses.

Sin embargo, algunos de los factores más importantes que afectan al ciclo sexual son los relacionados con el ambiente, como la temperatura, la humedad y, sobre todo, la luz. Las estaciones del año también influyen ya que los signos de pubertad suelen aparecer en las épocas del año donde el fotoperiodo es creciente.

La presencia de machos y de otras hembras, aunque no exista contacto físico o visual, también va a influir en la aparición de la pubertad, probablemente por acción de las feromonas [7].

La época del nacimiento, junto con la edad y el peso, son igualmente importantes, ya que las gatas que alcancen un desarrollo adecuado a finales del verano mostrarán signos de estro antes que otras gatas cuya edad y peso sean insuficientes.

Peculiaridades de la monta durante el ciclo estral

La gata se ha considerado siempre una hembra de ovulación inducida (refleja) [3], es decir, es necesario el acoplamiento con el macho (monta natural) o la manipulación vaginal para que se produzca la ovulación. Hoy en día se sabe que es posible que aparezca un pico de LH y la posterior ovulación sin que se haya producido monta o estimulación vaginal. Esto se observa con mayor frecuencia en criaderos en los cuales los machos se encuentran próximos a las hembras aunque no exista un contacto visual. La ovulación espontánea puede deberse a la acción de las feromonas [7].

El mecanismo endocrinológico principal se basa en que el estímulo vaginal da lugar a la liberación de GnRH por parte del hipotálamo, que, a su vez, provoca el pico de LH. Todo esto se desarrolla aproximadamente 15 minutos después de la monta o estimulación vaginal.

Hay que tener en cuenta que la cantidad de LH liberada por una cópula sólo es suficiente en el 50% de las gatas en pleno estro; en general se consideran necesarias al menos cuatro copulaciones. Las diferentes montas pueden desarrollarse en varios días, ya que igualmente las ondas de LH serán mayores cada vez. Alcanzado el pico de LH necesario, la ovulación ocurrirá de 24 a 52 horas después [7].

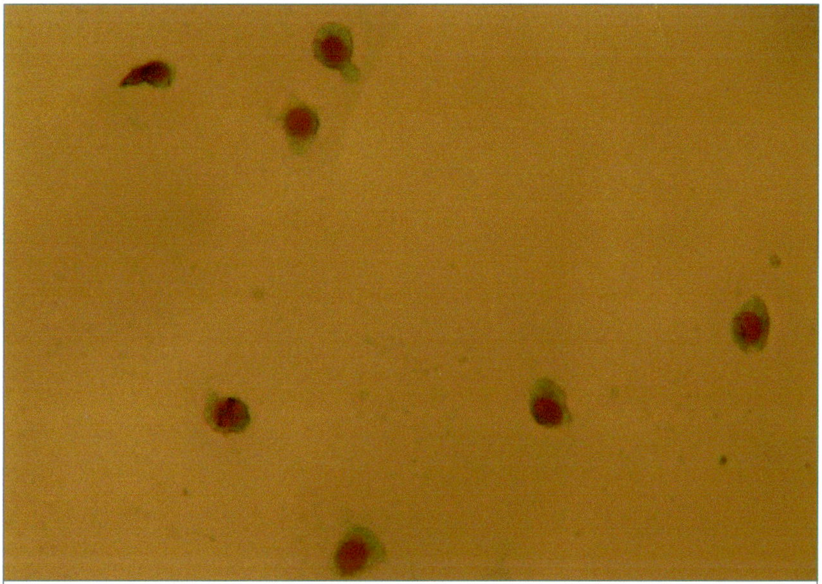

Figura 20. Citología de anestro en la gata.

PUNTO DE VISTA DEL PROPIETARIO

El propietario no conoce **las fases y características** del ciclo sexual de la gata o de la perra.

La mayoría de los propietarios no saben **cuándo** es el **momento fértil** de la perra.

El propietario no entiende por qué su perra puede tener una **camada** procedente de **dos machos distintos**.

Los propietarios de gatas no conocen las características especiales de su ciclo estral, que pueden llevar a celos que se repiten con fases de reposo (**interestros de corta duración**).

Muchos propietarios no dan importancia a la **secreción láctea** de sus perras al final del **diestro** y no acuden al veterinario.

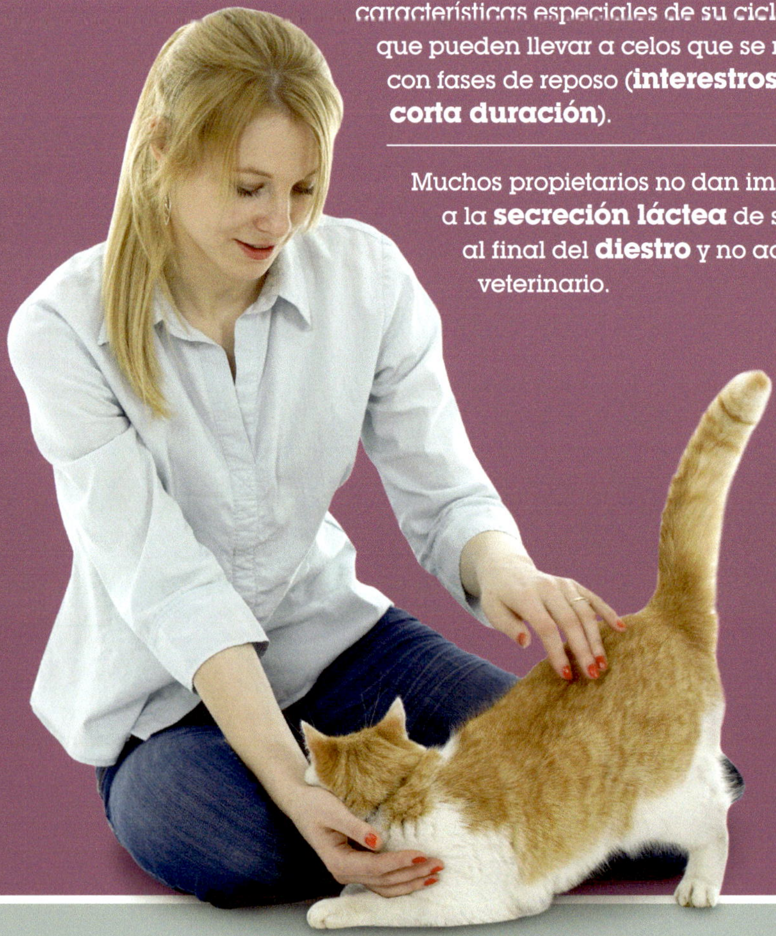

ASPECTOS IMPORTANTES QUE DEBE TENER EN CUENTA EL VETERINARIO CLÍNICO

Es necesario **conocer** perfectamente las **características reproductivas** de la perra y la gata para reconocer las variaciones individuales fisiológicas y patológicas.

Los **signos comportamentales** externos **no son fiables** a la hora de determinar el momento del ciclo.

Existe cierto **desconocimiento** a la hora de **interpretar citologías vaginales** que no sólo nos indican el momento del ciclo, sino que nos pueden indicar la **presencia de patógenos infecciosos** como en el caso de las vaginitis.

Las citologías vaginales **no determinan** el momento de la ovocitación en la perra.

Aunque **la secreción láctea** es fisiológica al terminar el diestro, en muchas ocasiones **debe ser tratada** para evitar posibles mamitis.

La gata y la perra tienen ciclos reproductivos **muy diferentes**.

Se debe **conocer** la **fase del ciclo estral** antes de aplicar **tratamientos hormonales**, como en el caso de los progestágenos sintéticos para inhibir el celo.

Bibliografía

1. Blendinger, K. Physiology and pathology of the estrous cycle of the bitch. Procedings of the Scivac Congress, Rimini, Italia, 2007.
2. Johnston, S.D., Root Kustritz, M.V., Olson, P.N.S. *Canine and feline theriogenology,* Philadelphia, WB Saunders, 2001.
3. Feldman, E.C., Nelson, R.W. *Endocrinología y reproducción canina y felina,* 3ª ed., Buenos Aires, Inter-Médica, 2007.
4. Jeffcoate, I. Fisiología y endocrinología de la reproducción en la perra. *Manual de reproducción y neonatología en pequeños animales.* G.M. Simpson, G.C.W. England, M.J. Harvey (eds.), Ediciones S, Barcelona, 2000.
5. Concannon, P.W., Verstegen, J. Some unique aspects of canine and feline female reproduction important in veterinary practice. Canine/feline reproduction, Procedings WSAVA, 2005.
6. Martí, S. Endocrinología del ciclo estral en la gata. VII Curso de I.V.S.A. Murcia, 5-9 marzo, 2001.
7. Verstegen, J.P. Fisiología y endocrinología de la reproducción en la gata. *Manual de reproducción y neonatología en pequeños animales.* G.M. Simpson, G.C.W. England, M.J. Harvey (eds.), Ediciones S, Barcelona, 2000.

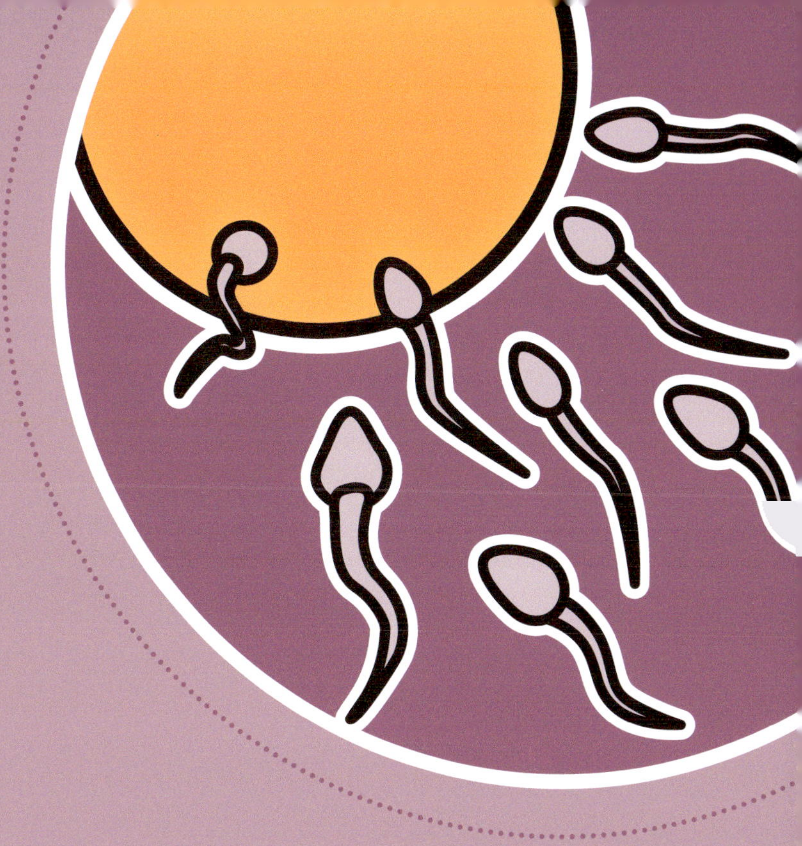

2 Asistencia a la reproducción

2 Asistencia a la reproducción

Los avances en el estudio de la fisiología reproductiva de los animales de compañía, han provocado que el conocimiento acerca de la asistencia a la reproducción sea mucho más amplio. Por ello, hoy en día se pueden realizar con éxito procedimientos reproductivos en situaciones más complejas, incluso en aquéllas que antes eran consideradas imposibles.

El conocimiento de la evolución hormonal en los ciclos estrales de las hembras, así como las peculiaridades de cada especie (Capítulo 1), nos han ayudado a saber cuándo es el momento idóneo para llevar a cabo la monta o la inseminación. Además, los nuevos métodos de evaluación del esperma facilitan una mejor valoración de los futuros machos reproductores.

La monta natural y la inseminación artificial son métodos conocidos desde hace tiempo, pero actualmente se han desarrollado con éxito otros procedimientos como la inseminación transcervical y la intrauterina.

Estos tres puntos son los más importantes a la hora de asistir a la reproducción, por ello en este capítulo desarrollaremos cómo determinar el momento idóneo para la monta o inseminación, cómo manejar al semental y las técnicas de inseminación artificial.

Elección de reproductores

Existen ciertas características que si son evaluadas a la hora de elegir un macho y una hembra de cría (fig. 1) nos facilitarán el proceso y nos ayudarán a obtener una mayor prolificidad con cachorros de una buena calidad genética y física (tabla 1).

Ovulación y fecundación canina

El proestro se puede definir como la fase del ciclo que se inicia con las primeras secreciones vulvares (fig. 2) y que finaliza cuando la hembra acepta al macho. Por otra parte, el estro

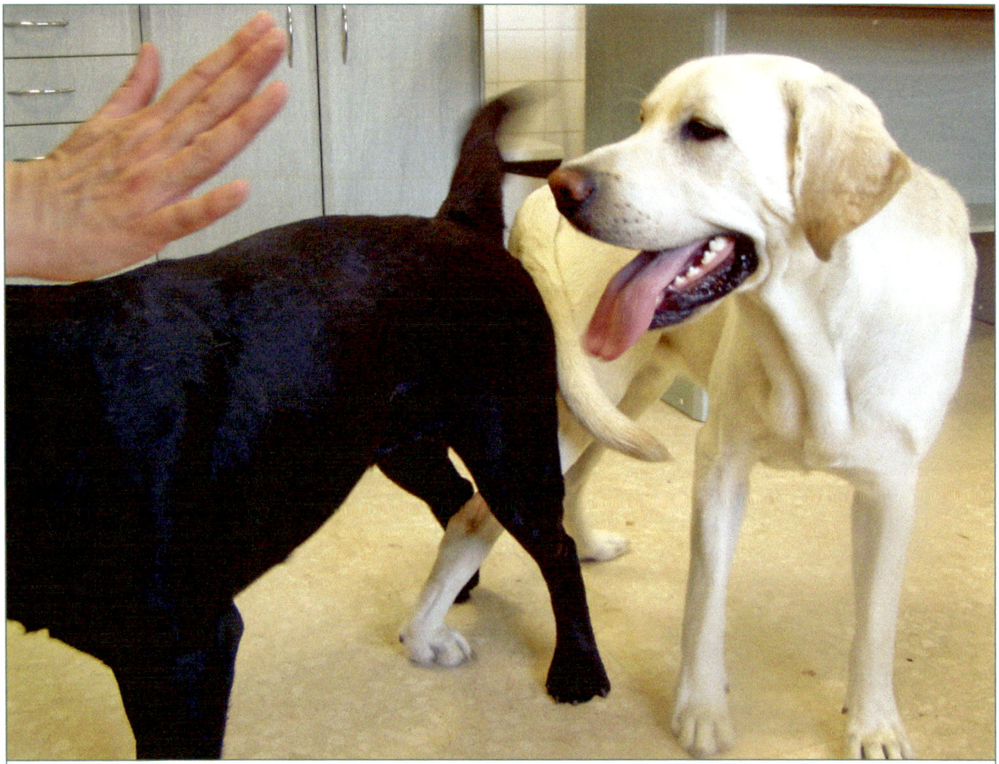

Figura 1. Dos reproductores seleccionados de raza Labrador Retriever antes de la monta.

Tabla 1. Características que deben evaluarse a la hora de elegir a los reproductores.

Hembra	Macho
Valor genético.	
Ausencia de factores heredables.	
Comportamiento adecuado.	
Ausencia de problemas físicos que interfieran en la monta.	
Datos reproductivos previos.	
Cumplimiento de los estándares de la raza u otras cualidades que busque el criador.	
Exploración del área genital.	Análisis seminal.
Exploración del área mamaria.	Evaluación de patologías prostáticas.
Conducta maternal.	Evaluación de la libido.

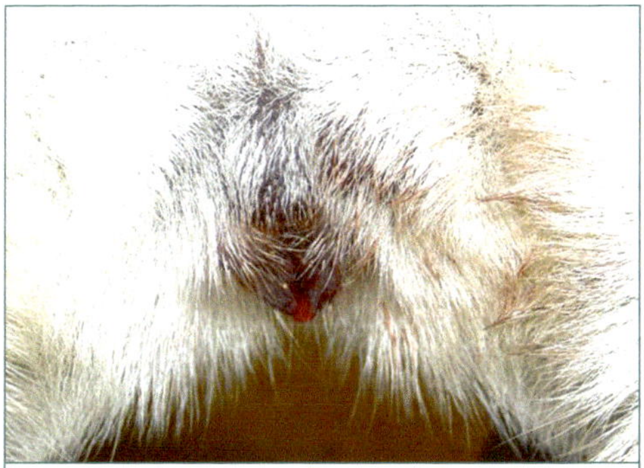

Figura 2. Inicio del proestro en una hembra de raza Labrador.

se puede definir desde el punto de vista de la exploración clínica como la fase del ciclo que comienza con la aceptación del macho y acaba con el final de las pérdidas vulvares serosanguinolentas (figs. 3 y 4).

La perra se considera monoéstrica no estacional, y la aparición de la pubertad depende mayoritariamente de la raza y el tamaño. Además, debemos tener en cuenta que en el caso de colectividades se puede adelantar el celo de las cachorras por el contacto con perras adultas, o se puede retrasar si éstas son de carácter excesivamente dominante [1].

CONSEJO

Nuestra recomendación como clínicos es que no se cubra a las hembras hasta que su desarrollo físico sea completo, es decir, pasado el primer celo y sobre los dos años de edad.

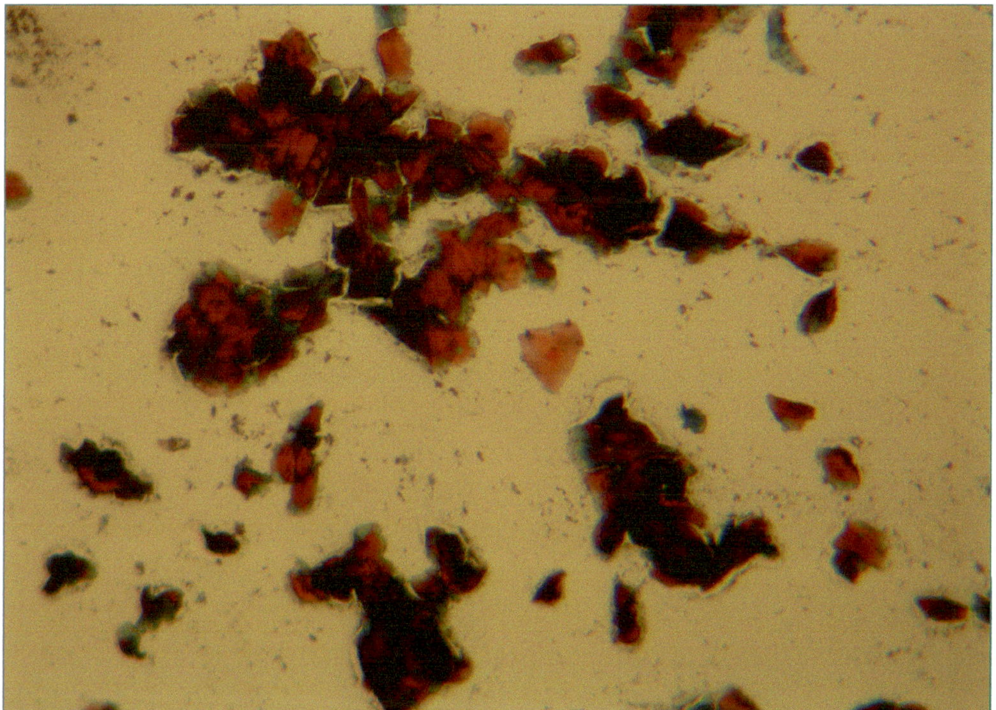

Figura 3. Citología característica de la fase de estro.

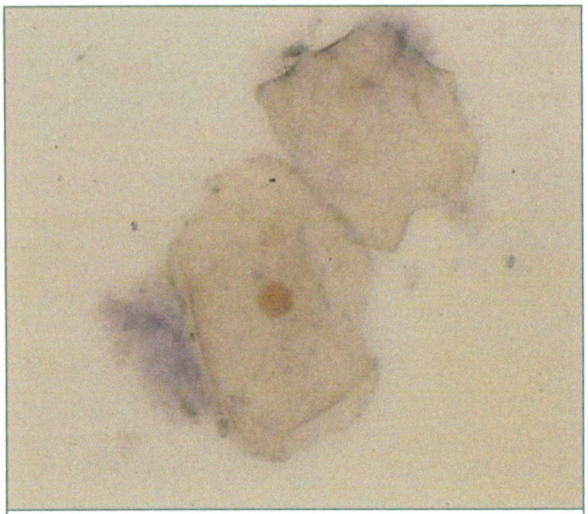

Figura 4. Detalle de una citología del estro. Se observa una célula superficial y una escama.

Existen otras peculiaridades en su ciclo que van a condicionar nuestra actuación a la hora de asistir a la concepción. Estas particularidades son:

- La ovocitación ocurre 48 horas después del pico de LH.
- La ovocitación dura 24-48 horas.
- La maduración de ovocito a óvulo dura de 2 a 5 días.
- La supervivencia del óvulo es de 1 a 4 días.
- A todo ello unimos que el semen fresco es viable de 4 a 6 días en el tracto genital femenino.

Desde el punto de vista práctico consideramos que durante el proestro comienzan los **signos clínicos** que se relacionan con el inicio del celo; éstos son la presencia de secreciones vulvares y la modificación de la conducta en la perra, que a veces se vuelve más huidiza y atrae al macho pero sin permitir la monta. Es importante saber que estos signos están relacionados con el aumento de estrógenos en sangre pero no con el pico de LH, que es el que nos indica que se ha producido la ovulación. Por ello, en ocasiones se relaciona la proximidad del pico de LH con una disminución del edema vulvar y una disminución en la cantidad y pigmentación del flujo. Guiarse por estos parámetros no se considera un método fiable.

El desarrollo de estos signos debe utilizarse como un dato orientativo, ya que la ovulación probablemente se produzca en los días siguientes. Como es un método poco exacto, en función de nuestra experiencia clínica, cuando aparezcan los signos de inicio de proestro debemos apoyarnos en el siguiente paso: **la citología del frotis vaginal**.

Es un método sencillo y barato, que aporta gran información, y aunque no es una herramienta determinante, sí que es de gran utilidad. Su evolución y cambios también están directamente relacionados con el nivel de estrógenos en sangre, por lo que nos mostrará el paso de proestro a estro.

¡ATENCIÓN!

Es importante saber que en razas como el Chow Chow, la información aportada por la citología del frotis vaginal no es tan clara como en otras razas (1).

Debemos realizar una citología vaginal cada dos días mínimo, para poder evaluar la disminución de hematíes en el frotis y el paso de células superficiales nucleadas a queratinizadas anucleadas.

CONSEJO

Según nuestra experiencia, cuando se observa un frotis vaginal en el cual más del 80% de las células son queratinizadas, es un buen momento para comenzar a evaluar los niveles de progesterona sanguínea.

Una inseminación que se realice sin conocer **los niveles de progesterona** no es fiable ya que éstos están relacionados con el pico de LH, lo que nos permite averiguar cuándo se produjo la ovocitación y, por lo tanto, cuando es el momento adecuado para la monta.

El pico de LH se produce cuando la progesterona pasa de niveles basales, inferiores a 1 ng/ml, a niveles de entre 1,5 y 3 ng/ml. Aproximadamente dos días después se produce la ovocitación, momento en el que los valores pasan de 4 a 10 ng/ml.

Debemos considerar que existen variaciones entre distintas razas, individuos y ciclos, por ello es tan importante **determinar el pico de LH**.

Algunas perras ovocitan en el día 3 o 4 después de iniciado el proestro y, en cambio, otras no lo hacen hasta el día 27 o 28. El único intervalo de tiempo constante es el que va entre el pico de LH y la ovocitación, que puede variar entre las 24 y las 72 horas.

Por otra parte, los ovocitos no se liberan todos a la vez sino que lo van haciendo poco a poco en un periodo que dura entre 24 y 96 horas. En la perra se liberan ovocitos primarios, los cuales necesitan entre 2 y 5 días para madurar y poder ser fecundables.

Por todo ello, el periodo más adecuado para realizar la inseminación es el comprendido entre los días 2 y 4 después de la ovulación (entre los días 4 a 6 desde que se produce el pico de LH, con valores de progesterona de 15-20 ng/ml). El inconveniente es que, como el pico de LH no dura más de 24-72 horas, la toma y evaluación de las muestras sanguíneas debe efectuarse cada día (fig. 5).

Momento idóneo para realizar la monta natural o la inseminación con semen fresco

El momento idóneo para realizar la monta natural o la inseminación con semen fresco sería:

- Estro clínico y citológico.
- A los 4 o 6 días del pico de LH.
- A las 48-72 horas de la eclosión folicular.
- Con una progesteronemia de entre 12 y 16 ng/ml.

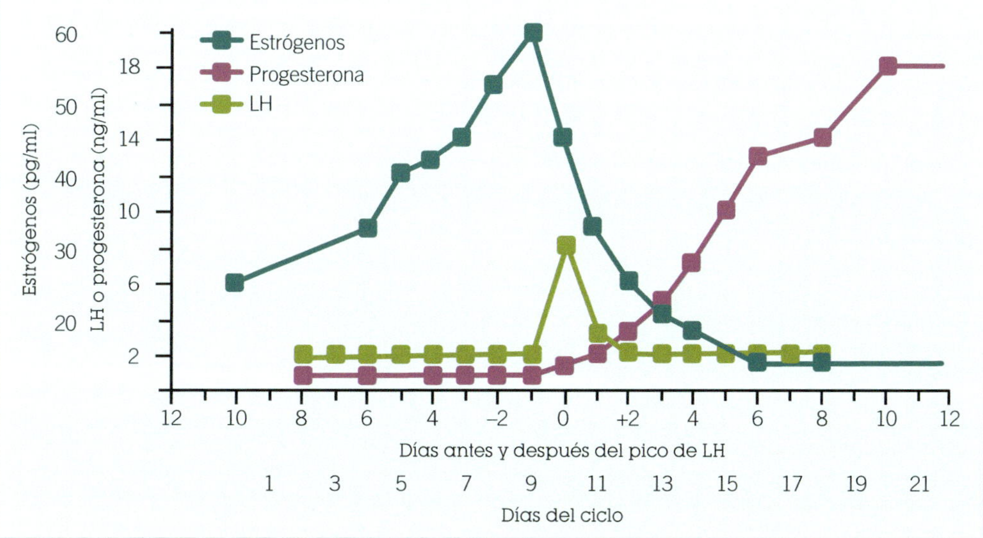

Figura 5. Cambios hormonales durante el ciclo estral (Shille y Stabenfeldt, 1980).

EN RESUMEN:

Día 0: pico de LH, 1,5-3 ng/ml de progesterona.

Día 2: ovocitación, 4-10 ng/ml de progesterona.

Día 4 y 6: monta o inseminación, 15-20 ng/ml de progesterona.

Para determinar en la clínica los niveles de progesterona sanguínea existen tres pruebas asequibles. Se basan en el método ELISA (enzimoinmunoanálisis de adsorción) cualitativos-semicuantitativos, son Ovucheck-Premate (Eurovet), Status-Pro Canine (Synbiotics) y Ovulation test (DMV). La determinación numérica exacta, cuantitativa, de la progesterona debe hacerse mediante enzimoinmunoanálisis en un laboratorio especializado. Ésta es también una opción a tener en cuenta.

Antes se consideraba como una regla general que los días 10 y 14 desde el inicio de las secreciones vulvares eran los mejores días para llevar a cabo la monta; pero por todas las particularidades anteriormente comentadas del ciclo de la perra, esta regla no es fiable.

Los principales objetivos de la determinación mediante la progesteronemia del momento idóneo para la fecundación son:

- Efectuar una sola inseminación si conviene por disminución de costes y desplazamientos.
- Acoplamiento en el momento óptimo.
- Lograr un máximo nivel de fertilidad y de prolificidad.
- Predecir con mucha exactitud el día del parto: aproximadamente 65 días desde el pico del LH o 63 tras la ovulación.

Existen estudios ecográficos para determinar la ovulación de la perra, pero el hecho de que los folículos ováricos hasta poco tiempo antes y poco después de la ovulación den imágenes ecográficas semejantes hace que el éxito de este método esté en algunas ocasiones comprometido [2].

Ovulación y fecundación felina

La gata se define reproductivamente como poliéstrica estacional de ovulación inducida por el coito. El proestro es una corta etapa de 1 o 2 días de duración en la que la hembra no acepta al macho, aunque muestre signos comportamentales. A continuación se desarrolla el estro, dura 7 días aproximadamente y en él se pueden observar **cambios de comportamiento**, en algunos casos muy evidentes. Los signos más frecuentes son la vocalización repetitiva, desviamiento del rabo, lordosis, rozamientos de cabeza y cuello contra objetos, personas, etc. [3]. Al proestro y al estro en la gata lo denominamos fase folicular.

En la gata no es posible identificar el estro mediante **análisis de hormonas**, y existen ciertas limitaciones respecto al uso de la citología para el mismo fin.

¡ATENCIÓN!

Es necesario tener en cuenta que, en el frotis vaginal de las gatas, la torunda debe ser de menor diámetro que en las perras. Además el proceso puede facilitarse si la humedecemos con suero fisiológico. Es importante avanzar horizontalmente con la torunda para evitar rozar excesivamente las paredes vaginales e inducir así la ovulación.

Respecto al **estudio citológico** debemos saber que el proestro no es tan fácil de distinguir del estro como en la perra. En ambas etapas observamos una presencia mayoritaria de células acidófilas, cornificadas (fig. 6). En algunas gatas podría observarse una mayor acumulación de células los días cercanos a la maduración folicular y la presencia de neutrófilos al final de estro [2].

El desarrollo de nuevos transductores de alta resolución permite utilizar la **ecografía ovárica** como método de diagnóstico del momento del ciclo estral de la gata. La posición anatómica de los ovarios es caudal al riñón, unos 3 cm aproximadamente. Durante el estro, si aún no se ha producido la ovulación, son relativamente fáciles de visualizar [2].

Los folículos ováricos, en un principio, dan una imagen de esferas anecogénicas de 1,5 a 4 mm de diámetro. En los ciclos anovulatorios, entre el día 2 y 6 del estro, el diámetro máximo que alcanzan los folículos es de 4,1 mm; siempre teniendo en cuenta las variaciones individuales. En los ciclos ovulatorios, el folículo desaparece de manera súbita por la formación del cuerpo lúteo, apareciendo estructuras hipoecogénicas en la imagen ecográfica del ovario. Una diferencia con la perra, de gran ayuda a la hora de diagnosticar el estro, es que no vuelven a aparecer estructuras anecogénicas después de la ovulación [2].

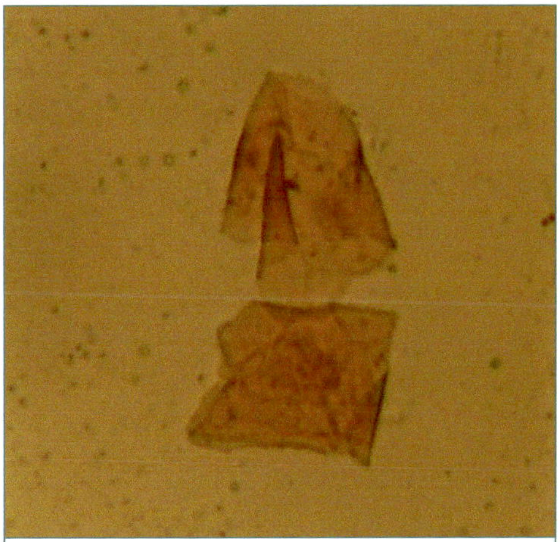

Figura 6. Citología vaginal de una gata en fase folicular.

La monta natural canina

En muchos de los casos, los animales son capaces de llevar a cabo la monta de forma natural sin ayuda, aunque siempre es recomendable que esté presente un veterinario o asistente especializado para poder actuar ante un imprevisto.

En principio es mejor no intervenir en el acto y dejar que los perros se desenvuelvan por sí mismos, ya que nuestra presencia o contacto con el macho puede afectar a su libido.

El macho comienza oliendo y lamiendo la vulva de la hembra (fig. 7); una vez excitado se sube encima de su zona lumbar para llevar a cabo la penetración (fig. 8), posteriormente se produce la erección pasiva del pene por acción de los músculos vulvares.

Existe un momento de elevada importancia en la monta natural, debemos asegurarnos de que el macho forma el nudo en el interior de la vagina de la hembra; si no, existe riesgo de que la hembra no se quede gestante, o bien porque

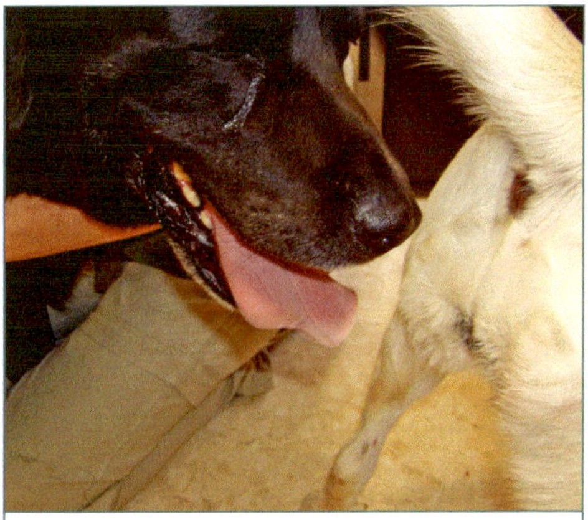

Figura 7. En la monta el macho comienza oliendo y lamiendo la vulva de la hembra.

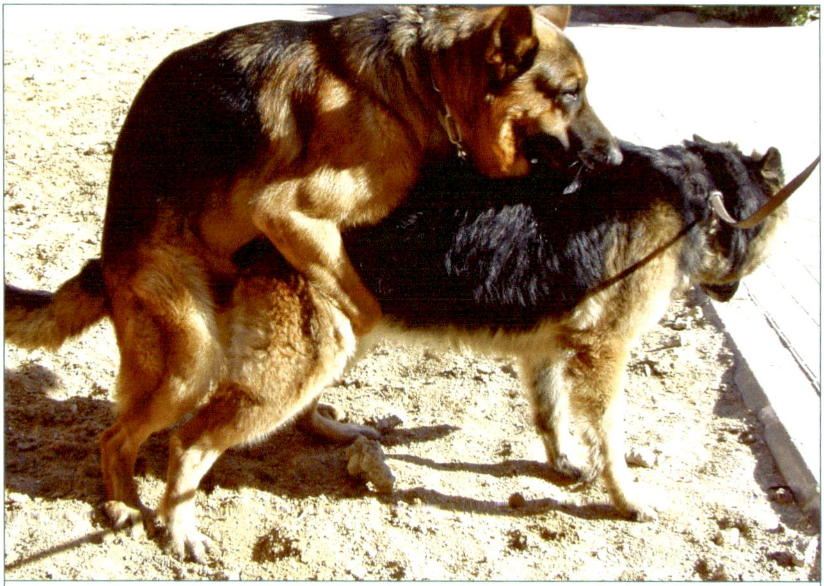

Figura 8. El macho se sube sobre la zona lumbar de la hembra para intentar la penetración.

el perro no eyacule en el interior de la vagina, o bien porque el eyaculado o fracción prostática no penetre en su totalidad.

Una vez se ha producido el acople, el macho comienza a realizar movimientos pélvicos rápidos y firmes, hasta que se desmonta de la hembra. La hembra y el macho pueden estar hasta una hora acoplados en direcciones opuestas hasta que el macho se relaja y disminuye la erección (fig. 9).

El eyaculado del perro se produce en tres fases (figs. 10 y 11) asociables a distintos momentos de la monta:

- La **primera** fracción, es la mal llamada "uretral", pues su origen parece ser también prostático. Ocurre tras el inicio de la erección, es rápida y corta.
- La **segunda**, la fracción espermática, es más retardada y lenta. Coincide con los espasmos uretrales detectables en el periné y los gestos de monta del animal.
- La **tercera**, se denomina fracción prostática. Es la más abundante y se libera de forma lenta durante varios minutos cuando los animales están acoplados en direcciones opuestas. Esta fracción es prácticamente transparente.

La monta natural felina

En la fase folicular, debido a la influencia estrogénica, la gata comienza a aceptar al macho y a desarrollar un comportamiento característico que facilita la monta. La hembra efectúa roces, maullidos y balanceos cercanos al macho que van aumentando de intensidad. Todo ello provoca que el macho apoye sus patas delanteras sobre la zona lumbar de la hembra. Ante esta presión, la gata baja los cuartos delanteros al suelo y apoya los codos, a continuación levanta la pelvis y desvía la cola hacia un lado. Este comportamiento permite al macho acoplarse a la hembra hasta la eyaculación. Cuando el pene es retirado de la vagina provoca un estímulo vaginal, debido a sus espículas, que induce la liberación de GnRH por el

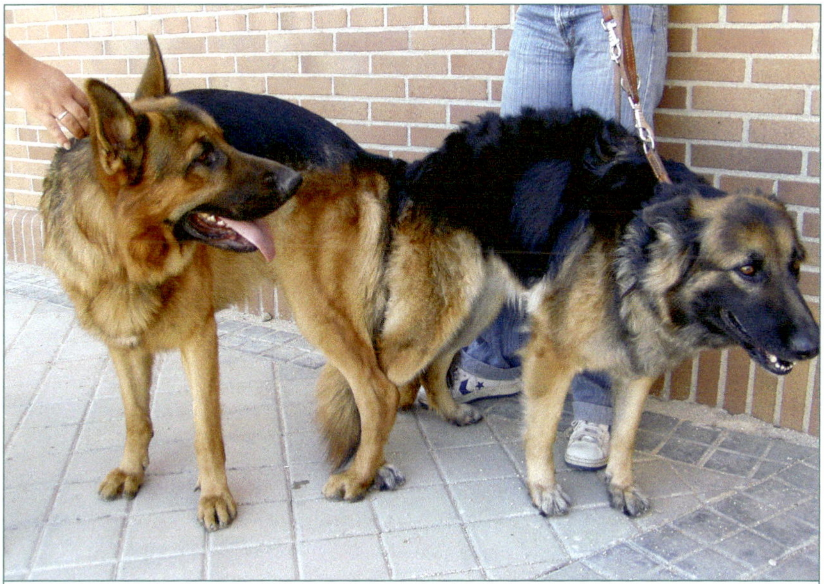

Figura 9. El acople en direcciones opuestas puede durar hasta una hora.

hipotálamo, provocando el pico de LH y por lo tanto la ovulación.

Manipulación del macho canino

Existen casos en los que o no es posible la monta natural, o no es deseada por los propietarios; por ello, es necesaria la obtención de semen para poder llevar a cabo la inseminación artificial.

CONSEJO

Si nos encontramos en una situación en la cual las capacidades reproductivas del macho son desconocidas o dudosas, recomendamos realizar una cita previa para evaluar su actitud ante la manipulación y la calidad de su semen.

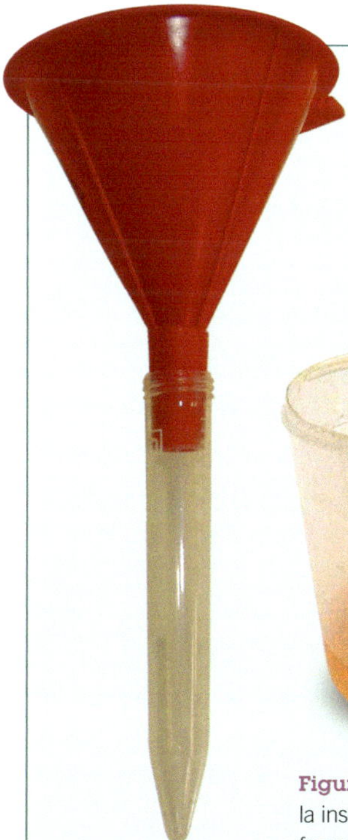

Figura 10. Sistema para recolectar las diferentes fracciones del esperma.

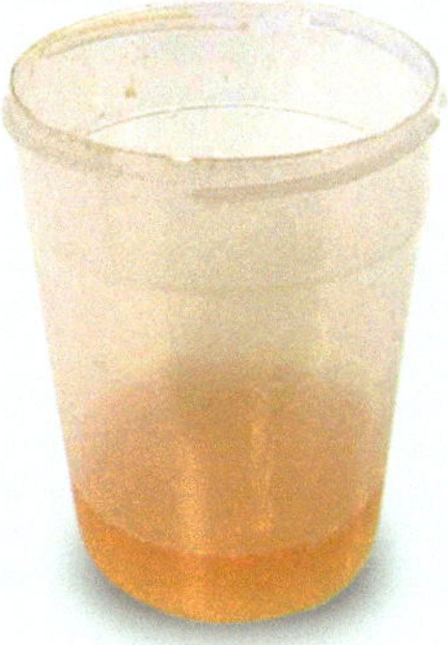

Figura 11. En el caso de la inseminación con semen fresco recogemos las tres fracciones del eyaculado en un recipiente estéril.

Además de la inseminación artificial y la evaluación de la calidad espermática, la recolección de semen es útil para diagnósticos bacteriológicos, evaluación de la respuesta a tratamientos, estudios prostáticos, etc.

Para la obtención de semen es muy importante entender que debemos simular de manera precisa la monta natural, así evitaremos fracasos por causas psicógenas. La presencia de una hembra en celo mejora la libido y la calidad del semen.

El proceso comienza acercando la vulva de una hembra, a poder ser en celo, al hocico del macho dejando que éste huela y lama la zona genital. Si no es posible la presencia de una hembra o el macho no se excita, pueden utilizarse torundas de algodón previamente empapadas con flujo vulvar de hembras en celo y posteriormente congeladas, que podremos descongelar cuando lo creamos necesario para inducir la erección. Se debe tener en cuenta que muchas veces el ambiente es un factor de elevada importancia, por eso, el lugar en el que se desarrolle el proceso debe ser tranquilo, a poder ser al aire libre y con espacio para que los animales se muevan.

Una vez se ha producido la erección, el perro se montará en la hembra o en un potro; es entonces cuando procedemos a retirar el prepucio, liberando los bulbos cavernosos, que rodearemos con los dedos ejerciendo cierta presión en su parte caudal, para así simular la vagina de la perra (fig. 12). En este momento se produce la erección completa del pene y se comienza a liberar la fracción espermática a la vez que el perro realiza los movimientos pélvicos; esta fase dura entre 10 y 30 segundos. Si vemos que el perro no se excita lo suficiente podemos realizar un masaje perineal durante el proceso, mientras que le rascamos el pecho.

Finalmente debemos girar el pene del animal 180º para simular la rotación que realiza con la hembra y obtener la fracción prostática. Este paso se puede realizar pasando una pata del animal por encima del brazo de la persona que está recogiendo el semen. Una vez hayamos terminado, debemos supervisar la pérdida de tumefacción del pene para evitar daños.

La recogida de esperma se puede llevar a cabo mediante una vagina artificial, tubos adaptados a conos de látex o directamente a un envase (plástico preferentemente). Los recipientes deben estar limpios, pueden ser de un solo uso o podemos lavarlos con desinfectantes, pero después debemos aclararlos siempre con agua destilada para arrastrar todos los restos de desinfectante.

Esta técnica de recogida de esperma no sólo se utiliza para la inseminación con semen fresco, también se efectúa para los procesos de conservación del semen por refrigeración o congelado.

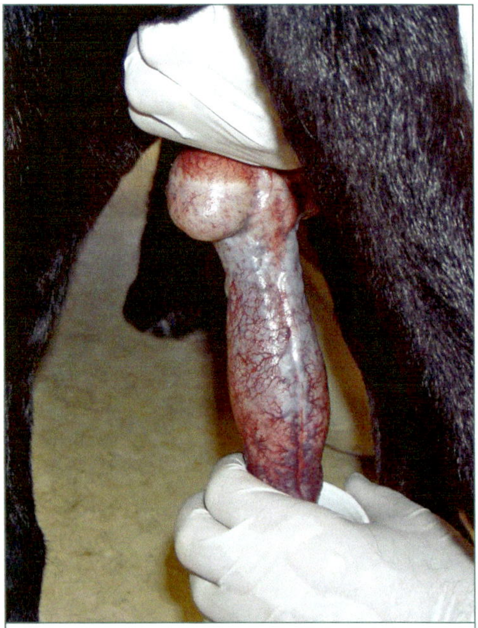

Figura 12. Para conseguir la erección rodeamos con los dedos los bulbos cavernosos posicionando los dedos en forma de anillo y manteniendo una presión constante.

¡ATENCIÓN!

Normalmente se recoge la totalidad de la fracción espermática y una parte de la prostática para dar volumen; excepto para semen cuyo destino sea la refrigeración o la congelación, ya que se ha demostrado que la fracción prostática afecta a su conservación (1).

Los fracasos más comunes en la obtención de semen son por causas:

- Psicológicas: edad, experiencia, estrés...
- Ambientales: ruidos, olores, movimientos, distracciones...
- De comportamiento: agresividad, pasividad, indiferencia...
- Patológicas: dolor del esqueleto axial, patologías prostáticas, fármacos, disminución de la libido...

Manipulación del macho felino

Las dos técnicas más comunes de recolección de semen en gatos son la electroeyaculación o la eyaculación en una vagina artificial. Éste último método es barato y no requiere el uso de sustancias químicas, pero debido al carácter de la especie, es totalmente necesario un operario cualificado y una hembra en celo para estimular al macho [5]. Algunos autores describen la obtención del esperma por sondaje uretral hasta el nivel prostático bajo sedación con alfa-2-medetomidina [4].

Por otra parte, existen autores que consideran la electroeyaculación el método de elección, ya que se realiza con los animales anestesiados y no es necesaria la presencia de una hembra en celo. En principio, ni el voltaje ni la anestesia afectan negativamente al esperma, pero el número de espermatozoides eyaculados si que guarda relación directa con el voltaje y el número de veces que se realiza la estimulación, sin que varíe el volumen. No se recomienda un voltaje superior a 8 V, para evitar la contaminación urinaria del semen [5].

De modo general, se realizan 4 o 5 series de 10 estimulaciones y no se recomiendan más de 3 eyaculaciones por semana para asegurar la calidad del esperma [4].

Evaluación y estudio del esperma

Es importante comentar que todas las manipulaciones del semen han de ser suaves y cuidadosas (al pasar de los frascos de recogida a las jeringas de aplicación, etc.), evitando presiones y brusquedades, luces excesivamente directas, focos importantes de calor o frío, etc.

Definimos como **espermocitograma** a la evaluación y estudio de la morfología celular espermática. El término **espermograma** se refiere a la evaluación y estudio de los aspectos fisicoquímicos del eyaculado.

A la hora de evaluar el semen de un macho reproductor debemos tener en cuenta los parámetros descritos a continuación:

En el perro

Parámetros fisicoquímicos

- El **volumen** medio de un eyaculado es de 1 a 15 ml, existiendo casos de hasta 30 ml. Se considera que la fracción pre-espermática ocupa de media un volumen de 0,2-2 ml, la espermática de 0,5-4 ml y la prostática de 3-30 ml; dependiendo de la raza.
- El **color** nos aporta datos importantes, el normal es blanco nacarado. El semen incoloro puede ser indicativo de ausencia de espermatozoides, el amarillo de presencia de orina, el amarillo verdoso de presencia de pus y el rojizo de sangre.

- El **pH** es otro factor importante ya que su alteración afecta directamente a la movilidad de los espermatozoides. El valor normal es de 6,3 a 6,7. Las variaciones se pueden producir por infecciones de orina, infecciones prostáticas, etc.

Evaluación de los espermatozoides

Una vez evaluados los parámetros físicos y bioquímicos debemos analizar los espermatozoides. Lo primero es realizar un recuento y evaluar su motilidad.

- El **recuento** se realiza con cámaras hematométricas de glóbulos, multiplicando la concentración obtenida por el volumen del eyaculado.

¡ATENCIÓN!

El semen normal contiene entre 400 y 1.000 x 10^6 espermatozoides/ml.

Para efectuar el recuento, diluiremos el semen en una proporción de 1:100 en cloruro sódico al 10%. La visualización se hará en el microscopio con un aumento de 40x y el recuento lo realizaremos en las dos cámaras que componen la cámara de glóbulos.

Nº espermatozoides/ml = A/V x D

A = nº espermatozoides contados.
D = grado de dilución (0,01).
V = volumen del área contada (en función del tipo de cámara).

Existen otros tipos de cámaras para el conteo directo, como las cámaras de recuento espermático del sistema Sperm Vision (fig. 13).

- La evaluación de la **motilidad en masa** se efectuará colocando una gota de semen en un portaobjetos a 37 °C de temperatura, sin cubreobjetos, y observando a 10x las ondas de movimiento en la periferia del campo.
- El **movimiento individual** se evalúa diluyendo una gota de semen con diluyente comercial a 1:200 y realizando un recuento de espermatozoides a 40x con motilidad rectilínea y rápida, que posteriormente será transformado en porcentaje.

Además de evaluar el movimiento debemos evaluar la **morfología de los espermatozoides**, 200 como mínimo, para determinar el porcentaje de anomalías (figs. 14 y 15). Existen varias clasificaciones de las anomalías espermáticas (tabla 2):

- Se pueden considerar **primarias** las de origen testicular o derivadas de la espermatogénesis.
- Por otra parte las **secundarias** o menores son de origen epididimario o por mal manejo del semen en la obtención de la muestra.

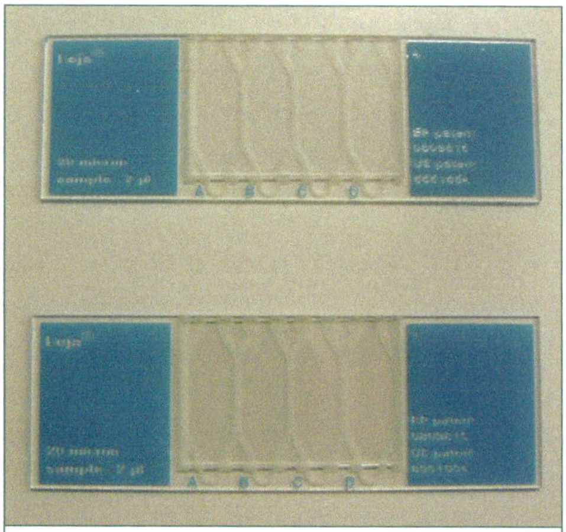

Figura 13. Cámaras de recuento espermático del sistema Sperm Vision.

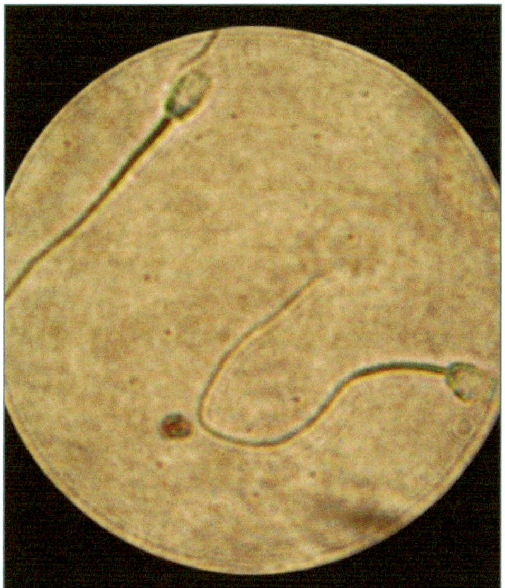

Figura 14. Esperma de características normales.

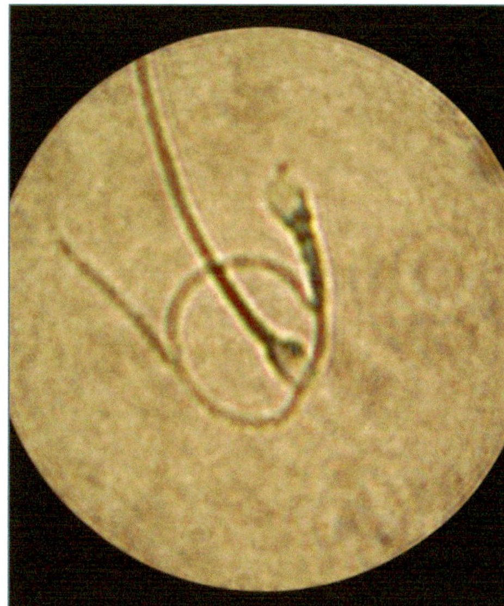

Figura 15. Evaluación del esperma. Cola enrollada.

Tabla 2. Clasificación de las anomalías espermáticas.

Anomalías mayores	Cabeza	Microcefalia
		Macrocefalia
		Doble cabeza
		Cabeza deformada
	Cuello	Edema
		Gota proximal o abaxial
	Cola	Muy enrollada
Anomalías menores	Cabezas desprendidas	
	Gota distal	
	Acrosoma desprendido	
	Colas dobladas, enrolladas, enredadas…	

CARACTERÍSTICAS DEL SEMEN NORMAL CANINO

Volumen entre 1 y 30 ml.

Aspecto blanco nacarado.

Entre 400 y 1.000 x 10^6 espermatozoides/ml. 75% de ellos morfológicamente normales y con motilidad progresiva.

Menos de 10.000 bacterias por ml.

Ninguna o escasas células sanguíneas.

pH alrededor de 6,5.

Fosfatasas alcalinas entre 5.000 y 40.000 U/l.

En el semen también es importante evaluar la ausencia o escasa presencia de células sanguíneas; además, el recuento de bacterias no debe superar las 10.000/ml de eyaculado. Se puede evaluar la fosfatasa alcalina como marcador del eyaculado, ya que valores inferiores a 5.000 U/l indican eyaculación incompleta u obstrucción de los conductos deferentes o del epidídimo.

Debemos saber que la calidad del semen depende de la edad y tamaño del animal, así como del tiempo desde la última extracción seminal. Las muestras no deben tomarse con menos de dos días de intervalo ni con más de un mes. Además, existen razas como el Bullmastiff, que en función de la estación puede presentar alteraciones en el semen [1].

En el gato

En el gato el procedimiento de evaluación es básicamente el mismo, pero los valores fisiológicos de ciertas características del semen son diferentes [4].

CARACTERÍSTICAS DEL SEMEN NORMAL FELINO

- Volumen entre 0,02-0,4 ml.
- Motilidad del 50 al 80%.
- Entre 12 y 30 millones de espermatozoides por eyaculado (electroeyaculación).
- pH entre 7 y 7,9.
- Aspecto blanco lechoso.
- Formas anormales del 30 al 40%.

Factores que afectan al esperma

Los factores que pueden afectar al esperma son diversos; los genéticos, los derivados del estrés y los relacionados con la temperatura son de los más importantes. El estrés da lugar a un aumento de los niveles del cortisol, que a su vez origina una disminución de los niveles de LH y testosterona. También va a alterar la producción de esperma todo lo que afecte a la termorregulación del testículo, como la humedad, fiebre, inflamación local, obesidad; e incluso, los baños muy calientes.

Otros factores que perjudican la espermatogénesis son la alimentación deficiente en vitaminas y minerales, los medicamentos como dexametasona, anfotericina B y griseofulvina; la respuesta inmunológica a agentes infecciosos como *Brucella*; los traumatismos y la edad, que da lugar a atrofia senil del testículo.

Métodos de conservación seminal canina

Existen nuevas técnicas de procesado del esperma que nos permiten su conservación a corto y largo plazo y, por lo tanto, la posibilidad de transportarlo sin necesidad de mover al semental, conservar su material genético a lo largo del tiempo y poder realizar técnicas de mejora del semen como concentración de espermatozoides, etc.

Refrigeración del semen

Técnica que permite la conservación seminal a 5 °C durante aproximadamente 7 días en el perro y en el gato, aunque depende del tipo de diluyente y su adaptación al semen de cada especie.

Los pasos básicos son la recolección de la fracción espermática (fig. 16), sin la prostática, y la evaluación de la calidad (volumen, morfología espermática, etc.) para saber si es rentable su conservación.

Tras la recogida, debemos centrifugar la muestra a 700 rpm durante 5-10 minutos, y eliminar después el sobrenadante.

Como líquido conservante, existen varios productos comerciales entre los que se puede elegir. Debemos diluir el semen a temperatura ambiente lentamente para evitar el choque térmico. Posteriormente, debemos esperar a que se equilibre la muestra durante 45 minutos a 5 °C. La conservación se efectuará a esta misma temperatura.

¡ATENCIÓN!

El semen refrigerado se puede utilizar tanto en inseminación vaginal, como en transcervical e intrauterina. La tasa de gestación registrada con semen refrigerado es del 60-70% (1).

Criopreservación del semen canino

Es importante saber que aunque el semen refrigerado puede usarse en todos los tipos de inseminación, no ocurre lo mismo con el congelado, ya que el proceso afecta a la motilidad, por lo que no se debe utilizar en inseminación vaginal.

La criopreservación del semen es un método de conservación definitiva que también requiere una manipulación especial del mismo. Una vez el eyaculado espermático ha sido recogido sin la fracción prostática, debemos evaluar si la calidad espermática es suficiente para que sea rentable su congelación.

Además de no recoger la fracción prostática, el esperma se diluye con yema de huevo y otros diluyentes comerciales; posteriormente se refrigera a 5 °C y, una vez estabilizada la temperatura, se revalúa la calidad del semen.

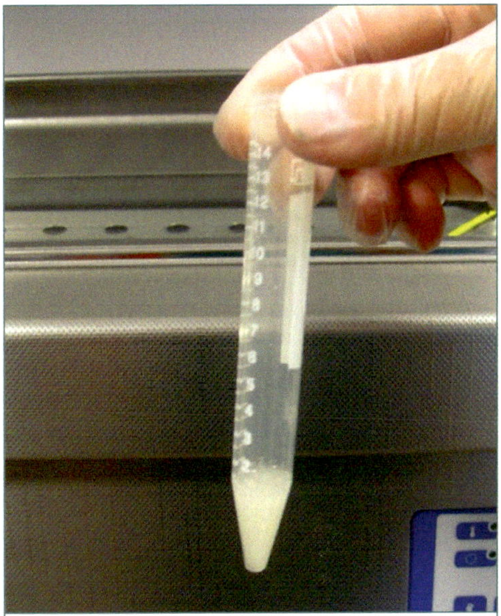

Figura 16. Fracción espermática del eyaculado.

CONSEJO

En el caso del perro, el método que recomendamos según nuestra experiencia clínica supone el envase de 100 millones de espermatozoides en pajuelas de 0,5 ml.

En el paso final, primero introducimos las pajuelas en un abatidor que contiene vapores de nitrógeno, que reducen la temperatura a –150 °C, y por último se almacenan en tanques de nitrógeno líquido para mantenerlas en congelación a –196 °C por tiempo indefinido (fig. 17).

La descongelación se debe realizar de manera progresiva en baños de agua a 70 °C aproximadamente durante 7 segundos (fig. 18). La pajuela se debe introducir de manera oblicua y sin que el agua cubra totalmente su parte distal.

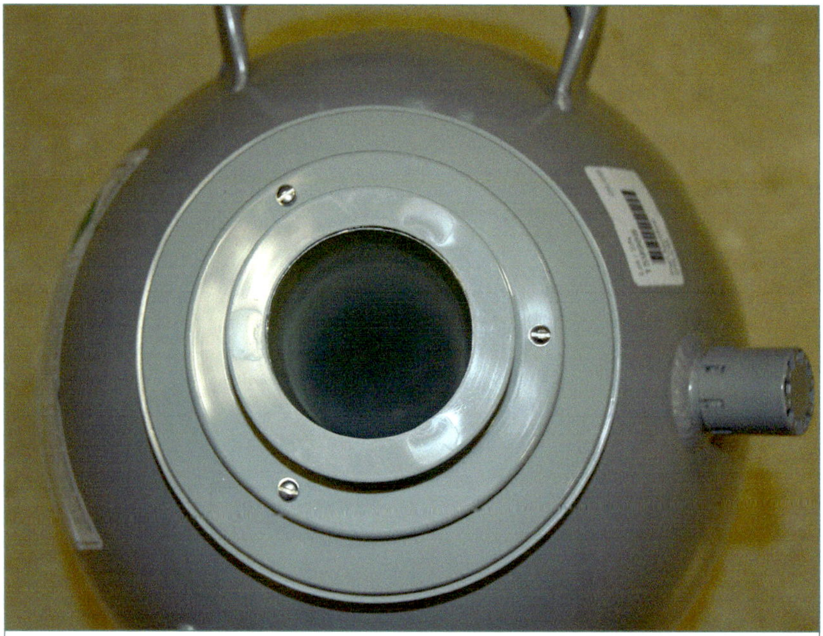

Figura 17. Tanque de nitrógeno líquido.

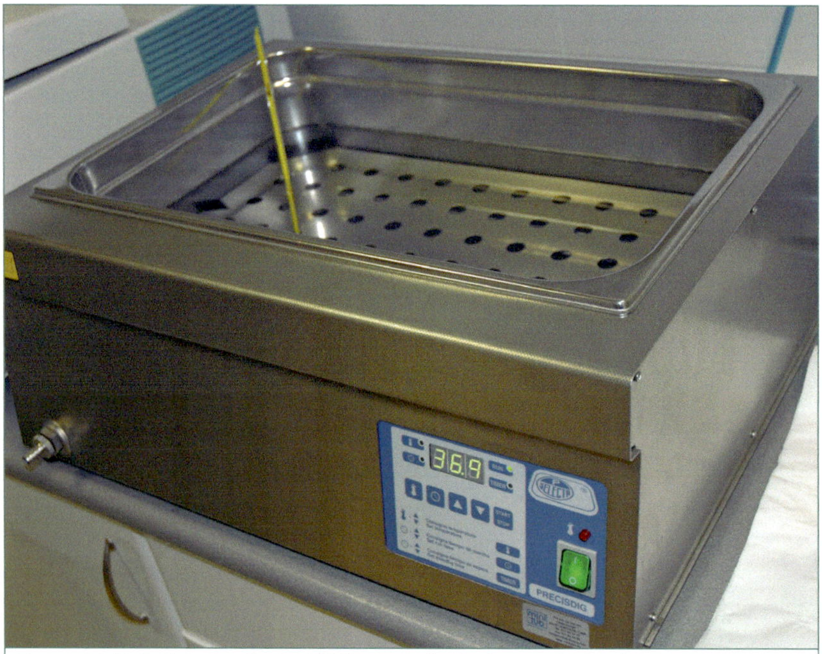

Figura 18. Baño de agua caliente a 70 °C para realizar la descongelación del esperma.

La motilidad espermática se ve afectada al congelar el semen, por ello siempre debemos evaluarla después de la descongelación (figs. 19 y 20). No se recomienda utilizar esperma con una motilidad inicial menor del 75%, ya que al descongelarlo la motilidad media tiende a ser menor del 40% [6].

¡ATENCIÓN!

Se considera que tras la congelación la motilidad es buena si supera el 50%, y que el semen es de calidad si presenta menos de un 20% de espermatozoides anómalos (7).

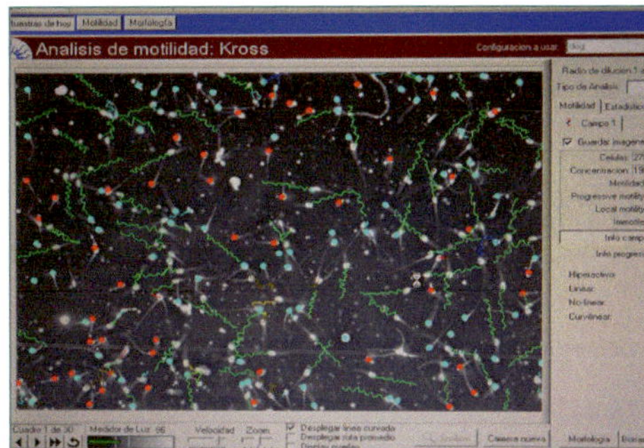

Figura 19. Análisis del esperma mediante el sistema Sperm Vision.

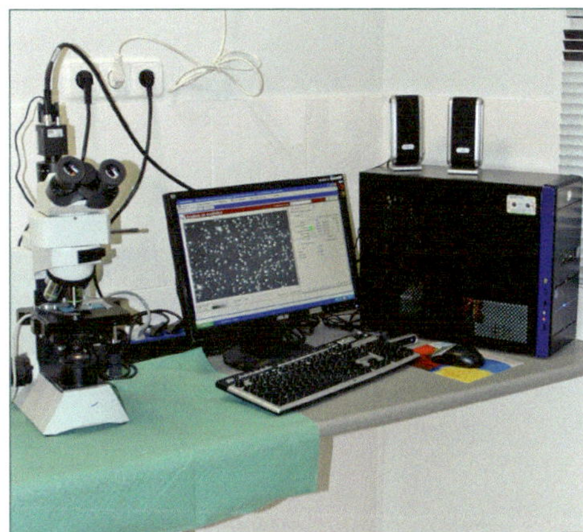

Figura 20. Sistema Sperm Vision para la evaluación del esperma.

Además, tampoco se recomienda utilizar semen congelado en inseminaciones vaginales, sólo en transcervicales e intrauterinas.

Hoy en día, la utilización de semen congelado registra menores tasas de fertilidad y prolificidad; la tasa de gestación con semen criopreservado es del 60 al 70%.

Criopreservación del semen felino

Según algunos estudios, en el gato se pueden preparar pajuelas de 0,25 ml, diluidas con Tris-yema de huevo con glicerol al 4%, obteniendo resultados aceptables al evaluar la pérdida de viabilidad y motilidad. En este procedimiento se procura conseguir concentraciones de 20 millones de espermatozoides/ml [8].

Inseminación artificial canina

Hoy en día la inseminación vaginal es un método ampliamente extendido, ya que es sencillo y efectivo. Incluso existen razas en las que, de manera rutinaria, se realiza este tipo de inseminación sin probar antes la monta natural.

Inseminación vaginal

Es un procedimiento sencillo y con resultados similares a los obtenidos por monta natural, que consiste en depositar el semen en la parte profunda de la vagina.

Una vez el semen ha sido recogido en un recipiente, debemos introducir una sonda en la vagina de la perra (fig. 21). El sondaje vaginal en perras se realiza en primer lugar dirigiendo la sonda verticalmente hacia la zona dorsal (fig. 22) y posteriormente dirigiendo la sonda horizontalmente hacia la zona craneal hasta que nos impida avanzar más (fig. 23). Si se ha realizado correctamente, lo que nos impide avanzar es el tubérculo cervical, una protrusión del cérvix hacia el suelo de la vagina. En este momento debemos introducir el semen con ayuda de una jeringuilla conectada a la sonda. Una vez introducido todo el semen, debemos inyectar 10 cc de aire para asegurarnos de que no queda semen en la sonda.

Por último, si la sonda es Osiris (fig. 24) debemos inflar el globo de su extremo (fig. 25) para simular la función de los bulbos, estimulando así las contracciones vaginales e impidiendo el reflujo del esperma. Si no es Osiris, al retirarla debemos elevar el tercio posterior de la perra durante diez minutos para evitar reflujos vaginales.

El éxito de una inseminación artificial con semen fresco consiste en simular la monta natural, teniendo en cuenta, por supuesto, que hayamos detectado el momento óptimo de fecundidad de la hembra y que el semen sea de buena calidad. El resultado oscila entre el 70 y 85% de gestaciones, sin disminución del número de cachorros por camada.

Este tipo de inseminación se puede realizar con semen refrigerado, con una tasa de gestación media del 60-70% [1].

¡ATENCIÓN!

Es importante saber que el semen refrigerado debe ser atemperado lentamente y que durante las primeras 48 horas los resultados son similares a los de la inseminación con semen fresco, reduciéndose el éxito, sobre todo, a partir de las 72 horas.

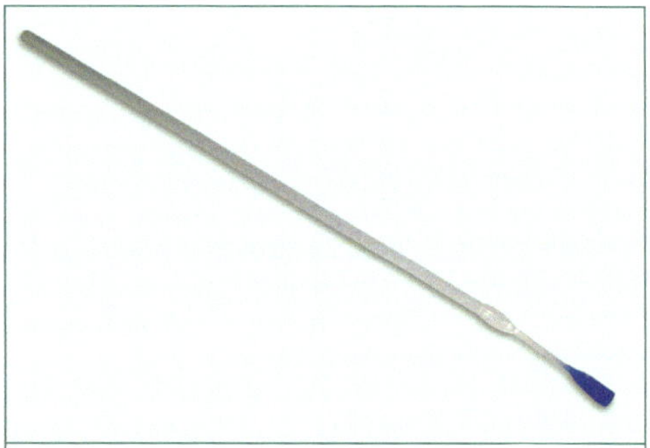

Figura 21. Sonda recta de inseminación intravaginal en la perra.

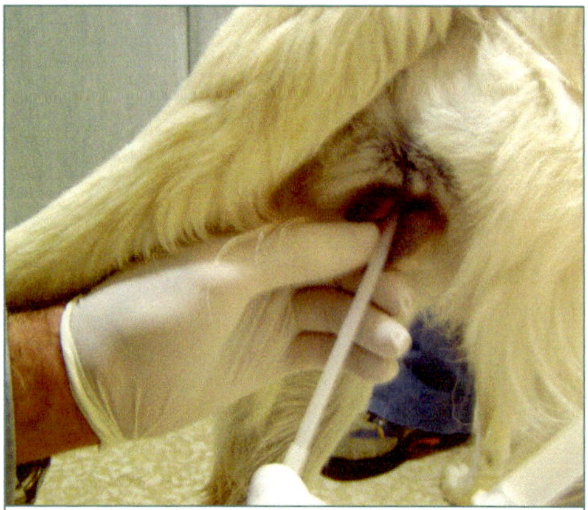

Figura 22. Introducción de la sonda vaginal hacia la zona dorsal.

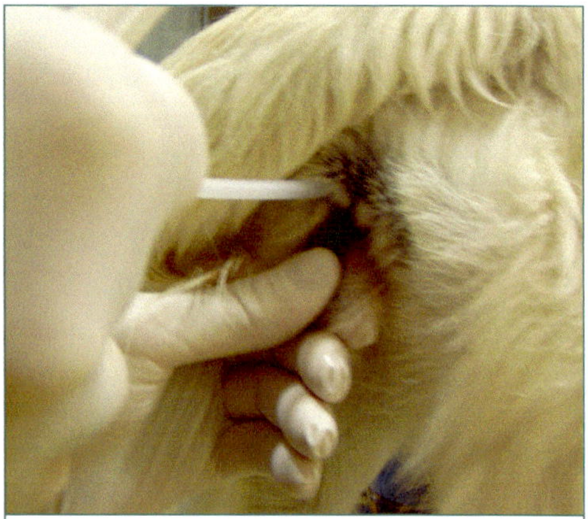

Figura 23. Posteriormente dirigiremos la sonda hacia la zona craneal de manera cuidadosa hasta que no podamos avanzar más.

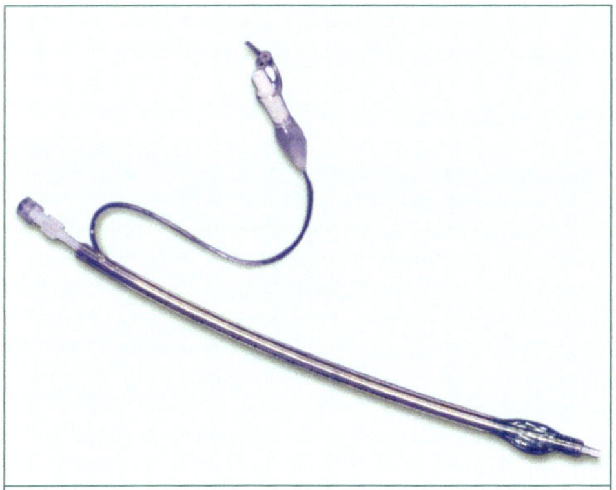

Figura 24. Sonda Osiris para inseminación intravaginal en la perra.

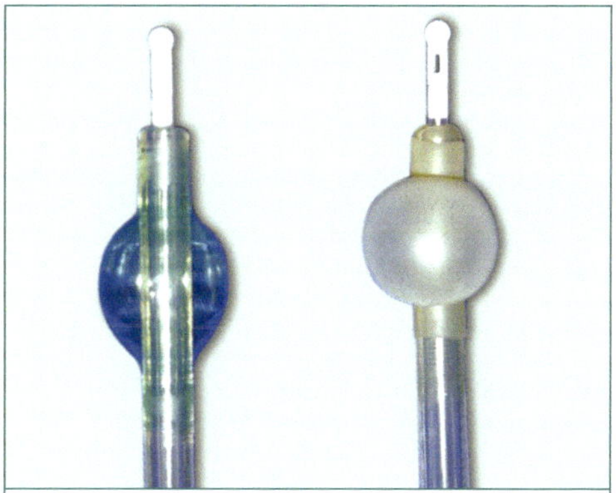

Figura 25. Detalle del globo que impide el reflujo del semen una vez introducido.

Inseminación transcervical

Inseminación mediante sonda rígida que se realiza cuando la perra ha alcanzado un nivel de 15-20 ng/ml de progesterona, aproximadamente entre 4 y 6 días después del pico de LH. Este procedimiento consiste en depositar el semen en el cuerpo del útero de la perra, ayudándonos de un catéter escandinavo o de un cistouretroscopio rígido [1]. El procedimiento se basa en avanzar por el aparato reproductor femenino hasta atravesar el cérvix, una vez se está seguro de que ha sido atravesado se procede a depositar 2 ml de semen. En el caso del catéter, el procedimiento se realiza a ciegas, por lo que no siempre se efectúa correctamente, en cambio, con el cistouretroscopio se puede observar con facilidad el cuello uterino para atravesarlo (fig. 26).

Inseminación intrauterina

La inseminación quirúrgica intrauterina consiste en la realización de una laparotomía (fig. 27) para inyectar a través de la pared del útero aproximadamente 1 ml de semen en cada cuerno (figs. 28 y 29); ya que el útero de

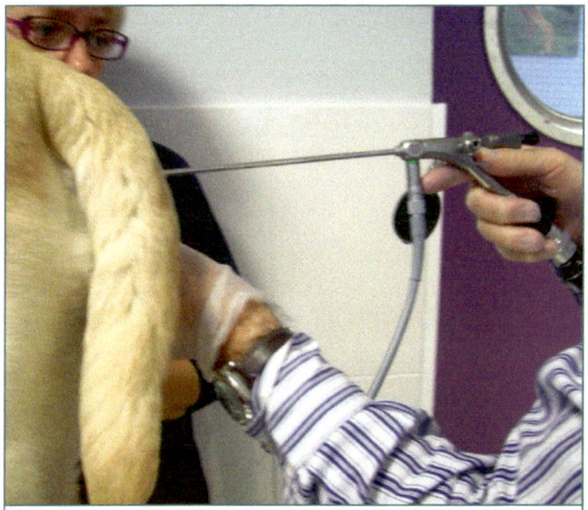

Figura 26. Inseminación transcervical con cistouretroscopio.

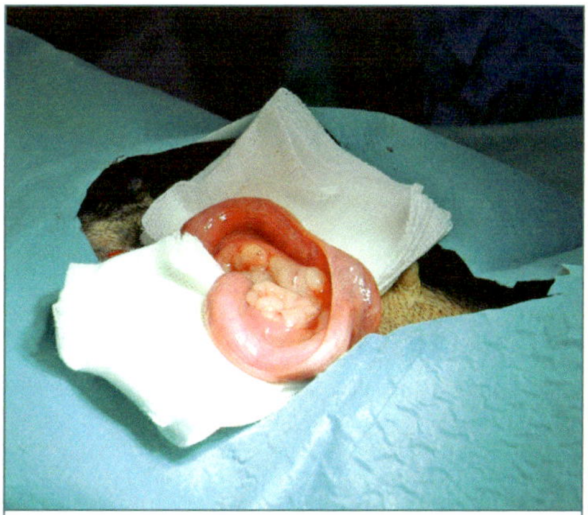

Figura 27. Extracción por laparotomía de ambos cuernos uterinos.

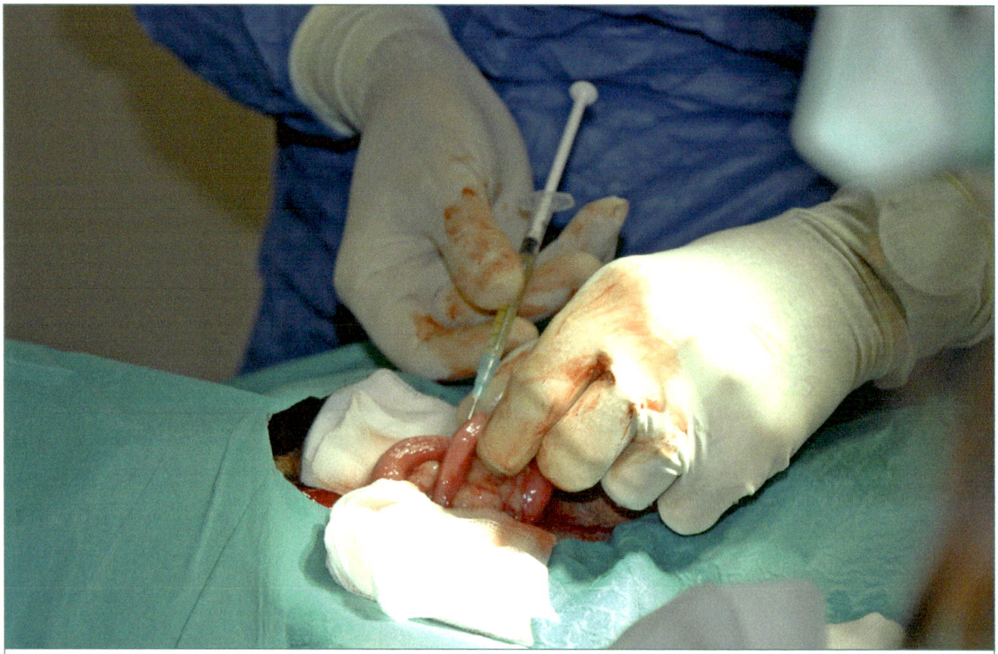

Figura 28. Inyectamos en uno de los cuernos 1 ml de esperma una vez descongelado.

la perra acepta como máximo 2 ml. Una vez que hemos inyectado el semen en el cuerno, mantendremos una ligera presión, de aproximadamente 2 minutos sobre el orificio producido por la aguja, con una gasa empapada en suero fisiológico estéril. Debemos saber que, en este procedimiento, es necesaria una dosis de aproximadamente 200 millones de espermatozoides para la fecundación de los óvulos. Las bases de esta técnica son similares a la anterior, se realiza con los mismos niveles de progesterona y con los tres tipos de semen.

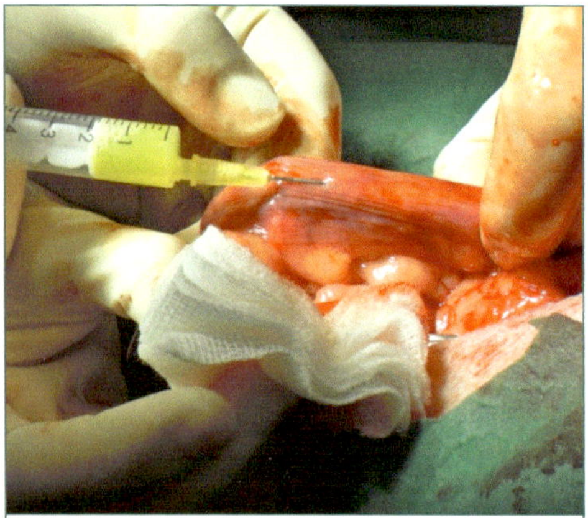

Figura 29. Inyectamos en el otro cuerno la misma cantidad de esperma descongelado (1 ml).

Actualmente la inseminación intratubárica está en estudio, aunque por ahora los resultados no han sido muy satisfactorios [6]. En nuestra experiencia clínica el porcentaje de éxito es del 65%.

Inseminación artificial felina

Las características del ciclo estral y el carácter de los gatos hacen que los resultados obtenidos con estos procedimientos no proporcionen tanto éxito como en los perros. Actualmente ya se han desarrollado técnicas de inseminación intravaginal e intrauterina, ofreciendo mayores tasas de fertilidad la intrauterina. Además, recientemente se ha desarrollado una nueva técnica de inseminación transcervical en felinos.

En los tres tipos de inseminación será necesario estimular la ovulación. En general se realiza al tercer día de celo mediante inyección intramuscular de 100 UI de HCG o con la aplicación de agonistas de la GnRH (buserelina a dosis de 0,8 µg IM o SC), y la inseminación se realiza a las 24 horas de la inducción.

Inseminación vaginal

El procedimiento se basa en la introducción de una cánula en la vagina de la hembra, paralela a su raquis, 24 horas después de la inducción de la ovulación. Posteriormente se mantiene elevado el tercio posterior durante 15 minutos para evitar el reflujo. Debido al carácter de esta especie, se suele realizar bajo sedación o anestesia, aunque es posible que esto influya en el avance de los espermatozoides por el tracto reproductor femenino.

¡ATENCIÓN!

Es importante saber que el número de espermatozoides necesario para la inseminación vaginal es 10 veces superior a la realizada por laparoscopia, ya que los gatos copulan varias veces durante el estro para garantizar una mayor fertilidad.

En la inseminación vaginal, la dosis de semen fresco necesaria para alcanzar una fecundidad del 80% es de 80 millones de espermatozoides y en el caso de semen congelado de 400 millones [9].

Estas cualidades del proceso hacen que no sea muy utilizado y que generalmente se realice la inseminación intrauterina.

Inseminación transcervical

Basándonos en el procedimiento estudiado por Zambelli (2005), esta técnica se realiza mediante un catéter de acero rígido en la porción que primero introducimos en la vagina, y flexible en el resto, de 0,65 mm de diámetro y 30 mm de longitud aproximadamente. Una vez la hembra esté anestesiada, se introduce el catéter por el vestíbulo vaginal hasta que es palpable con un dedo a través del recto, en este momento se retira con cuidado el catéter unos milímetros y se redirige con el dedo con el fin de atravesar el cérvix. La presencia del catéter en su posición correcta se puede comprobar o bien por ecografía, o bien mediante una cámara en el extremo del catéter que será introducido en la vagina [9].

Se recomiendan dosis de semen fresco con 10 millones de espermatozoides móviles o congelado con 30 millones, en 200 µl de semen. El éxito aumenta con la experiencia del que realiza el procedimiento. Hoy en día existen clínicos que recomiendan la técnica quirúrgica frente a ésta, aunque se deben tener en cuenta los riesgos de la cirugía.

Inseminación intrauterina

Se realiza mediante una laparotomía y la cateterización de cada uno de los cuernos uterinos de la hembra. En principio la tendencia es a inyectar menos de 0,1 ml por cuerno uterino, aunque la cantidad de espermatozoides necesarios no está totalmente contrastada.

Es importante saber que, en el caso de semen congelado, es necesario aplicar 5 veces mayor cantidad de espermatozoides que con fresco para alcanzar una fecundidad del 57,1% [9].

PUNTO DE VISTA DEL PROPIETARIO

No todos los propietarios comprenden las **diferencias fisiológicas** del **ciclo estral** de sus **hembras** respecto a las **personas**.

Hay propietarios que tienden a **rechazar** la **inseminación artificial** debido a la **"humanización"** del acto sexual. En cambio otros lo perciben como un **acto violento**, por lo que tienden a **evitar** la **monta natural**.

Hay propietarios que **no comprenden** que en muchas ocasiones se debe **intervenir** en la monta natural para que ésta se realice con **éxito** y que dejar al macho y a la hembra **solos** es sinónimo de **fracaso**.

No siempre asimilan que en algunas ocasiones el comportamiento de **aceptación al macho** durante el estro **no está relacionado** con el **momento óptimo** para la monta o inseminación.

ASPECTOS IMPORTANTES QUE DEBE TENER EN CUENTA EL VETERINARIO CLÍNICO

Debemos **conocer** las **particularidades del ciclo estral** de la **perra** y de la **gata**.

Es importante **aconsejar al propietario** sobre la **elección** de los **futuros reproductores**, para evitar intensificar patologías congénitas o simplemente para facilitar el proceso reproductivo.

Los **signos clínicos** de **proestro-estro**, en la **perra**, no están relacionados con el **pico de LH**.

La combinación de la **citología vaginal** y la **progesteronemia** son las dos **herramientas fundamentales** para la reproducción.

El **conocimiento** de las **nuevas técnicas** de **reproducción** es fundamental para la clínica de la reproducción.

Bibliografía

1. Lucas, X. Control de la reproducción en criaderos caninos. *Canis et felis*, 2009; 98:66-79.
2. Fontbonne, A., Malandain, E. Ecografía ovárica y seguimiento del estro. IVIS, 2006; 16(2):22-29.
3. Bristol-Gould, S., Woodruff, T.K. Folliculogenesis in the domestic cat (Felis catus). *Theriogenology*, 2006; 66:5-13.
4. Prats, A. Algunos aspectos de la reproducción en criaderos felinos. *Canis et felis*, 2008; 92:44-71.
5. Zambelli, D., Cunto, M. Semen collection in cats: Techniques and analysis. *Theriogenology*, 2006; 66:159-165.
6. Thomassen, R., Farstad, W. Artificial insemination in canids: A useful tool in breeding and conservation. *Theriogenology*, 2009; 71:190-199.
7. Thomassen, R., Sanson, G., Krogenaes, A., Fougner, J.A., Andersen, K., Farstad, W. Artificial insemination with frozen semen in dogs: A retrospective study of 10 years using a non-surgical approach. *Theriogenology*, 2006; 66:1645-1650.
8. Cocchia, N., Ciani, F., El-Rass, R., Russo, M., Borzacchiello, G., Esposito, V., Montagnaro, S., Avallone, L., Tortora, G., Lorizio, R. Cryopreservation of feline epididymal spermatozoa from dead and alive animals and its use in assisted reproduction. *Zygote*, 2009; 18:1-98.
9. Zambelli, D., Cunto, M. Transcervical artificial insemination in the cat. *Theriogenology*, 2005; 64:698-705.

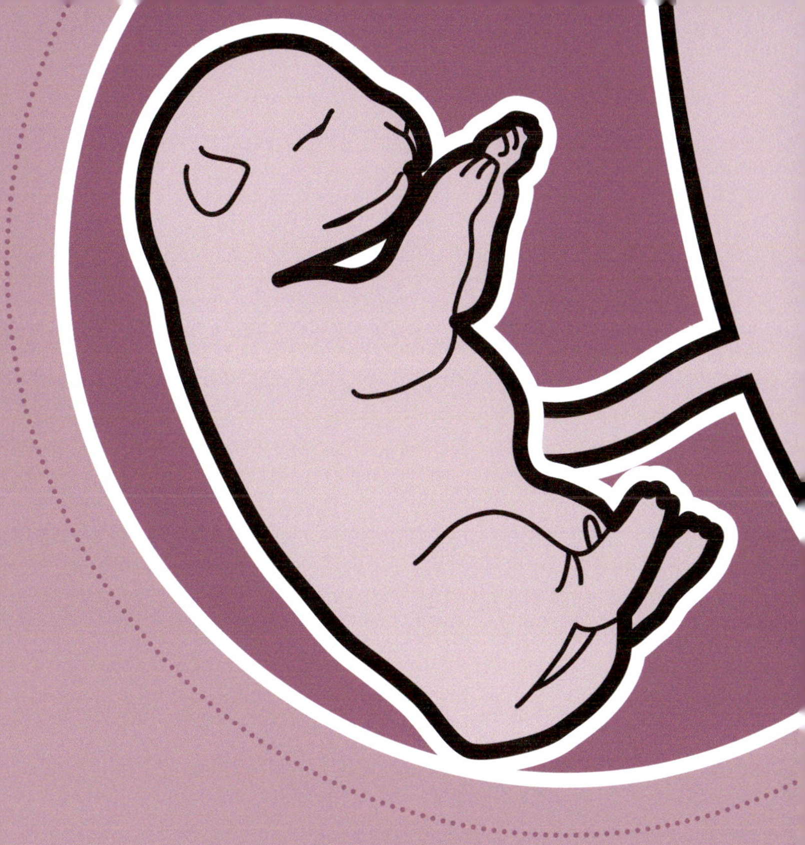

3 La gestación en la perra y en la gata

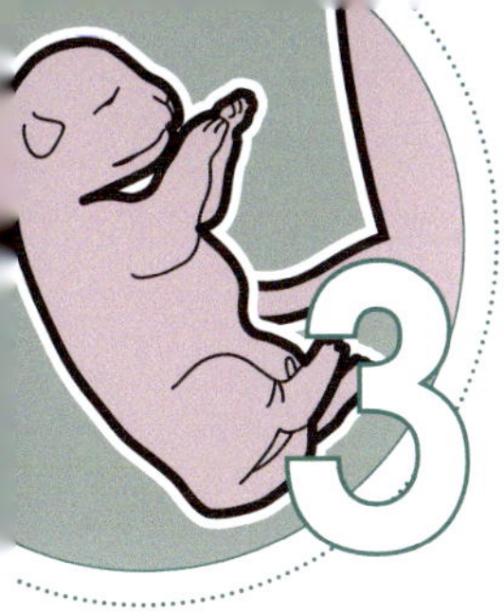

La gestación en la perra y en la gata

Se define como el tiempo que transcurre entre la fecundación y el nacimiento de los cachorros, en el que se producen cambios físicos, comportamentales y de necesidades nutricionales debido al desarrollo de los cachorros en el interior de la hembra.

La referencia para el cálculo de su duración tanto en la perra como en la gata es el pico de LH. En la perra se considera que la gestación dura de 62 a 68 días y en la gata de 63 a 66 días.

Existen aspectos únicos sobre la gestación de la perra y de la gata que debemos conocer para enfocar un correcto manejo clínico de la hembra en esta situación.

La gestación en la perra

En el 100% de los casos, dura de 62 a 68 días desde el pico de LH, aunque en el 67% de las hembras el parto ocurre entre los días 64 y 66 (Kutzler, 2003).

El que se mantenga la gestación hasta su final (fig. 1) va a depender principalmente de que los niveles séricos de progesterona se encuentren por encima de 15 ng/ml. Si realizásemos una ovariectomía durante la gestación se produciría una reabsorción fetal o un aborto, debido a la relación del ovario con el cuerpo lúteo y la producción de progesterona.

La prolactina incrementa sus niveles en la segunda mitad del diestro en hembras no gestantes, pero estos valores se ven superados si la hembra se encuentra gestante, ya que es una hormona importante en el mantenimiento del cuerpo lúteo y la lactación [1].

El útero no parece tener importancia en el mantenimiento o no del cuerpo lúteo; pero, en cambio, las prostaglandinas que se van a producir en la unión fetoplacentaria son probablemente las que den lugar a la luteólisis previa al inicio del parto [2, 3].

Endocrinología de la gestación

Progesterona

Existen varias hormonas de elevada importancia en la gestación pero entre ellas destacamos la progesterona, ya que el mantenimiento de la gestación depende de ella. La progesterona

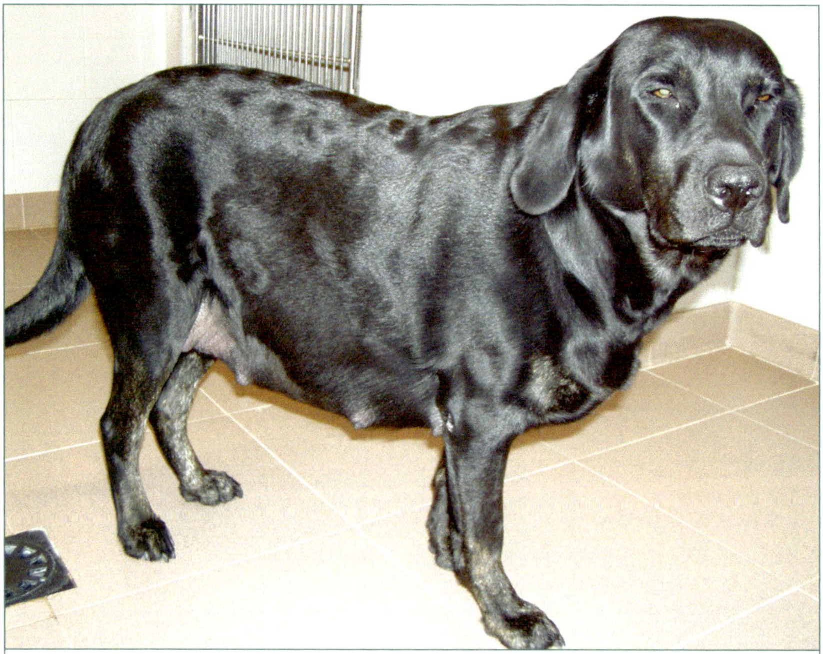

Figura 1. Perra gestante una semana antes de la fecha del parto.

asegura la diferenciación del endometrio, el mantenimiento de su integridad y el acoplamiento de la placenta; además, suprime la contractilidad uterina previniendo la acción uterina de los estrógenos [5].

La progesterona es producida por el cuerpo lúteo y sus niveles basales se duplican a la vez que se produce el pico de LH. La ovulación tendrá lugar aproximadamente dos días después; a partir de ahí se producirá un pico superior a 8,5 ng/ml que seguirá aumentando en los siguientes 15-25 días. Posteriormente las concentraciones séricas disminuirán a lo largo del embarazo, ayudándonos a predecir el inicio del parto, ya que 24 horas antes de su inicio se produce un descenso brusco de los niveles a < 2 ng/ml, debido al aumento agudo de prostaglandina $F_{2\alpha}$ [6].

Los niveles séricos de progesterona en hembras gestantes y en no gestantes son iguales debido a que, aunque la producción de progesterona por el cuerpo lúteo esta aumentada significativamente durante la gestación, su metabolismo y la excreción fecal de sus metabolitos también lo están. Por ello, los niveles de metabolitos fecales de progesterona, a diferencia de los valores séricos de la hormona, sí son diagnósticos de gestación.

Hormona luteinizante (LH) y prolactina

La secreción de progesterona esta regulada tanto por la LH como por la prolactina. Los niveles de prolactina aumentan durante la segunda mitad de la gestación y ésta actúa como principal hormona luteotropa (mantenimiento del cuerpo lúteo) [6]; estos niveles se mantienen durante el resto de la gestación y la lactación. Aunque no se observan estos aumentos en perras no gestantes, a no ser que se esté desarrollando una pseudogestación, sus valores no sirven para el diagnóstico ya que existen variaciones importantes en función del individuo, el momento, el estrés, etc. [5].

El papel de la LH es menos obvio, se ha observado que la inhibición de su acción con anticuerpos anti-LH no afecta a la función del cuerpo lúteo ni a la secreción de progesterona. Se cree que su papel es más luteotrófico (estimulación de la producción de progesterona por el cuerpo lúteo) que luteotrópico (necesario para que el cuerpo lúteo mantenga su función) [5].

Relaxina

En algunas especies se cree que la producción de prolactina está regulada por la relaxina. Esta hormona eleva sus valores aproximadamente 21-24 días después del pico de LH y se mantiene durante todo el embarazo. Los niveles serológicos llegan a concentraciones de 5 ng/ml a los 40-50 días de gestación. En el momento del parto, sus niveles caen en picado [6], pero seguirá siendo detectable hasta 9 semanas después, durante la lactancia [5].

¡ATENCIÓN!

Esta hormona no es detectable serológicamente en hembras no gestantes, por lo que se puede considerar la única proteína asociada al embarazo en perros.

Su aumento se observa de forma concomitante o justo antes del aumento de la prolactina. Su función aún no está clara, es posible que desarrolle un papel importante promoviendo la secreción de progesterona o que actúe indirectamente al potenciar el aumento de prolactina [5].

Fertilización

El proceso de fertilización se define como la unión del pronúcleo femenino de un ovocito secundario maduro, con el pronúcleo masculino del espermatozoide, dando lugar a una única célula con un único núcleo que constituirá el embrión.

En relación con el resto de especies de animales domésticos, la perra tiene ciertas variaciones únicas, como el hecho de la maduración tardía del ovocito 2-3 días después de la ovulación. Se considera que ésta ocurre aproximadamente a las 60 horas del pico de LH, por lo que se produce en cualquier momento entre el final del proestro y mediados del estro. Este fenómeno facilita que si es cubierta por varios machos, se den a luz en la misma camada cachorros de diferentes padres.

Otra de las diferencias es que en la perra la luteinización se produce antes de la ovulación, entre mediados y finales del proestro. Se ha observado que existen signos morfológicos, como la presencia de pequeños parches en la pared interior de los folículos, y signos endocrinológicos, como el aumento de progesterona sérica preovulatoria, que evidencian este hecho.

Debemos tener en cuenta que, además, el ovocito de la perra es viable durante 3-5 días más que los de otras hembras, por ello la fertilización puede darse a cabo hasta 6-8 días después de la ovulación, es decir, a 10-11 días del pico preovulatorio de la LH.

En resumen, en la perra normal la ovulación de ovocitos primarios ocurre 2 días después del pico de LH y tardan otros 2-3 días en alcanzar la maduración final. Las mórulas se desarrollan en el oviducto distal dando lugar a los blastocistos, que entrarán en el útero 10-12 días después del pico de LH y no se adherirán hasta el día 18 o 20. Esta implantación también se considera tardía respecto a otras especies domésticas.

Diagnóstico de la gestación

Palpación abdominal

Podemos palpar las vesículas embrionarias en la perra a partir del día 17 al 22 después de la ovulación [1]; en general, el momento más

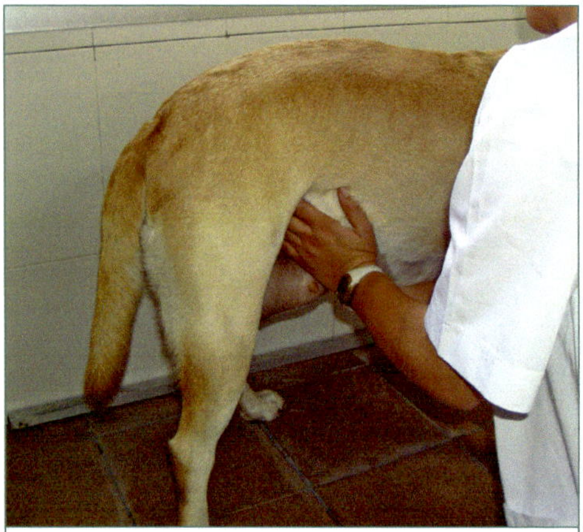

Figura 2. Palpación abdominal en una hembra gestante.

adecuado para realizar la palpación es entre los días 35 a 45 después de la ovulación. La palpación resulta fácil en perras de unos 20 kg de peso, a no ser que contraigan la prensa abdominal durante la exploración. Por otra parte, puede resultar complicada en hembras de razas grandes y en aquéllas que tengan pocos fetos o éstos estén situados muy craneales. La palpación debe hacerse siempre de manera muy cuidadosa (fig. 2).

Diagnóstico laboratorial

Se basa en la detección en el plasma de niveles altos de relaxina, la cual es producida en la placenta a partir de las 3 semanas de gestación, aproximadamente entre los días 20 a 30 de gestación [1, 7]. Podemos encontrar falsos negativos si realizamos la prueba alrededor del día 21 [1], por lo que se aconseja repetir 7 o 10 días después.

Diagnóstico radiológico

A partir del día 21 desde la ovulación podemos detectar signos de aumento del tamaño del útero, pero hasta el día 43-46 después del pico de LH no se detectarán radiológicamente la columna vertebral y el cráneo de los fetos [1, 7] (fig. 3). Los dientes podrán observarse en las radiografías a partir del día 58-63 del pico de LH [1, 7], aproximadamente entre 3-8 días antes del parto.

CONSEJO

La radiología nos aporta datos importantes previos al parto, como pueden ser la posición de los fetos, la muerte fetal o las presentaciones distócicas, que nos van a permitir decidir en muchos casos la conveniencia de realizar una cesárea.

Diagnóstico ecográfico

Hoy en día la ecografía se puede considerar la técnica más fiable para diagnosticar la gestación, pero no es un método exacto para determinar el número de fetos en la perra. La ecografía nos permite detectar patologías fetales como el anasarca y realizar medidas fetales como el diámetro biparietal craneal o el diámetro externo de la cavidad coriónica, que nos

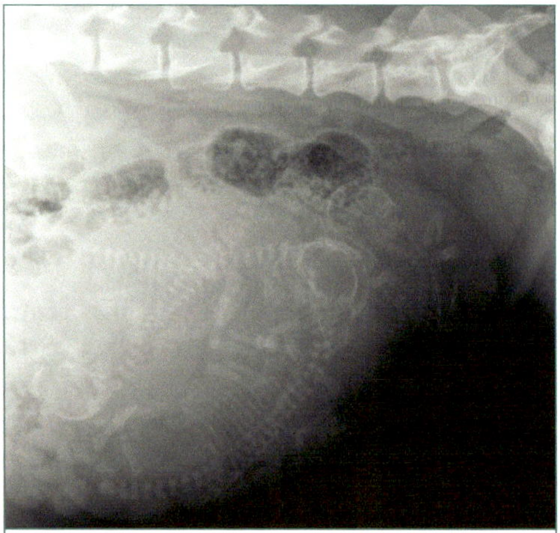

Figura 3. La radiografía abdominal nos permite saber el número de cachorros contando los cráneos o las columnas.

van a decir con bastante exactitud los días que quedan para el parto.

Si aproximadamente sobre el día 21 podemos detectar la vesícula embrionaria [1, 7] (fig. 4), hasta el día 23-25 no podremos detectar el latido cardiaco [1, 7]. Los movimientos fetales son detectables a partir del día 30-39 de gestación [1, 5] y el intestino entre los días 57-63 después del pico de LH [1, 7].

Principales acontecimientos durante la preñez

La fertilización ocurre alrededor del día 3 después del pico preovulatorio de la LH, cuando los ovocitos primarios ya han llegado al oviducto. La llegada al útero no se produce hasta el día 11 y la implantación e invasión del endometrio por parte del embrión no se producirá hasta aproximadamente el día 20; en este momento ya son detectables los embriones por imagen ecográfica. En torno al día 26 se producirá el aumento de relaxina sérica y de proteínas de fase aguda en algunas perras.

A partir del día 20 comienza el crecimiento del embrión y su aumento significativo de peso se producirá aproximadamente desde el día 30, aunque hasta el día 42 no superará el tamaño de la banda placentaria.

Alrededor del día 30 se producirá el aumento de secreción de prolactina, que probablemente cause también el incremento de secreción de progesterona. Además se desarrollará una anemia normocítica fisiológica (ver el siguiente apartado).

Cambios fisiológicos durante la preñez

Durante la gestación se producen cambios de tipo fisiológico, que se pueden confundir con patologías clínicas (figs. 5 y 6), y que van a dar lugar a cambios en los protocolos anestésicos habituales en el caso de que tengamos que realizar una cesárea o administrar fármacos, como por ejemplo los antibióticos.

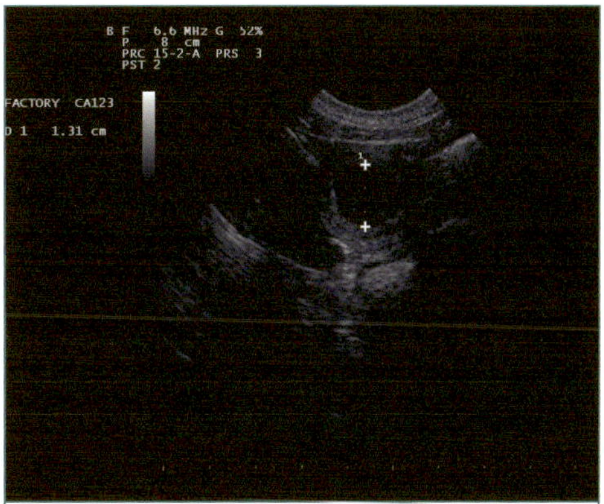

Figura 4. Vesícula embrionaria de 24 días. Todavía no se aprecia el latido cardiaco.

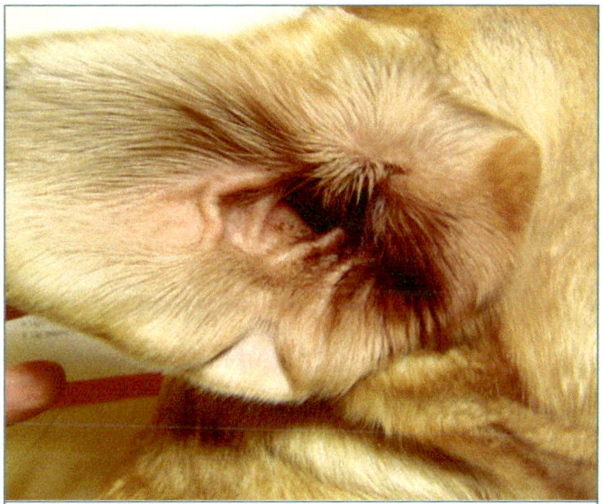

Figura 5. Aumento de las secreciones en oído en una hembra gestante previas al parto.

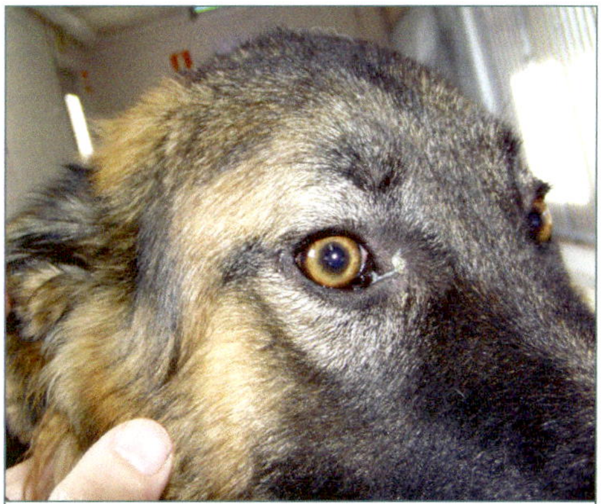

Figura 6. Aumento de las secreciones conjuntivales en una hembra gestante previas al parto.

Se va a producir una anemia normocítica normocrómica alrededor del día 30-35 como reflejo del aumento del volumen plasmático. Se produce sobre todo después de la 7ª a la 9ª semana de gestación, llegando a un hematocrito del 30-40% [1, 7, 8].

Entre la 3ª y la 8ª semana de gestación puede observarse un aumento de los niveles de colesterol en plasma [1]. A partir del día 55 de gestación se incrementa la resistencia a la insulina y a partir del día 56 disminuyen los niveles de calcio en sangre hasta el parto [1].

Cálculo de la edad gestacional

Los primeros estudios para calcular la duración de la gestación de un modo más exacto los publicó Michelle A. Kutzler en 2003, en los cuales estableció que:

100% de las gestaciones: 62 a 68 días (65 ± 3) a partir del pico de LH.

90% de las gestaciones: 63 a 67 días (65 ± 2) a partir del pico de LH.

67% de las gestaciones: 64 a 66 días (65 ± 1) a partir del pico de LH.

El pico de LH lo podemos determinar cuando la progesteronemia pasa de niveles basales a ≥ 1,5 ng/ml o cuando se doblan los niveles basales.

Tomar como referencia el día en el que se realizó la monta no es tan fiable debido a las variaciones anteriormente comentadas en el desarrollo de la concepción en perras. La mayor aproximación que se puede realizar está referida a los casos en los que sólo se ha realizado una monta, en los que se considera que el parto puede ocurrir desde el día 58 hasta el 68 de manera fisiológica.

Debido a que hay ocasiones en las que no se conoce el día exacto de la ovulación, existen ciertos métodos por los que podemos calcular el momento gestacional, ya que su conocimiento es de elevada importancia para saber cuándo se va a producir el parto y así reconocer situaciones patológicas.

Se pueden realizar frotis vaginales para comprobar si la transición del estro al diestro ya ha ocurrido; en caso positivo debemos tener en cuenta que este cambio se produce a los 7-9 días del pico de LH, aproximadamente 57 días preparto, aunque no es un método del todo preciso ya que puede variar del día 6 al 11 del pico de LH [7].

También nos podemos basar en el tamaño uterino por imagen ecográfica, ya que mide aproximadamente 1 cm en los días 22-24 y 3 cm en el día 32 después del pico de LH. Además, el latido cardiaco puede ser detectado alrededor de los días 28-30 [7].

Los días 40-42 se relacionan con la superación de la longitud de la banda placentaria por parte de la longitud de la corona a la grupa fetal [9].

¡ATENCIÓN!

Uno de los métodos más fiables para la determinación de la edad gestacional en la perra es la medida ecográfica de estructuras extrafetales, utilizando unas u otras en función del día aproximado de gestación en el que se encuentre (10).

Hasta 25 días antes del parto, la medición ecográfica de los diámetros interiores de la cavidad coriónica es el método de medición ecográfica más preciso (fig. 7). Este detalle se detecta desde los 45 días antes del parto. Es una estructura anecoica con márgenes esféricos claramente definidos. Para realizar la medición de los dos diámetros debemos situarnos en ángulo de 90 grados desde un lado de la reacción decidual trofoblástica a la otra.

Existen ecuaciones aplicadas tanto a razas pequeñas, medianas como gigantes. La precisión del cálculo no varía con las proporciones de sexos o tamaños de la camada pero sí por el tamaño de la raza: En razas pequeñas se aplica ± 1 día de margen y el cálculo se cumple en un 77% de los casos; en razas medianas y grandes como margen se utilizan ± 2 días y el cálculo se cumple en un 88% y un 85% de los casos respectivamente [10] (tabla 1).

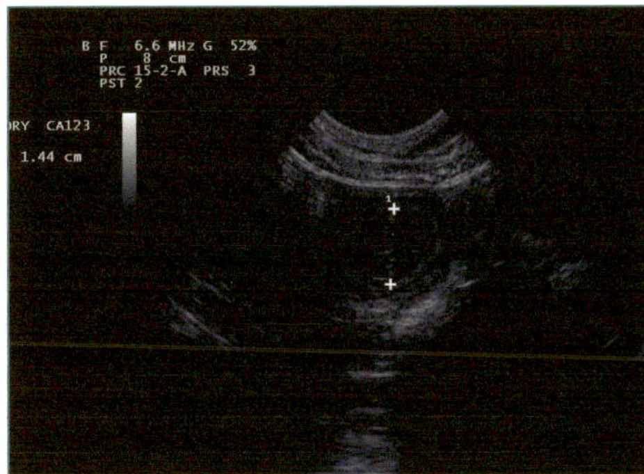

Figura 7. Medición del diámetro interno de la cavidad coriónica.

Cuando el parto se va a producir en los siguientes 25 días aproximadamente, la medida más adecuada para predecirlo es el diámetro biparietal (figs. 8 y 9). Se toma en la misma sección longitudinal del LCR. En este momento la cabeza fetal ya es fácil de identificar, pero debemos tener cuidado y tomar la medida cuando

Tabla 1. Ecuaciones para predecir el momento del parto según las medidas fetales.

Parámetro	Tamaño raza	Fórmula
Diámetro de la cavidad coriónica	Pequeña	Días antes del parto = (mm – 68,68)/1,53
	Mediana	Días antes del parto = (mm – 82,13)/1,8
Diámetro biparietal	Pequeña	Días antes del parto = (mm – 25,11)/0,61
	Mediana	Días antes del parto = (mm – 29,18)/0,7

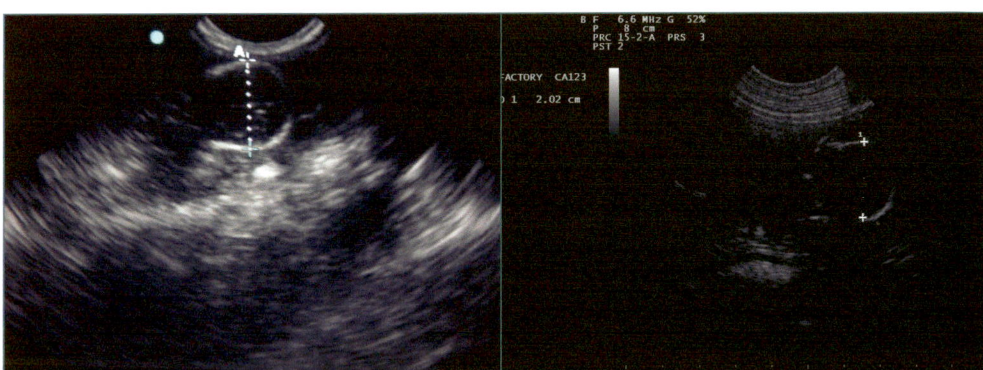

Figura 8. Medición del diámetro biparietal.

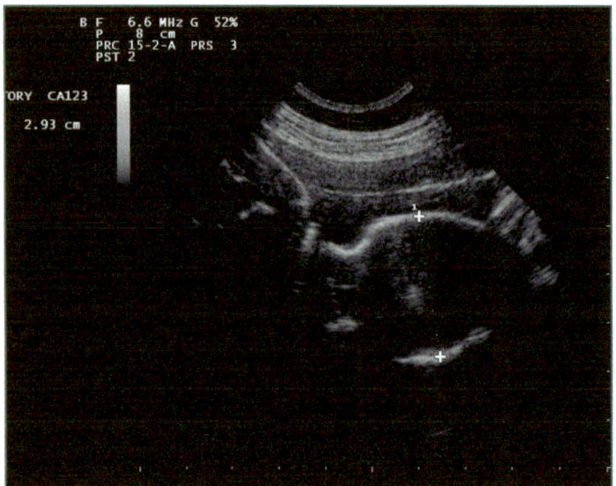

Figura 9. Medición del diámetro biparietal a término.

los huesos parietales del cráneo estén paralelos, anotando la distancia entre ellos. La precisión en el cálculo del día del parto con un margen de ± 1 día fue del 75% en las razas pequeñas y del 63% en las medianas; y con ± 2 días de margen fue del 88% y 81% respectivamente [10].

Otros de los detalles observables por ecografía en función de la edad gestacional son [7] (tabla 2):

Tabla 2. Detalles ecográficos según la edad gestacional.

Detalles ecográficos fetales	Días a los que se visualizan
Vesículas uterinas	19
Detección del embrión	23
Latidos cardiacos fetales	24
Miembros	33-35
Ojos, riñones e hígado	39-47
Cráneo y columna vertebral	47-49
Intestino	57-63
Dientes	58-63

Control de la nutrición

El embarazo puede ser descrito como una situación de inanición acelerada haciendo referencia a los cambios de necesidades metabólicas que sufre la madre. Una inadecuada condición corporal ya sea por exceso o por defecto afecta negativamente a la gestación, así como una alimentación con defectos o con excesos de determinados nutrientes.

Está descrito que una buena nutrición durante el embarazo aumenta la supervivencia embrionaria y mejora el tamaño, el peso y la supervivencia de los cachorros al nacimiento. Tanto los ácidos grasos esenciales, como las vitaminas y los oligoelementos influyen sobre la producción de las hormonas ováricas, la placentación y el desarrollo fetal; por ello, el control de la alimentación debe ser llevado a cabo durante todo el proceso reproductivo.

Se sabe que los animales con bajo peso pueden tener dificultades para el desarrollo fetal y el mantenimiento de la lactación; por otro lado, en hembras obesas aumentan las posibilidades de sufrir distocia y muertes neonatales.

La AAFCO (*Association of American Feed Control Officials*) ha establecido requisitos mínimos para los componentes de las dietas formuladas para la reproducción; pero se debe tener en cuenta que son los niveles mínimos, no los óptimos. La calidad, cantidad y composición son de elevada relevancia.

Se recomiendan dietas con un 29-32% de proteína de origen animal tanto para hembras gestantes como lactantes; además la dieta debe contener al menos un 18% de grasa, controlando el perfil de ácidos grasos omega-3 y omega-6. Finalmente, la cantidad de hidratos de carbono debe encontrarse en un 20-30% de la dieta.

Junto a estos valores debemos tener en cuenta que tanto el peso como las necesidades calóricas aumentan a lo largo del embarazo, especialmente durante el último tercio de la gestación.

Las necesidades calóricas pueden incrementarse en un 50% y el peso corporal aumenta de manera constante a partir de la 4ª-7ª semana, y aunque las 2 últimas semanas decaiga el apetito, el peso seguirá incrementándose por el crecimiento fetal y el desarrollo mamario [6].

Cuidados de la hembra gestante

En principio el propietario debe controlar la actitud, actividad, apetito, forma física y peso de la hembra, evaluando los posibles cambios para comprobar si son fisiológicos. En general a las hembras se les permite establecer su propio ritmo de actividad habitual, a no ser que se trate de una perra especialmente nerviosa o vigorosa.

Se deben realizar los controles clínicos rutinarios anteriormente comentados, teniendo siempre en cuenta que existen situaciones en las que es de mayor importancia la monitorización de la hembra y su evolución clínica, como son las perras jóvenes, viejas, nerviosas, o que han sufrido anteriormente problemas durante la gestación o el desarrollo del parto.

Debemos elaborar un plan de cuidados para el propietario o cuidador de la hembra. En primer lugar se debe prestar una especial atención a las condiciones medioambientales (fig. 10), procurando una temperatura ambiental adecuada (29,4 °C), una humedad ambiental correcta (55-65%) y el saneamiento de la paridera para evitar enfermedades y patologías de la hembra y sus futuros cachorros [6].

La privacidad es de elevada importancia así como el suministro de materiales para la anidación: ropa, toallas...

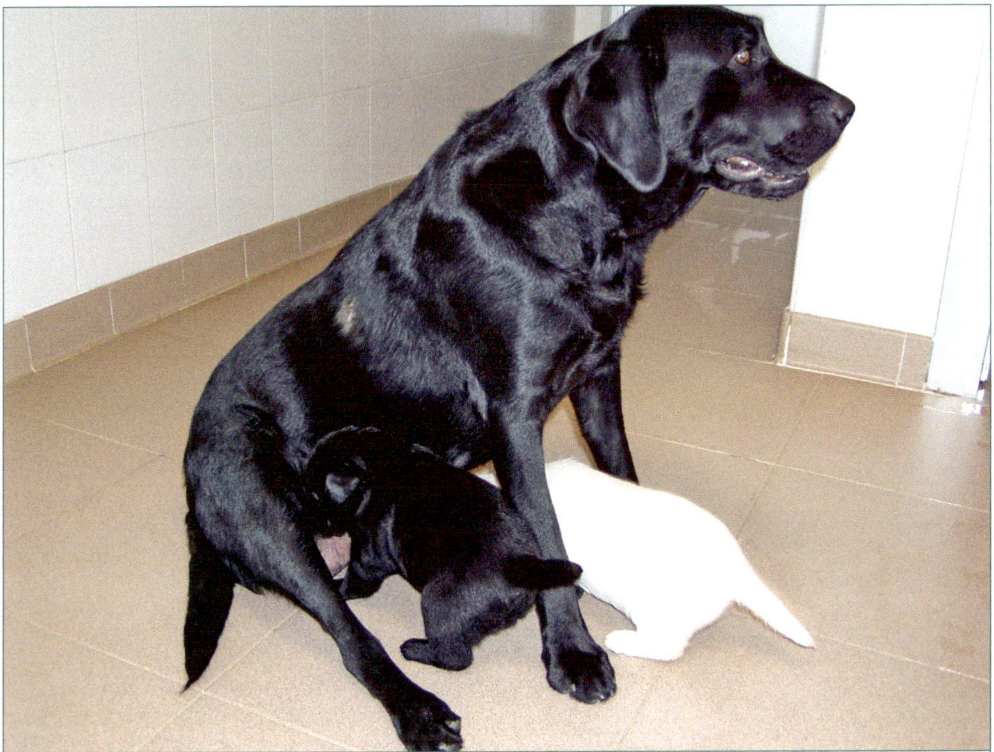

Figura 10. La higiene, temperatura y humedad de la paridera son muy importantes.

La gestación en la gata

Dura de 63 a 66 días desde el incremento de la concentración plasmática de progesterona. Si tomamos como referencia el apareamiento es de 59 a 69 días. Esta variación puede estar producida porque el coito no siempre induce la ovulación de forma constante.

Se considera que la media por camada es de 4 gatitos [11].

En la gata se considera frecuente la superfecundación (fecundación de los óvulos por distintos machos); y, aunque no está totalmente demostrado su desarrollo, se postula que la superfetación (desarrollo de fetos de distintas edades) es la causa de que se produzcan "partos interrumpidos" (ver Capítulo 4) [11, 12].

En la tabla 3 se pueden ver las variaciones que se producen en el hemograma de la gata gestante y en lactación.

Endocrinología de la gestación

Existen tres hormonas cuya función es fundamental para el correcto desarrollo de la gestación en la gata [11].

Estrógenos

Sus concentraciones fluctúan alrededor del los niveles basales durante la primera mitad de la gestación, incrementándose notoriamente en el 50% de las gatas una semana antes del parto.

LH

Sus valores fluctúan alrededor de los niveles basales durante toda la gestación

Progesterona

Sus niveles se elevan una vez producida la ovulación, por lo que pasan de concentraciones basales de menos de 2 ng/ml [12]

Tabla 3. Efectos de la preñez y de la lactación sobre el hemograma de la gata.

	Gestación					Parto	Lactación	
	2º día desde la fertilización	2ª semana	4ª semana	6ª semana	8ª semana	Semana 0	2 semanas	4 semanas
Hematíes (10^6/µl)	8,0	7,9	7,1	6,7	6,2	6,2	7,4	7,4
Hematocrito (%)	36,1	37,0	33,0	32,0	28,0	29,0	33,0	33,0
Hemoglobina (g/dl)	12,5	12,0	11,0	10,8	9,5	10,0	11,5	11,2
Reticulocitos (%) (incluidos los punteados)	9	11	9	10	20,1	15	9	6

De Berman, E. Hemogram of the cat during pregnancy and lactation and after lactation, *Am J Vet Res,* 1974; 35:457.

a niveles de 11-69 ng/ml. Esta hormona es necesaria durante la gestación pero, a diferencia de la perra, en la gata la gestación puede continuar mientras que sus concentraciones no sean menores de 1 ng/ml. En la gata se cree que su origen puede ser, además de ovárico, placentario durante la segunda mitad de gestación. Los valores de progesterona también disminuyen antes del parto, pero no con la misma precisión que en la perra, ya que pueden disminuir a niveles de 1 ng/ml desde una semana antes [12].

Diagnóstico de la gestación

La cuidadosa exploración del útero a través de la pared abdominal es el método más práctico y rápido de diagnóstico; el mejor momento para realizarlo es del día 21 al 35 después del apareamiento, en el que cada vesícula fetal mide aproximadamente 2,5 cm de diámetro. Pasado el día 35, la hinchazón del útero hace más difícil su diagnóstico.

Mediante radiología, el diagnóstico es posible desde los 36 a los 45 días de gestación gracias a la calcificación de los fetos, que son visibles a pesar de la inflamación uterina.

Respecto a la ecografía, el embrión es visible desde el día 14-16. A partir del día 30 es posible la visualización de los diferentes órganos del embrión. Además, se puede establecer una relación entre la edad gestacional y los siguientes diámetros fetales: abdominal, biparietal y gástrico (tabla 4) [13].

Cuidados y nutrición de la hembra gestante

En principio, los cuidados básicos de la gata son los mismos que se han explicado anteriormente en la perra, aunque debido al carácter de felino, deberemos ser muy cuidadosos a la hora de procurarle a la hembra la privacidad y tranquilidad necesarias.

Respecto a la nutrición, las necesidades proteicas se verán aumentadas a lo largo de toda la gestación, especialmente en aminoácidos como arginina, lisina y triptófano.

¡ATENCIÓN!

Como mínimo la dieta debe contener un 32% de proteína y un 18% de grasa.

En el momento del parto la hembra debe haber ganado desde un 12 a un 38% de su peso anterior a la gestación.

Tabla 4. Relación entre la edad gestacional y los diámetros fetales.

Días desde el apareamiento	Diámetro abdominal (cm)	Diámetro biparietal (cm)	Diámetro gástrico (cm)
30	1,32	1,12	0,36
35	1,57	1,35	0,47
45	1,84	1,53	0,62
50	2,81	1,93	0,85
60	3,83	2,60	1,18

Embarazo ectópico

Se define como el desarrollo fetal fuera de la luz uterina. Puede ser primario, si el cigoto inicia su desarrollo directamente en la cavidad abdominal, o secundario, si por rotura de la pared este desarrollo extrauterino se produce después de haberse iniciado en el útero.

En los embarazos ectópicos no se desarrollan fetos viables, generalmente sufren procesos de maceración o momificación en la cavidad abdominal.

Los síntomas más comunes son anorexia, vómitos, hematuria, polaquiuria, depresión y letargia. El diagnóstico se realiza por radiografía o ecografía y el tratamiento se basa en la extracción de las estructuras fetales de la cavidad abdominal [11].

Reabsorción embrionaria

La reabsorción embrionaria (fig. 11) o expulsión de fetos muertos o vivos en gestación avanzada es difícil de evaluar, ya que la mayoría de las hembras o no han sido aún diagnosticadas como gestantes en el momento en el que se produce o ingieren los fetos abortados.

De manera general podemos considerar que las causas son maternas o fetales.

- El lo que concierne a las **causas fetales**, cualquier defecto tanto genético como en los órganos del feto puede causar una reabsorción o un aborto, en función del momento en el que se produce.
- Las **causas maternas** engloban gran variedad de factores, como son las enfermedades sistémicas intra o extrarreproductivas, los traumatismos, el estrés primario o secundario, etc.
- Dentro de los **agentes infecciosos** más importantes en perros, encontramos bacterias como *Brucella canis*, *Salmonella* spp., *Campylobacter* spp., *Escherichia coli* y *Streptococcus* spp.; y virus como herpesvirus canino, moquillo canino o adenovirus canino.

  En gatos, el virus de la leucemia felina (FeLV) es el microorganismo causante de infertilidad más común, aunque el virus de la panleucopenia también es relativamente frecuente. Aunque el aborto por *Toxoplasma gondii* registra baja incidencia, su importancia se debe a su carácter zoonósico [12]. En estos casos son importantes tanto los hallazgos en la necropsia fetal como la recogida de muestras de exudado vaginal y la serología materna para pruebas diagnósticas laboratoriales [14].
- También influyen ciertas **enfermedades endocrinas** como la deficiencia de progesterona (ver Capítulo 10) y el hipotiroidismo.

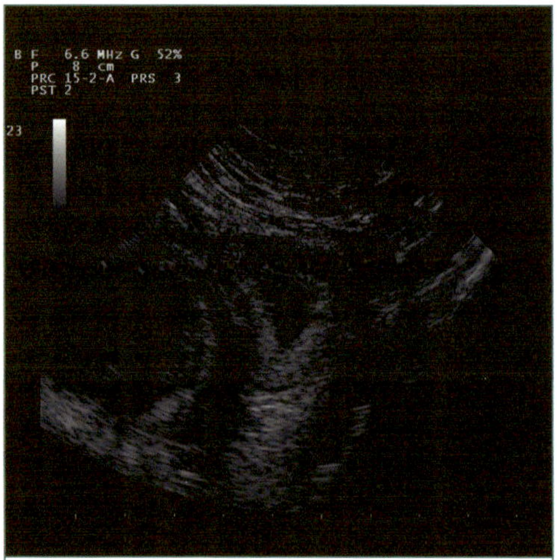

Figura 11. Reabsorción embrionaria en una perra de raza Labrador.

PUNTO DE VISTA DEL PROPIETARIO

El propietario **no** siempre **conoce el día** en el que se ha producido **la monta**.

Algunos propietarios no saben la posibilidad de que **distintos machos** en distintas montas **puedan fecundar** distintos ovocitos de **la misma hembra**.

Algunos propietarios **son reacios** a la realización de **ecografías** de control de la gestación.

El propietario **no** siempre **realiza el manejo correcto** del **ambiente** y de la **nutrición** de la hembra gestante.

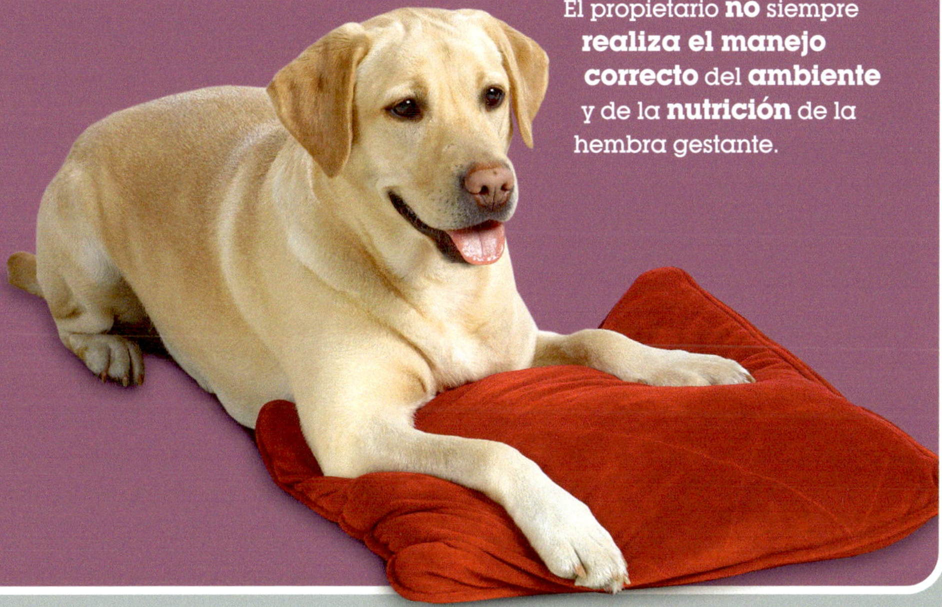

ASPECTOS IMPORTANTES QUE DEBE TENER EN CUENTA EL VETERINARIO CLÍNICO

Es necesario tener en cuenta que la perra posee un **ciclo hormonal diferente** al de la gata y al de otras especies domésticas.

El veterinario debe recomendar un **seguimiento clínico de la gestación**.

El veterinario puede **ignorar ciertos cambios fisiológicos** durante la preñez.

Es necesario **evitar** en lo posible **la administración de fármacos**, aunque no estén descritos como teratogénicos.

El veterinario no siempre conoce **métodos alternativos** de diagnóstico de la **edad gestacional**.

El veterinario no siempre explica el **correcto manejo alimentario** de la hembra gestante.

El **diagnóstico** del **aborto o reabsorción embrionaria** no siempre se realiza correctamente.

El recomendable **no proporcionar** al propietario **un número exacto** de cachorros basándonos en la ecografía, ya que contarlos con exactitud es complicado.

Bibliografía

1. Johnston, S.D., Root Kustritz, M.V., Olson, P.N.S. *Canine and feline theriogenology*, 2001; pp. 66-104.
2. Concannon, P.W. McCann, J.P., Temple, M. Biology and endocrinology of ovulation, pregnancy and parturition in the dog. *J Reprod Fertil Suppl*, 1989; 39:3-25.
3. Concanon P.W., Isaman L., Frank D.A. *et al.* Elevated concentratrions of 13,14-dihydro-15-keto-prostaglandin F-2α in maternal plasma during prepartum luteolysis and parturition in dogs (Canis familiaris). *J. Reprod Fertil*, 1988; 84:71-77.
4. Kutzler, M.A., Mohammed, H.O., Lamb, S.V., Meyers-Wallen, V.N. Accuracy of canine parturition date prediction from the initial rise in preovulatory progesterone concentration. *Theriogenology*, 2003; 60(6):1187-1196.
5. Verstegen-Onclin, K., Verstegen, J. Endocrinology of pregnancy in the dog: A review. *Theriogenology*, 2008; 70:291-299.
6. Johnson, A. Pregnancy management in the bitch. *Theriogenology*, 2008; 70: 1412-1417.
7. Concannon, P.W., England, G., Verstegen III, J. Linde-Forsberg, C (eds.). Gestación canina: Predicción del parto y cronometraje de los acontecimientos de la gestación. *Recent advances in small animal reproduction.* International Veterinary Information Service, Ithaca, New York, EE UU, 2000.
8. Arús, J., Martí, S., Peña, F., Prats., A. Libro de Ponencias. Formación Continuada de AVEPA 1, 1998.
9. Concannon, P. Rendano, V. Radiographic diagnosis of canine pregnancy: onset of fetal skeletal radiopacity in relation to times of breeding, preovulatory luteinizing hormone release, and parturition. *Am J Vet Res*, 1983; 44:1506-1511.
10. Luvoni, G.C., Beccaglia, M. The prediction of parturition date canine pregnancy. *Reprod Dom Anim*, 2006; 41:27-32.
11. Root, M.V. Clinical management of pregnancy in cats. *Theriogenology*, 2006; 66:145-150.
12. Prats, A. Manejo de colectividades felinas. *Canis et Felis*, 2008; p. 92.
13. Zambelli, D., Prati, F. Ultrasonography for pregnancy diagnosis and evaluation in queens. *Theriogenology*, 2006; 66:135-144.
14. Felman, E.C., Nelson, R.W. *Endocrinología y reproducción canina y felina.* Intermédica 3ª edición, Buenos Aires, Argentina, 2007.

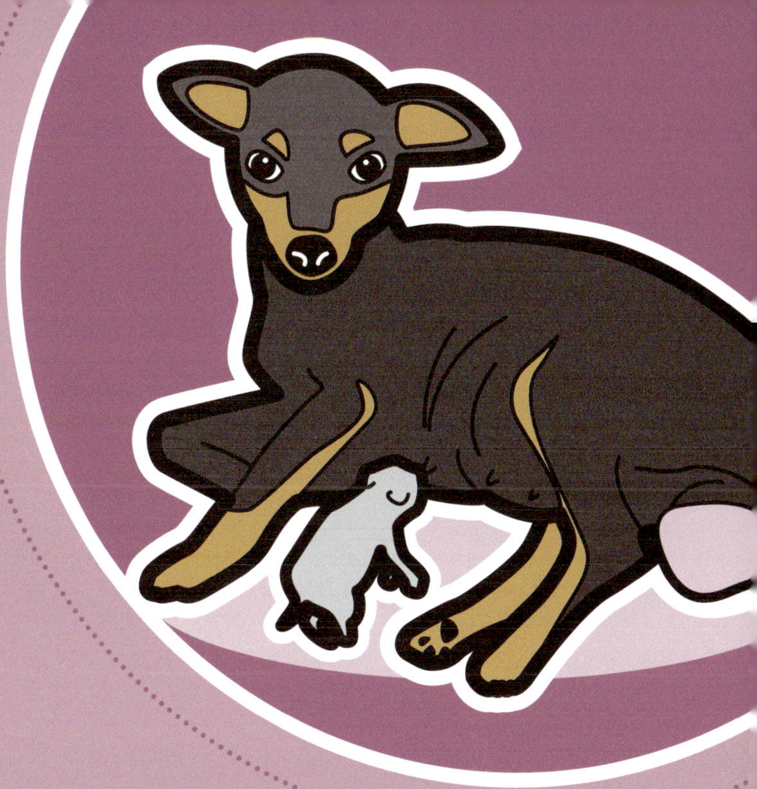

4 El parto

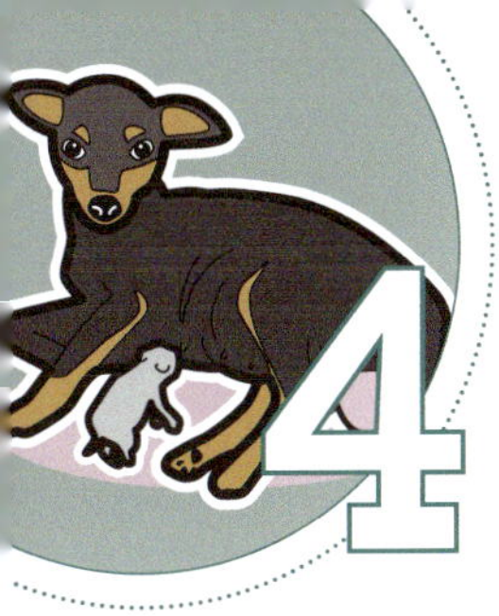

4 El parto

Para poder diagnosticar y solucionar correctamente los partos distócicos (fig. 1) es necesario conocer perfectamente el desarrollo, la evolución y las fases de los partos normales (eutócicos).

Los mecanismos que hacen que se desencadene el parto de forma normal se desconocen en la actualidad. Los estudios realizados tanto en la perra como en la gata, así como los datos que tenemos de otras especies, nos han proporcionado bastante información sobre los cambios fisiológicos y endocrinológicos más importantes que permiten que se desarrolle el parto de forma natural.

Endocrinología del parto

Desde el punto de vista endocrinológico podemos definir el parto como la secuencia de sucesos que ocurren debido al aumento de la actividad uterina por disminución de los factores inhibitorios, progesterona y relaxina, y el aumento de los factores estimulantes, prostaglandinas y oxitocina [1].

El aumento del cortisol materno y el fetal, debido a la maduración del eje hipofisario-adrenal del feto, provoca el aumento de las prostaglandinas maternas $PGF_{2\alpha}$ antes del parto. Éstas producen la luteólisis y por lo tanto la disminución de la concentración de progesterona en suero de 10 a 4 ng/ml en los dos días anteriores al parto y a < 2 ng/ml en las 24 horas previas al parto.

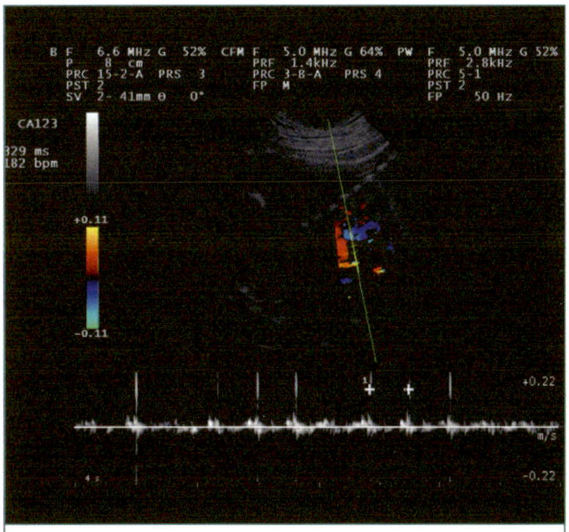

Figura 1. El latido cardiaco ha bajado a 182 ppm lo que indica sufrimiento fetal, ya que los latidos cardiacos de feto están por debajo del doble de los latidos que tiene la madre en el momento de la ecografía.

Este descenso de la concentración de progesterona sérica es la causa del incremento de los niveles de prolactina después del parto; ambos procesos son los responsables del inicio de la producción de leche [2].

Las prostaglandinas, además, estimulan la contractilidad del útero, por lo que junto con la disminución de la progesterona, se desencadena la separación de la placenta. La oxitocina es liberada en respuesta a la presión sobre el cuello uterino y también estimula las contracciones uterinas [1].

La relaxina, que es liberada por la placenta durante todo el periodo gestacional, disminuye bruscamente en el parto, pero puede seguir siendo detectable hasta 9 semanas después, siendo responsable del retraso fisiológico de la involución uterina canina [1].

Predicción del parto

Existen ciertas variaciones fisiológicas previas al parto que nos indican que éste se va a producir, lo que nos ayudará a controlar que todo se está desarrollando correctamente.

¡ATENCIÓN!

Una de las alteraciones más fácilmente observables es el descenso gradual de la temperatura preparto. Es recomendable tomar la temperatura rectal de la hembra 2 o 3 veces al día, desde una semana antes de la fecha prevista para el parto (3).

Clínicamente, en las 12 o 18 horas posteriores a la caída brusca de la progesterona, la temperatura corporal disminuye hasta 1 ºC o más, coincidiendo con las 12 o 24 horas preparto [2].

Existe otro método para la evaluación del momento del parto que consiste en el control de los niveles sanguíneos de progesterona; estos nos ayudan a diagnosticar gestaciones prolongadas, posibles distocias o a elegir el momento adecuado para la realización de una cesárea [2].

En las 24 horas previas al parto se produce una disminución de los niveles de progesterona sérica de más de 3 ng/ml, siendo los valores en este momento < 2 ng/ml. Por ello, independientemente de la fecha del parto calculada, concentraciones séricas superiores a este nivel de progesterona indican que la gestación aún no ha llegado a término. Existe una excepción: en los embarazos de un único cachorro puede ser que los valores no disminuyan de 2 ng/ml; en el resto de casos, si los demás parámetros son normales, se debe considerar que la variación en la fecha es fisiológica debido a diferencias raciales, tamaño de la camada o peculiaridades propias de la hembra gestante [1].

Endocrinología y predicción del parto en la gata

No debemos olvidar que en la gata, tanto el descenso de la progesteronemia como el de la temperatura pueden ocurrir hasta una semana antes del parto; por lo que no son métodos de predicción tan exactos como en el caso de la perra. El único dato que nos aporta la progesterona es que, si ésta no ha descendido, no se ha producido el parto.

Fases del parto

El parto se divide en tres fases principalmente: la primera es la fase de dilatación, la segunda de expulsión y la tercera es la fase de expulsión placentaria. Como clínicos, a la hora de intervenir en el desarrollo del parto, las fases más importantes son la segunda y la tercera.

Fase de dilatación

La primera fase se inicia con la bajada de la temperatura rectal y la aparición de contracciones uterinas regulares, y se completa con la total dilatación del cuello. Las contracciones van aumentando progresivamente tanto en frecuencia como en intensidad, pero aún no existen esfuerzos expulsivos por parte de la perra. La duración es generalmente de 6 a 12 horas, algo más corta en la gata que en la perra. En el caso de las primíparas puede prolongarse hasta 36 horas y en algunas perras multíparas puede pasar desapercibida.

Los cambios comportamentales son variables en función de cada hembra.

Cuando se acerca el momento del parto, generalmente aumenta el comportamiento de anidación, aunque hay hembras que buscan lugares oscuros apartados para parir y otras, en cambio, que buscan al propietario. Posteriormente, al comenzar las contracciones uterinas, la perra suele presentar inquietud, anorexia, jadeo, temblores, etc., y la gata puede presentar vocalizaciones, inquietud, taquipnea y ronroneo fuerte [4].

CONSEJO

Es importante conocer el comportamiento de cada hembra para evitar un mal manejo que conlleve la inhibición voluntaria del parto.

El cambio de postura fetal tiene lugar en la primera fase del parto, los fetos rotan sobre su eje y extienden la cabeza, el cuello y las extremidades para adoptar la postura de parto normal (figs. 2, 3 y 4); si esto no se produce se puede alterar la fase de expulsión dando lugar a una distocia de causa fetal (fig. 5).

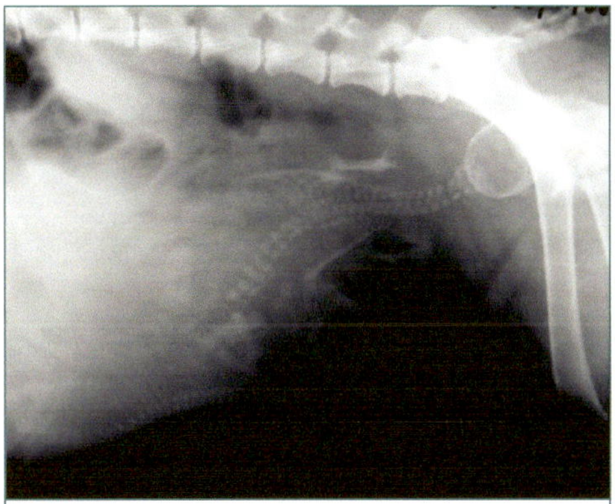

Figura 2. Un cachorro empieza a rotar para salir por el canal del parto mientras el otro cachorro, que está en el otro cuerno, todavía no ha rotado.

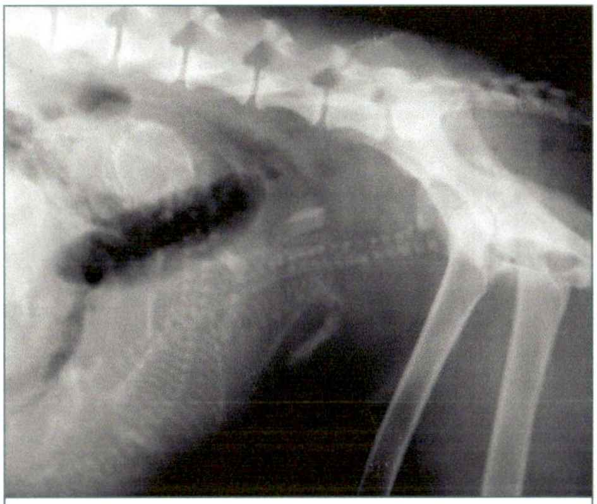

Figura 3. El cachorro empieza a rotar antes de salir por el canal del parto.

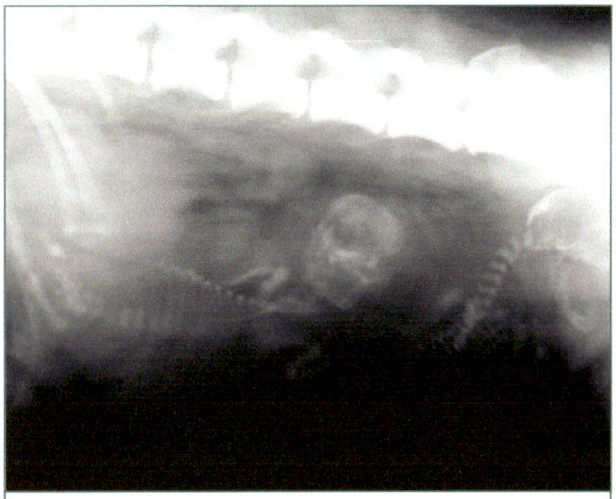

Figura 4. Dos cachorros, uno en cada cuerno uterino, empiezan a rotar antes de la fase de expulsión.

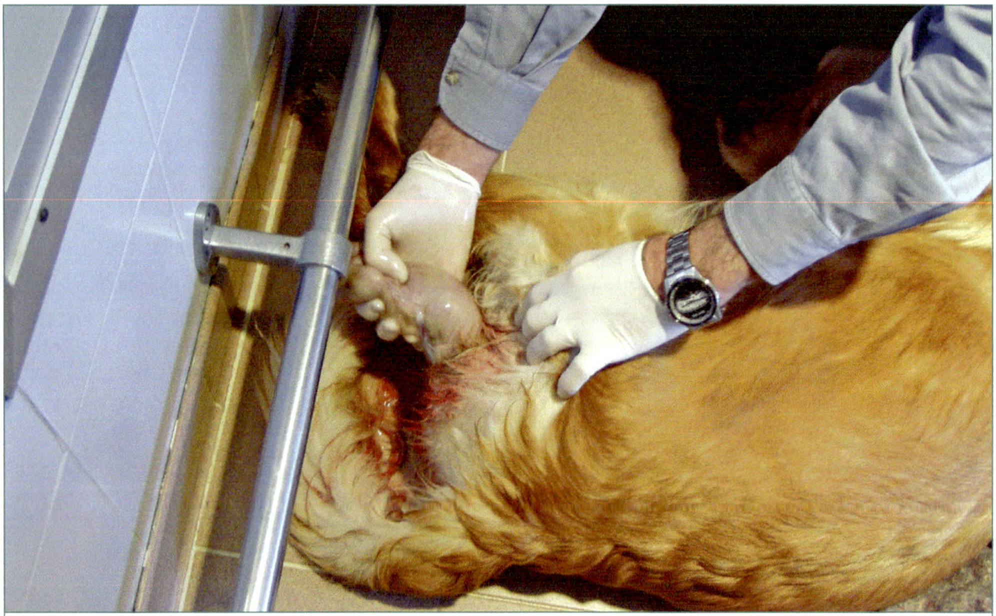

Figura 5. La extracción del cachorro cuando hay problemas en la expulsión debe ser muy cuidadosa.

Fase de expulsión

Las contracciones uterinas de la fase anterior provocan la aproximación de los fetos al cuello uterino. Cuando un feto penetra en él lo dilata provocando el reflejo de Ferguson, que se traduce en el aumento de la secreción de oxitocina y por lo tanto en la intensificación de las contracciones [5].

A medida que el feto se aproxima a la pelvis, la capa más externa de las membranas fetales, la membrana corioalantoidea, alcanza la vulva. Esta membrana suele romperse, o bien espontáneamente o al morderla la hembra; esto provoca que se derrame algo de líquido, lubrificando así el canal del parto. El amnios está constituido por una bolsa más resistente, con gran cantidad de líquido, por lo que al penetrar en la vagina ayuda a dilatarla.

En este momento el feto ya ha rotado y se encuentra extendido en el canal del parto. La rotación y extensión del feto desde la posición en la que se encuentra en el útero (descansando sobre su espalda con la cabeza y extremidades flexionadas) es esencial para el desarrollo normal del parto. Si el feto no estira su cabeza, el hocico no se encaja correctamente en el canal del parto, por lo que no penetrará la región occipital de la cabeza, y se originará una obstrucción. Es común pensar que el impulso inicial para el cambio de posición es debido a las contracciones del útero y el movimiento de los fluidos fetales, sin embargo el propio feto es el principal responsable del cambio de postura [6] (fig. 6).

Por esta última razón, un feto que muere antes de alcanzar el canal del parto, invariablemente permanecerá en la postura fetal (fig. 7).

Cuando la cabeza de un feto en presentación anterior penetra totalmente en el canal del parto, la presión que ejerce desencadena un reflejo neural simple –reflejo pélvico– que determina la aparición de contracciones voluntarias de la prensa abdominal que ayudan a progresar la cabeza y hombros a través de la pelvis. Una vez

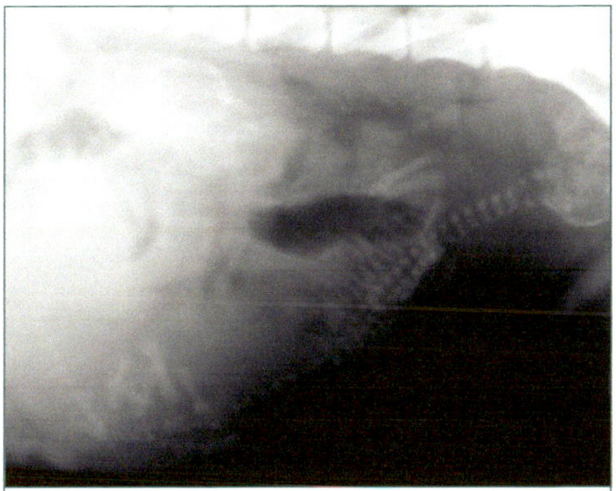

Figura 6. La radiografía a término nos permite evaluar la posición del cachorro previa al parto.

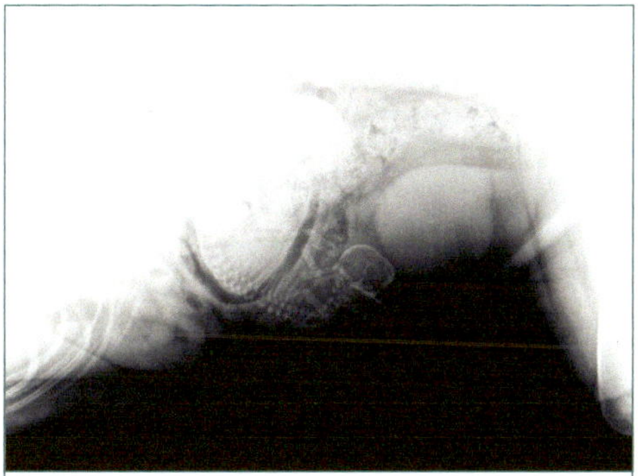

Figura 7. Muerte fetal. El cachorro adquiere posiciones anómalas que se acompañan de la presencia de gas.

éstos alcanzan el exterior, la estrechez del resto del feto permite su fácil progresión. La madre, en el momento en que la cabeza del feto asoma por la vulva, rompe el amnios mordisqueándolo, limpia el hocico del cachorro y lamiéndolo lo libera de las envolturas (fig. 8). Normalmente la madre rompe el cordón umbilical mordiéndolo con la muela carnicera. Algunas veces la hembra necesita ayuda para romper las membranas fetales y facilitar la respiración al neonato; en estos casos debemos liberar de fluido las vías respiratorias de los cachorros para permitir su respiración.

Una vez hayamos liberado al cachorro de las membranas fetales, aspiraremos suavemente, con una jeringa o pipeta Pasteur, el líquido

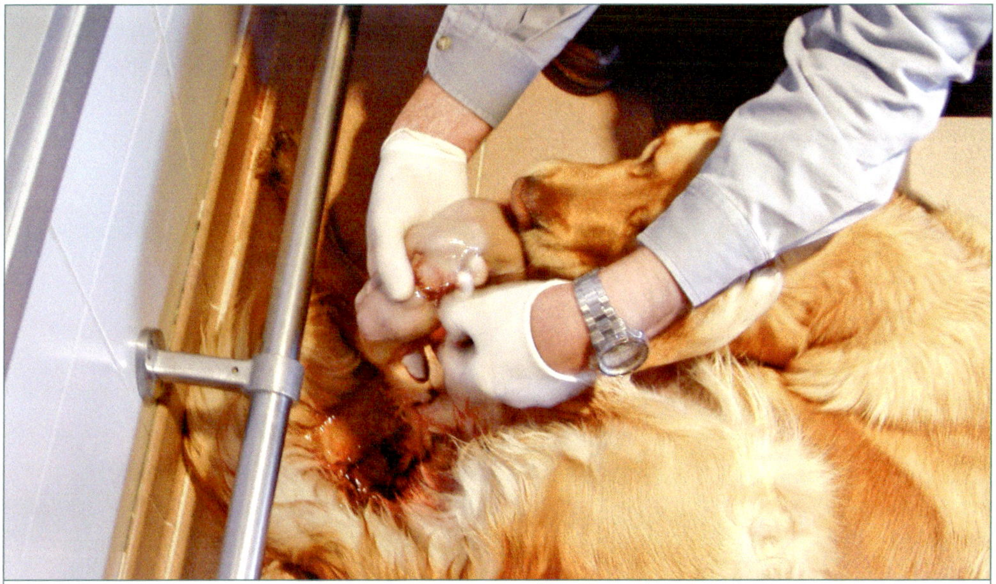

Figura 8. Es conveniente dejar que la madre rompa las bolsas fetales. Si no lo hace deberemos hacerlo nosotros.

que se encuentre en los orificios nasales y en la faringe. Posteriormente frotaremos con energía cada neonato con una toalla para secarlos y estimular su respiración. Cuando el cachorro haya recuperado la respiración, ligaremos y cortaremos el cordón umbilical (fig. 9) desinfectándolo con povidona yodada o con clorhexidina. Podemos aprovechar este momento para inspeccionar cada neonato, y así detectar posibles anomalías congénitas como paladar hendido, ausencia de algún miembro, hernias, etc. Finalmente colocaremos a los neonatos en un ambiente cálido alrededor de los 32 °C y se los acercaremos a la madre lo antes posible para asegurar la ingestión del calostro [7].

Se ha comprobado que los cuernos uterinos se alternan en la expulsión de los cachorros, siendo el cuerno que contiene el mayor número de fetos el que inicia la expulsión del primero. La presencia de un feto muerto puede alterar este mecanismo.

La duración de esta segunda fase del parto varía mucho en función de la raza y el tamaño de la camada, asimismo se presenta también una gran variabilidad individual.

¡ATENCIÓN!

En un parto normal el primer cachorro debe nacer dentro de las 4 primeras horas tras iniciarse el periodo expulsivo y los siguientes suelen nacer a intervalos menores de 2 horas (6).

Muchas perras pueden parir dos cachorros con un intervalo de minutos entre ambos nacimientos. Algunas hembras terminan de parir en 2 o 4 horas, mientras que otras pueden emplear hasta 6 o 12 para expulsar la camada completa.

Las gatas suelen tener el primer gatito en la primera hora después del inicio de la segunda

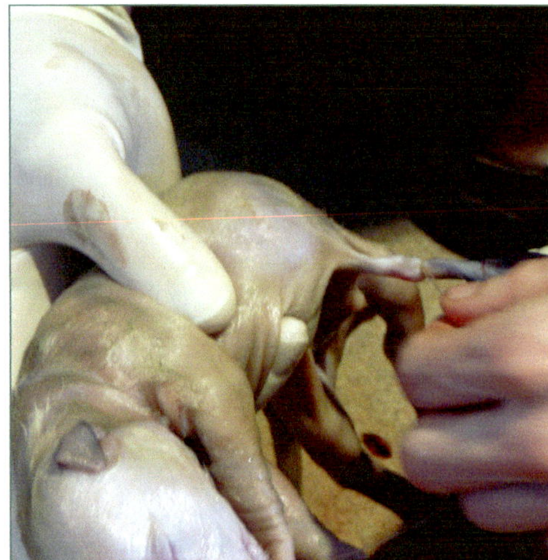

Figura 9. Una vez liberado el neonato de las bolsas fetales procederemos a ligar con hilo de sutura estéril el cordón umbilical.

fase del parto y los siguientes gatitos cada 10-60 minutos, aunque esto es muy variable [4]. Por otra parte, en gatas se pueden producir los llamados "partos interrumpidos", y se postula que son debidos a la superfetación (ver Capitulo 3). Estos partos se caracterizan por sufrir una interrupción, que puede durar incluso días, en la cual la gata se comporta como si el parto hubiese finalizado. En principio recomendamos realizar un seguimiento ecográfico sin intervención mientras la gata y los fetos no muestren signos de sufrimiento fetal.

La **presentación del feto** puede ser anterior o posterior dependiendo de la parte que penetra antes en el canal del parto. En la perra y en la gata el 60% de los cachorros nacen en presentación anterior, haciéndolo el restante 40% en presentación posterior sin que esta última se considere como distócica, aunque puede predisponer al parto patológico debido a una inadecuada dilatación cervical.

El término **posición** hace referencia a la orientación del eje longitudinal del feto respecto al canal del parto, pudiendo ser dorsal (la postura normal), ventral o lateral. La **postura** fetal se refiere a la posición de los miembros y la cabeza, siendo lo normal la completa extensión de la cabeza, estando además los miembros anteriores completamente extendidos hacia delante y los posteriores hacia atrás (fig. 10).

Durante la segunda fase del parto la temperatura rectal recupera sus valores normales.

Fase de expulsión placentaria

La expulsión placentaria es irregular y puede acompañar incluso al siguiente cachorro.

Este es el periodo en el que las contracciones uterinas provocan la expulsión de la placenta y los restos de las membranas fetales retenidas. Normalmente ocurre en los 15 minutos siguientes al nacimiento de cada cachorro, pero las placentas se pueden retener incluso hasta 24 horas.

¡ATENCIÓN!

Como la expulsión de los fetos situados en cada cuerno uterino suele alternarse, dos fetos pueden nacer antes de que se expulsen sus respectivas placentas.

En la perra, una descarga vaginal de color verdoso acompaña a la separación de la placenta. Este color se debe a la **uteroverdina** [6], pigmento formado por productos resultantes de la rotura de los eritrocitos en los hematomas marginales durante el proceso de dislocación de la placenta. En el caso de la gata, en condiciones normales, estas pérdidas son de color marrón-rojizas.

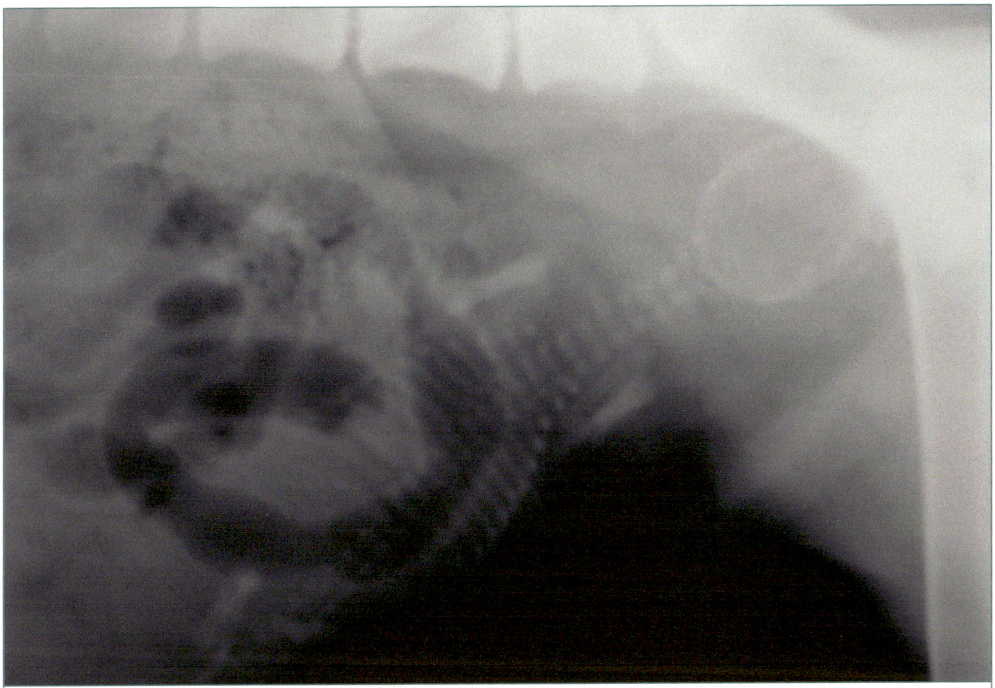

Figura 10. Este último cachorro provocó distocia por causa fetal, ya que presentaba los miembros anteriores doblados sobre el pecho.

Normalmente la madre se come la placenta y, en ocasiones, vomita. Las membranas fetales de la última cría se expulsan con ella o poco después. Excepcionalmente, se puede producir un retraso de hasta 24 horas después de que el parto se complete.

Es importante tener en cuenta que la gata tiene especial predisposición a la retención fetal, desarrollando síntomas menos evidentes que la perra; por ello, debemos realizar el seguimiento clínico de la hembra durante los siguientes días al parto.

Durante el parto se observa un aumento de las concentraciones plasmáticas de fibrinógeno, fibronectina y del factor von Willlebrand [6].

Eclampsia

La eclampsia o tetania puerperal es un síndrome causado por el desarrollo de hipocalcemia en el periodo de periparto. Es potencialmente mortal si no se trata y constituye aproximadamente un 23% de las emergencias periparto.

Se cree que la causa es la pérdida de calcio en la mineralización de los fetos y en la lactancia, por ello está relacionada con el tamaño de camada. Los principales factores desencadenantes son una dieta inadecuada y/o la atrofia de la paratiroides, generalmente resultante del aporte excesivo de calcio durante la gestación.

Se suele desarrollar a las 2-4 semanas del parto y es más frecuente en hembras primíparas de razas pequeñas, o en hembras de raza grande con un elevado tamaño de camada.

Síntomas de eclampsia

Los signos clínicos en la perra son: marcha rígida, temblores, contracciones nerviosas, convulsiones, taquicardia, jadeo e hipertermia. En un 20% de los casos los síntomas son atípicos, como cambios del comportamiento, quejidos, vómitos y diarrea. Las gatas, a diferencia de las perras, son más propensas a la hipotermia y puede presentarse hiperexcitabilidad, hipersensibilidad y parálisis flácida.

Diagnóstico

El diagnóstico se realiza mediante la historia y la exploración física. Dentro de los métodos

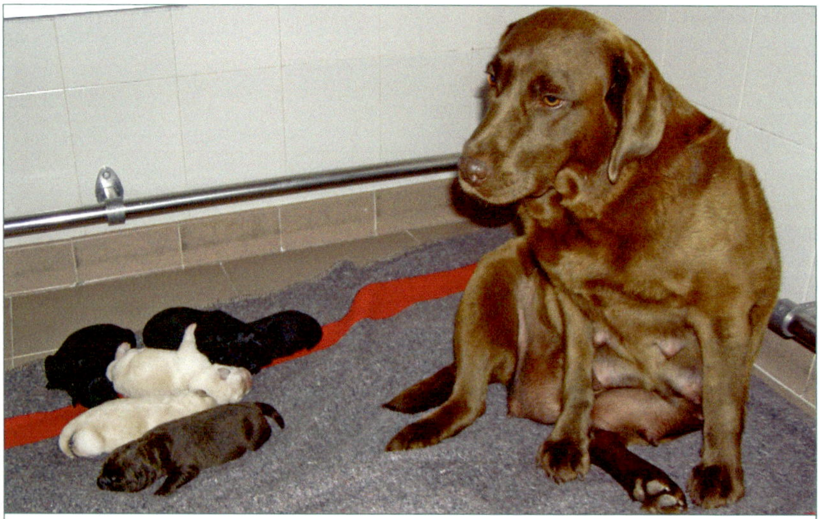

Figura 11. La paridera debe tener todas las características necesarias para que la madre y sus cachorros estén en perfectas condiciones.

laboratoriales se pueden evaluar los niveles de calcio total y con mayor sensibilidad los niveles de calcio ionizado. Cuando estos últimos bajan de 0,8 mmol/l se considera la presencia de eclampsia.

Tratamiento

El tratamiento se basa en la administración de fluidoterapia vía intravenosa para tratar la fiebre, la deshidratación y la taquicardia. Además, se debe administrar gluconato de calcio (10%) de inmediato, también intravenoso pero en infusión lenta y siempre monitorizando la función cardiaca para detectar la aparición de bradicardia o arritmias, momento en el que se debe suspender el tratamiento. Si se trata la hipertermia en perras, se debe tener en cuenta que en el momento en el que cesan los temblores la temperatura suele caer bruscamente.

CONSEJO

Una vez controlado el cuadro, durante la lactancia debe administrarse carbonato cálcico vía oral (100 mg/kg/día), aunque un 20% de los casos recaen a pesar del aporte complementario, por ello, en estos casos, se recomienda el destete precoz de los cachorros.

No debe administrarse nunca calcio antes del parto pero, una vez pasado éste, en animales en situación de riesgo o historia previa de eclampsia sí que se recomienda el aporte suplementario.

El parto y el propietario

Hemos de preparar al propietario para que sepa cómo es el desarrollo de un parto normal y los problemas con los que se puede encontrar durante el mismo. Además, debemos explicarle cuáles son las posibles situaciones anormales que se pueden dar durante el parto y que pueden ser indicativas de una posible distocia.

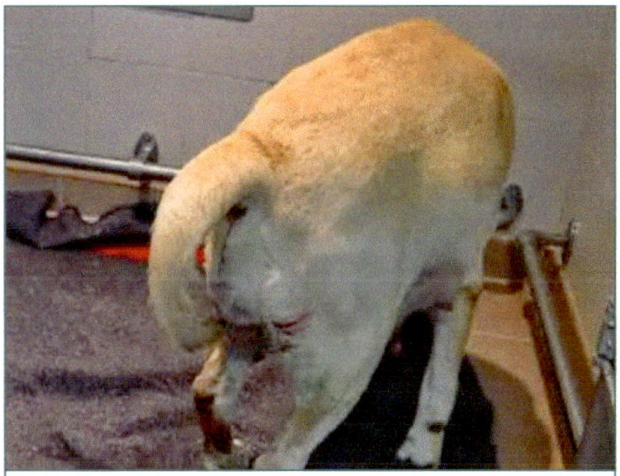

Figura 12. Expulsión de un cachorro. Algunas madres pueden parir de pie.

Sin duda, hemos de tener en cuenta cinco puntos principales previos al inicio del parto:

1. Crear un ambiente tranquilo para la madre.
2. Controlar la temperatura y humedad ambiental.
3. Preparar la paridera lejos de los ruidos, y que ésta cuente con protecciones laterales para evitar aplastamientos, sobre todo en razas grandes.
4. Construir la paridera de un material que no lesione ni a los cachorros ni a la madre (fig. 11).
5. Colocar la paridera en un lugar accesible al dueño, donde permanecerá las siguientes semanas hasta el destete.

En principio las hembras suelen ser capaces de llevar a cabo el parto por sí mismas (fig. 12), pero es aconsejable que durante el parto, siempre que esto no inquiete excesivamente a la hembra, esté presente una persona con los conocimientos adecuados acerca del desarrollo del parto y de cómo debe actuarse en ciertas situaciones patológicas.

PUNTO DE VISTA DEL PROPIETARIO

El propietario, en muchas ocasiones, nos aporta **pocos datos**, ya que no suele conocer ni la fecha del inicio del celo ni cuándo se produjo la monta, dificultando aún más el cálculo de la **fecha probable del parto**.

Para que el propietario lleve a cabo el **control de la temperatura** debemos **explicarle** previamente cómo debe tomarla de **manera fiable** vía rectal.

Los **cambios comportamentales** previos al parto son variables por lo que no siempre son **detectados** o **bien interpretados** por parte del propietario.

El propietario no siempre conoce las **características básicas** que debe poseer una **paridera**, como la presencia de las **guías laterales protectoras**.

El propietario no siempre realiza el **manejo correcto de la nutrición** de la hembra gestante, lo que puede provocar el desarrollo de una **eclampsia**.

El propietario no suele saber **qué hay que** hacer si la madre no libera al neonato de las envolturas fetales o no corta el cordón umbilical.

ASPECTOS IMPORTANTES QUE DEBE TENER EN CUENTA EL VETERINARIO CLÍNICO

Existen hembras en las que la presencia del veterinario podría provocar la **inhibición voluntaria del parto**.

Es importante realizar **con cuidado** la **recolocación** o la **extracción de fetos** durante el parto.

No se deben realizar sacudidas fuertes de los cachorros para liberar los restos de mucosidad de las vías respiratorias.

Es importante que los neonatos **tomen el calostro** en las primeras 24 horas después del parto.

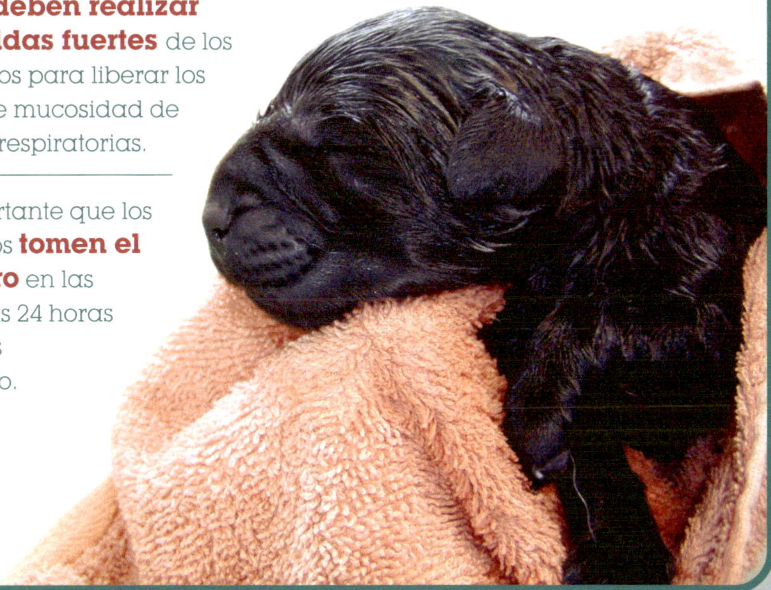

Bibliografía

1. Johnson, A. Pregnancy management in the bitch. *Theriogenology,* 2008; 70:1412-1417.
2. Verstegen-Onclin, K., Verstegen, J. Endocrinology of pregnancy in the dog: A review. *Theriogenology,* 2008; 70:291-299.
3. Concannon, P.W., England, G., Verstegen III, J., Linde-Forsberg, C. (eds.). Gestación canina: Predicción del parto y cronometraje de los acontecimientos de la gestación. *Recent Advances in Small Animal Reproduction,* 2000.
4. Pretzer, S.D. Medical management of canine and feline dystocia. *Theriogenology,* 2008; 70:332-336.
5. Johnston, S.D., Root Kustritz, M.V., Olson, P.N.S. En: *Canine and feline theriogenology.* Editorial WB Saunders, Philadelphia, EE UU, 2001.
6. Arús, J., Martí, S., Peña, F., Prats, A. Libro de Ponencias Formación Continuada de AVEPA 1, 1998.
7. Linde-Forsberg, C., Enroth, A. Parto. En: *Manual de reproducción y neonatología en pequeños animales.* G.M. Simpson, G.C.W. England, M.J. Harvey (eds.) Ediciones S, Barcelona, 2000; pp. 169-173.
8. Jutkowitz, L.A. Reproductive Emergencies. *Veterinary Clinics Small Animal Practice,* 2005; 35:397-420.

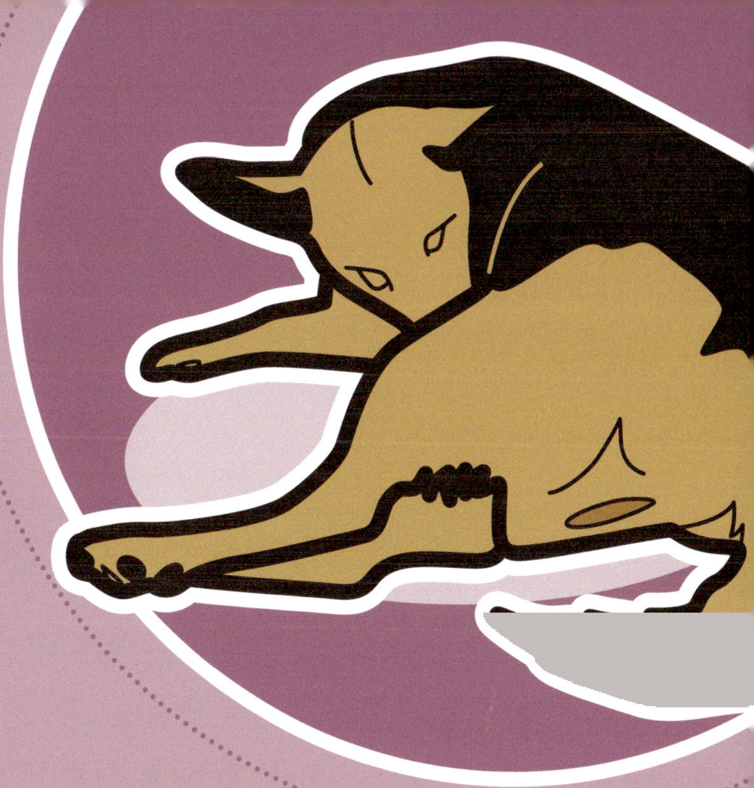

5 Distocia en la perra y en la gata

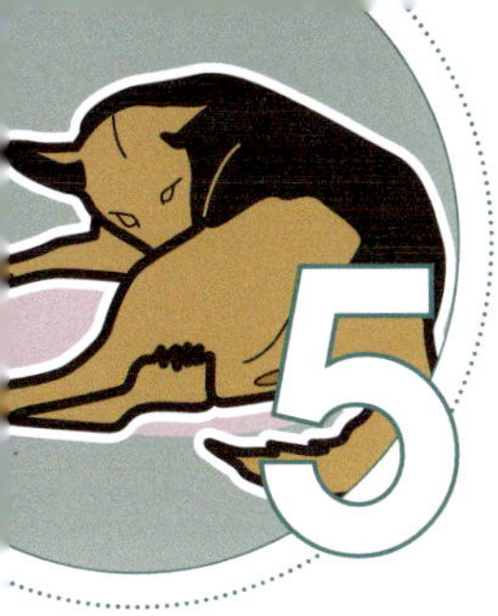

Distocia en la perra y en la gata

La distocia se define como todo parto anormal o dificultoso que suele derivar en la incapacidad de la madre para expulsar los fetos. Ocurre con relativa frecuencia en la perra y en la gata.

En la práctica no siempre está clara la diferencia entre un parto normal y uno distócico, aun así el propietario suele percibir los signos de una posible distocia.

Los signos clínicos más frecuentes son el retraso en el comienzo del parto o que, una vez iniciado éste, se produzcan alteraciones en su desarrollo.

¡ATENCIÓN!

Es muy importante realizar una historia clínica completa y un examen clínico exhaustivo para poder determinar la presencia, tipo y duración de la distocia; y poder así evaluar el tipo de tratamiento que se debe realizar, médico o quirúrgico.

Factores que predisponen a la distocia (1, 2)

En perras la frecuencia es del 5% y en gatas desde el 3,3 al 5,8%. Puede estar causada o bien por factores maternos o bien por factores fetales, a veces también pueden ser de etiología mixta. Su frecuencia también está relacionada con la raza en la especie canina, siendo en algunas casi del 100% como en las braquicéfalas o miniatura.

Factores maternos

Las causas maternas son las más frecuentes, entre ellas destacamos la inercia uterina o que el diámetro del canal del parto no sea adecuado. Además se deben considerar otras causas como la malnutrición, la parasitosis o por factores extrauterinos.

La inercia uterina es el factor maternal más frecuente, se produce por un fallo en la respuesta uterina a las señales fisiológicas para llevar a cabo el parto; por ello, tanto en la inercia primaria como en la secundaria, falla la respuesta al presionar el suelo de la vagina (ausencia del reflejo de Ferguson [1]) y no se produce respuesta del útero a la administración de oxitocina.

Inercia uterina primaria

Se caracteriza por la incapacidad de expulsar los fetos normales por el canal del parto, el cual es normal salvo por presentar una incompleta dilatación del cérvix. La etiología puede ser multifactorial, influyendo factores mecánicos, hormonales o físicos.

En el caso de camadas pequeñas se suele producir pon una baja estimulación hormonal uterina por parte de los fetos. Y en el caso de grandes camadas se asocia con baja elasticidad de miometrio, hipocalcemia, obesidad, infección y/o torsión uterina y traumatismos.

- La **inercia uterina primaria completa** se detecta al no producirse la segunda fase del parto, ya que el inicio del parto es aparentemente normal. No se producen las contracciones uterinas ni la dilatación adecuada del canal del parto.

¡ATENCIÓN!

En la gata se puede confirmar el desarrollo de inercia completa sólo con el hecho de que el parto se produzca pasados los 71 días desde la primera monta.

- La **inercia uterina primaria parcial** se caracteriza porque el parto comienza con normalidad pero las contracciones uterinas dejan de producirse después de la expulsión de un cachorro. Se postula que existe predisposición racial, como ocurre en el caso de los Terrier, y también se asocia a la presencia de un solo cachorro de gran tamaño (figs. 1 y 2).

Inercia uterina secundaria

La inercia uterina secundaria es la fatiga uterina total. Se define como el cese de contracciones

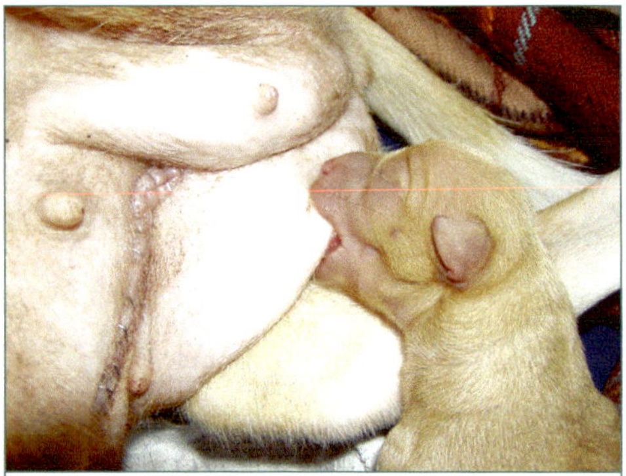

Figura 1. Madre con cachorro único de gran tamaño, que pesó al nacer 230 g, y a la que se realizó una cesárea programada.

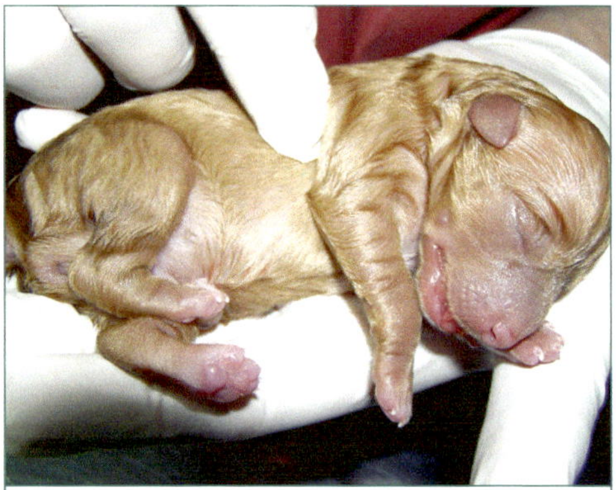

Figura 2. Reanimación del cachorro mediante masaje cardiaco.

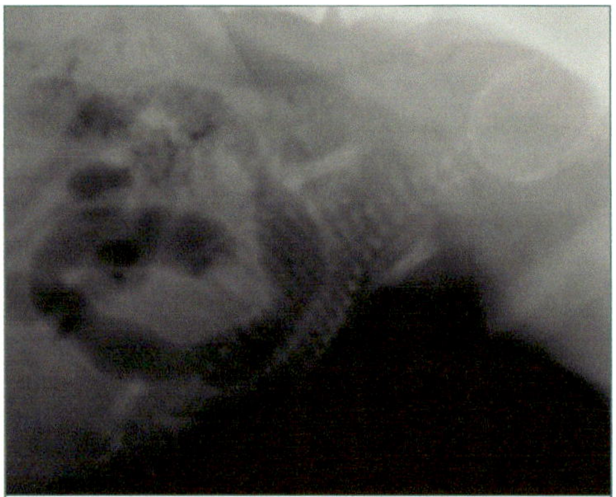

Figura 3. Radiografía que nos permite diagnosticar una distocia uterina, el cachorro aparece con los miembros anteriores doblados.

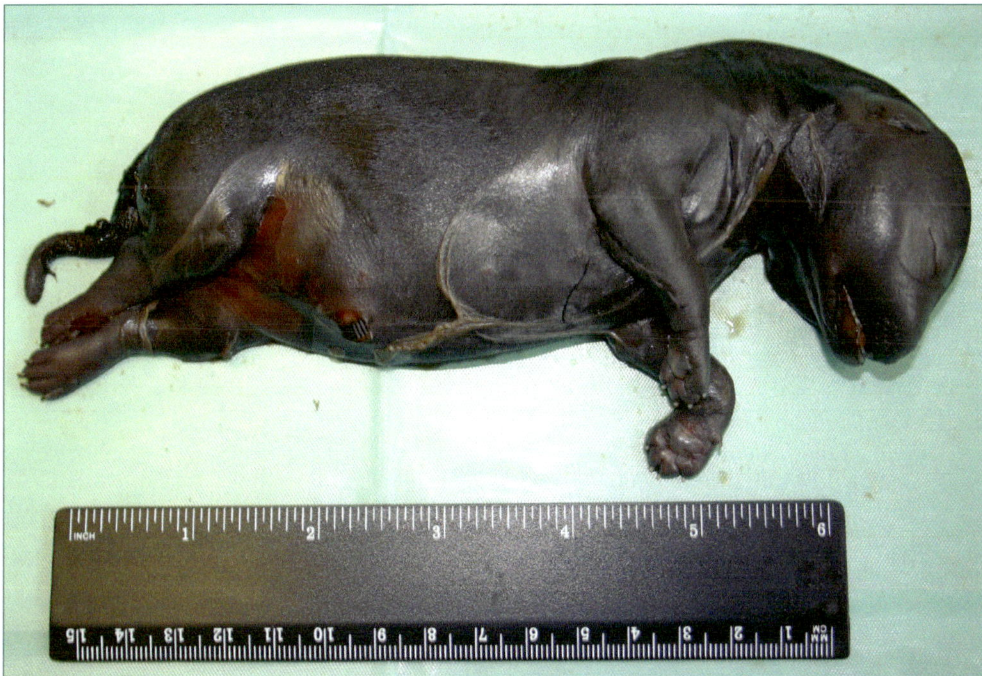

Figura 4. Anasarca.

uterinas y generalmente ocurre después de que se desarrollen contracciones durante mucho tiempo. Puede ser la causa primaria de la distocia en partos de camadas muy numerosas, o puede ser secundaria a obstrucciones, generalmente por el fallo en la expulsión de un feto (fig. 3).

Diámetro del canal del parto insuficiente

Suele estar provocado por diferentes anomalías óseas de los huesos de la pelvis o patologías que interfieren en la dilatación de los tejidos blandos, como la hipoplasia vaginal, tumores y septos o estenosis vaginales.

Además, también puede ocurrir que el diámetro del canal uterino óseo no sea suficiente, por ello es recomendable realizar un estudio radiológico de ciertos diámetros pélvicos, sobre todo en las razas Scottish, Boston Terrier y Bulldog Francés.

Factores fetales

Dentro de los factores fetales, las alteraciones en su posición o tamaño son las causas más comunes. También debemos considerar que el desarrollo fetal anormal puede dar lugar a distocia, como ocurre en los casos de monstruosidades fetales, hidrocefalia y anasarca (fig. 4).

El 60% de los fetos nacen en presentación craneal longitudinal y el 40% nacen en presentación caudal longitudinal [1] (fig. 5). Aunque la presentación caudal esta considerada como eutócica, está asociada con un aumento en la duración del primer estadio del parto, ya que se cree que al no encajarse la cabeza en la pelvis, disminuye la estimulación uterina y las contracciones abdominales.

Las presentaciones transversas son raras y otras posiciones anormales que también pueden darse son la presentación craneal con los dos miembros anteriores doblados, la desviación

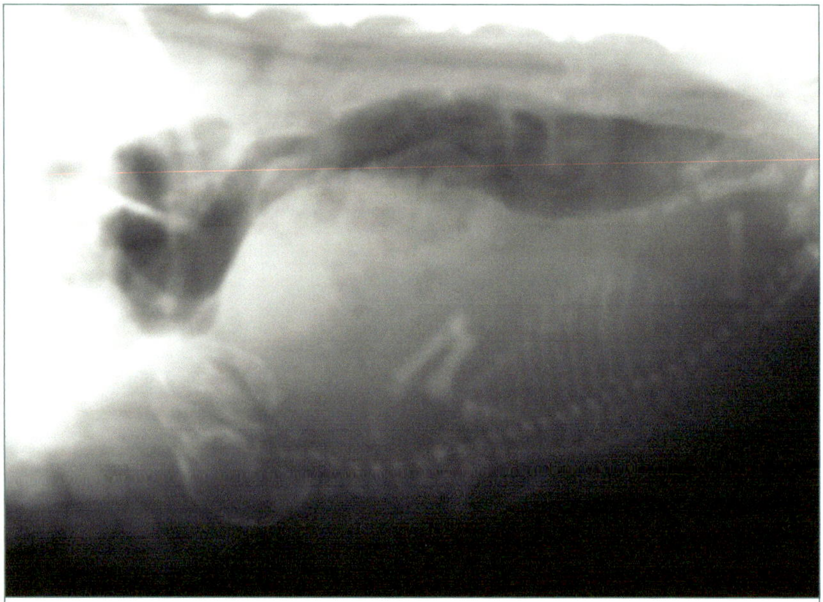

Figura 5. Diagnóstico radiológico del síndrome de cachorro único en una perra Labrador. Se aprecia el gran tamaño del cachorro y que se encuentra en posición caudal.

lateral de la cabeza y la presentación craneal con la cabeza flexionada hacia atrás.

Criterios para diagnosticar la distocia

Desde el punto de vista diagnóstico existen distintos síntomas que indican una posible distocia, además, algunos de ellos también indican cuál puede ser la causa, facilitando su tratamiento.

En primer lugar debemos poder identificar una gestación de excesiva duración. De manera genérica, en la perra puede durar entre 57 y 72 días desde la monta [1], pero este intervalo es demasiado amplio, por lo que no es muy significativo de cara al diagnóstico. Existen otros signos más fiables como el pico de LH, la disminución de progesterona y la disminución de la temperatura a 37 °C.

En la gata, la duración puede ser de 59 a 69 días. En esta especie, ni el descenso de progesterona ni el de temperatura son signos fiables. En los casos en los que la gestación dure más de 71 días se diagnostica directamente el desarrollo de una distocia.

¡ATENCIÓN!

En la perra el parto debe ocurrir entre los 63 y los 67 días desde el pico de LH. Además, la temperatura disminuye por efecto de la caída de la progesterona a valores entre 36,9 y 37,1 °C, y la progesterona disminuye por debajo de los 2,5 ng entre las 24 y las 36 horas antes del parto.

En estos casos debemos realizar un examen completo de la hembra, además de un análisis de progesterona sérica, radiografías abdominales y una ecografía para evaluar el estrés fetal.

- Uno de los principales síntomas que nos va a indicar que estamos ante una distocia es que no se inicien las contracciones abdominales propias de la segunda fase del parto, debiendo sospechar que estamos ante una inercia uterina primaria completa.
- La presencia de contracciones abdominales débiles o intermitentes, que no consiguen la expulsión del primer feto a las 4 horas del inicio del parto o a las 2 horas de la expulsión del feto anterior, indican una posible inercia uterina primaria parcial.
- Las contracciones abdominales fuertes y frecuentes en el 2º estadio del parto, sin que den lugar a la expulsión de ningún cachorro durante más de 30 minutos, nos llevan a un posible diagnóstico de obstrucción del canal del parto.
- La presencia de parte de un cachorro o de membranas fetales que aparecen por fuera de la vulva, pero sin un progreso evidente, también indican una posible obstrucción (fig. 6).
- La disminución del ritmo cardiaco fetal de manera constante y progresiva significa que existe sufrimiento fetal; si éste se asocia con contracciones uterinas sugiere una mala proporción entre el feto (demasiado grande –fig. 7–) y la madre (canal del parto demasiado pequeño u obstruido), o una mala posición, presentación o postura fetal.
- La presencia de descarga vulvar sugiere metritis séptica producida por muerte fetal o separación placentaria prematura.
- Los síntomas como distensión abdominal y dolor abdominal agudo, que se acompañan de hemorragia, descarga vulvar y signos de *shock*, pueden orientar el diagnóstico hacia la rotura uterina, que normalmente se produce como consecuencia de una torsión uterina o de un traumatismo.
- Las hernias inguinales suelen provocar estrangulación uterina y, como consecuencia, observamos dolor al final de la gestación con

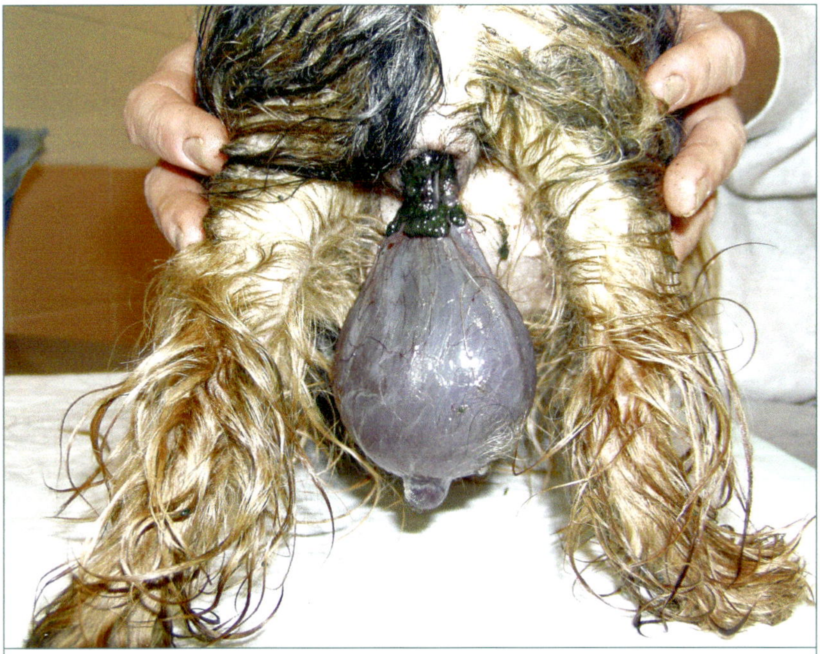

Figura 6. Diagnóstico de distocia. Aparición de membranas fetales por fuera de la vulva.

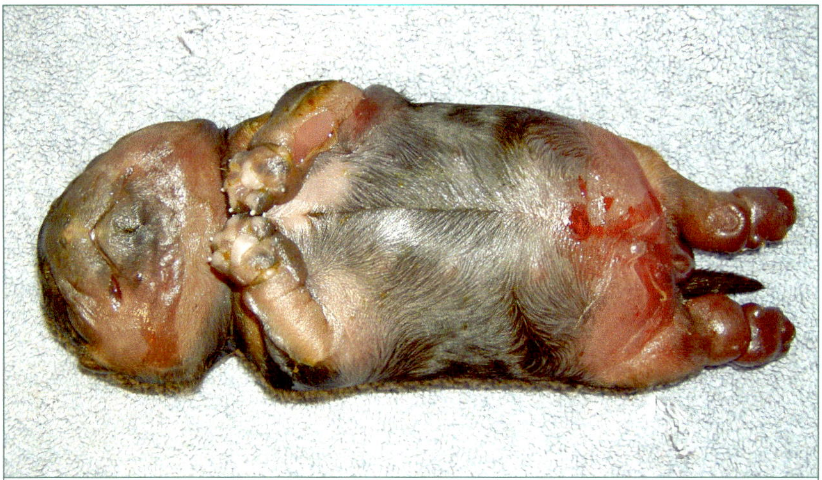

Figura 7. Extracción de un cachorro que presentaba anasarca por cesárea.

afectación de la madre, apareciendo además signos clínicos de sepsis y toxemia que se acompañan de anorexia, dolor abdominal y, finalmente, colapso y *shock*.

- La toxemia gestacional con cetoacidosis se suele producir en perras con muchos fetos sometidos a una nutrición inadecuada, y ésta puede ocasionar retención fetal.

Tratamiento de la distocia

Tratamiento manual

Consiste en la extracción cuidadosa de un cachorro retenido en el canal del parto y siempre que podamos resolver el problema con el mínimo riesgo para la madre (figs. 8, 9 y 10). Nos podemos ayudar aplicando en el canal del parto sustancias lubricantes como la vaselina estéril y evitando en lo posible la utilización de instrumental como los fórceps. En la mayoría de los casos vamos a intentar manipular el cachorro para solventar problemas derivados de posiciones fetales anómalas o de tamaño excesivo del feto.

Tratamiento médico

La administración de gluconato cálcico y de oxitocina para tratar las distocias debe utilizarse basándonos en los resultados de la evaluación clínica. Generalmente, la administración de calcio aumenta la fuerza de la actividad del miometrio, y la oxitocina aumenta la frecuencia de las contracciones miometriales [3].

Cuando detectamos contracciones uterinas débiles, podemos administrar gluconato cálcico al 10% (0,465 mEq Ca^{++}/ml) subcutáneo, en una dosis de 1 ml por cada 4,5 kg de peso corporal [3]. La administración subcutánea es efectiva y no vamos a tener los problemas derivados de las arritmias. La administración subcutánea de soluciones de calcio presenta un riesgo, que podemos considerar pequeño, debido a la formación de granulomas en el sitio de la inyección, por eso debemos repartir la dosis en diferentes puntos de aplicación.

El tratamiento descrito en gatas es el calcio intravenoso en una dosis de 0,5-1,0 ml por gata. Su uso es controvertido debido a que las contracciones uterinas después de su administración son muy fuertes [4].

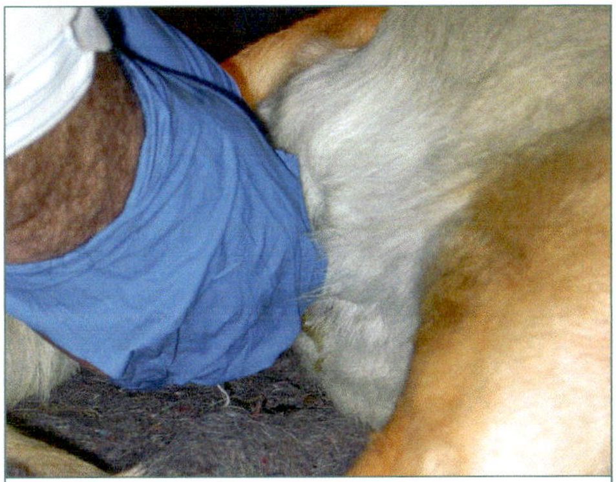

Figura 8. Manipulación del neonato, que venía en posición posterior, dentro del canal del parto.

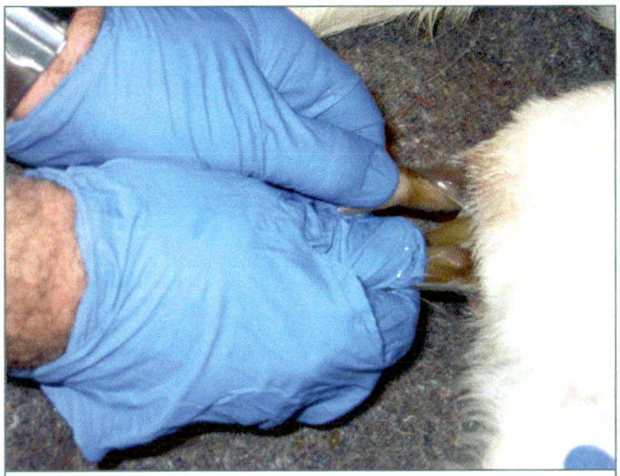

Figura 9. Mediante la manipulación manual conseguimos extraer los miembros posteriores del neonato.

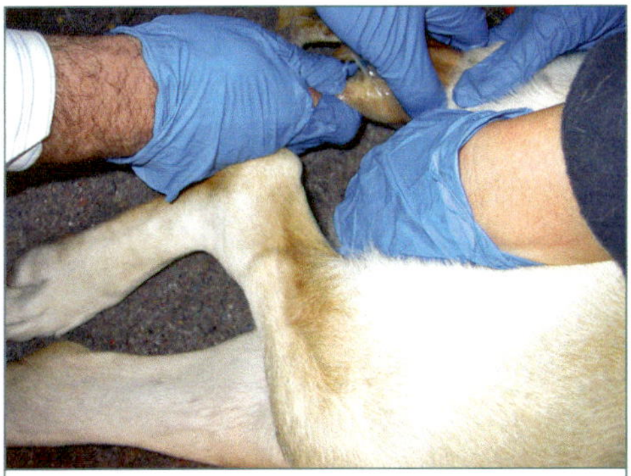

Figura 10. Aprovechando una contracción extraemos el neonato vivo.

Se administra oxitocina (10 USP UI/ml) [3] cuando las contracciones uterinas son menos frecuentes de lo esperado, y los ritmos cardiacos fetales son normales (170-220 latidos por minuto, o al menos dos veces el ritmo cardiaco de la madre).

¡ATENCIÓN!

Se ha demostrado que dosis de oxitocina inferiores a las usadas normalmente, administradas con mayor frecuencia (0,5-2,0 unidades por hembra vía intramuscular o subcutánea) (3), son eficaces igualmente para mejorar la calidad y la frecuencia de las contracciones miometriales, sin provocar efectos negativos no deseados.

Los posibles efectos secundarios derivados de elevadas dosis de oxitocina son la prolongada contracción del miometrio, el compromiso fetal o muerte como consecuencia de la interrupción del flujo sanguíneo umbilical, la rotura uterina, el desprendimiento de la placenta o del feto y la vasodilatación e hipotensión materna [4].

La administración de glucocorticoides puede ser también interesante. Podemos utilizar la dexametasona a la dosis de 0,4 mg/kg ya que disminuye la inflamación a nivel del cérvix y del canal del parto, aumentando la viabilidad de los neonatos e incrementando la maduración del hígado del feto [1]. También se puede utilizar la metilprednisolona a dosis de 10 mg/kg.

Algunos autores han propuesto la hipoglucemia como causa de la inercia primaria, especialmente en las razas miniatura de perros.

PROTOCOLO PARA EL MANEJO MÉDICO DE LA DISTOCIA

En la perra

- Se recomienda la aplicación de oxitocina en dosis bajas a intervalos de 20-30 minutos hasta que se hayan expulsado todos los cachorros.
- Si el intervalo entre crías excede los 30 minutos se recomienda la administración de una dosis de gluconato cálcico y, posteriormente, continuar con el tratamiento de oxitocina.
- Si esto no funciona se recomienda la intervención quirúrgica.

En la gata

- Menos de un tercio responden al tratamiento médico.
- Inicialmente se deben administrar 2-4 UI de oxitocina intravenosa.
- Si esto falla, se recomienda la administración de 1-2 ml de gluconato cálcico al 10% por infusión intravenosa y repetir a los 20 minutos la aplicación de una dosis de oxitocina.
- Si la hembra no responde a este tratamiento se recomienda la intervención quirúrgica (4).

Tratamiento quirúrgico

Suele ser necesario en el 60-80% de los casos de perras y gatas. Antes de llevar a cabo la realización de la cesárea debemos asegurarnos de que la hembra no presenta *shock*, deshidratación, desequilibrios electrolíticos o anomalías hemáticas o bioquímicas [5].

PUNTO DE VISTA DEL PROPIETARIO

El propietario no siempre dispone de la **información** necesaria sobre la monta, es decir, no siempre conoce la **fecha de la monta** e incluso en muchas ocasiones cuál es el **macho** que la realizó.

Es **normal** que el **propietario no esté presente** cuando comienza o se desarrolla el **parto**, por lo que no siempre conoce lo ocurrido ni el **tiempo** transcurrido desde su inicio.

Tampoco conoce la importancia de una **alimentación adecuada** durante la gestación.

El propietario **no** siempre **entiende** la necesidad ni la importancia del **control de la gestación** y de la **asistencia del parto** en la perra y en la gata.

ASPECTOS IMPORTANTES QUE DEBE TENER EN CUENTA EL VETERINARIO CLÍNICO

En ciertas razas como **Scottish Terrier**, **Boston Terrier** y **Bulldog Francés** el veterinario debe tener en cuenta su predisposición a **no poseer** un diámetro del **canal del parto adecuado**.

Es conveniente realizar una **radiografía** para comprobar la **posición y estado de los fetos**, aunque durante la gestación todo haya sido normal.

Es importante conocer con la máxima exactitud **la fecha probable del parto**.

Se deben tener en cuenta los **niveles de calcio** a la hora de diagnosticar y tratar una **distocia**.

El veterinario no siempre conoce los **efectos secundarios de la oxitocina**, por lo que la utiliza como primera opción.

Bibliografía

1. Johnston, S.D., Root Kustritz, M.V., Olson, P.N.S. En: *Canine and feline theriogenology*. Philadelphia, WB Saunders, 2001; pp. 105-128.
2. Arus, J., Martí, S., Peña, F., Prats, A. Libro de Ponencias Formación Continuada de AVEPA 1, 1998.
3. Davidson, A.P. Approaches to reducing neonatal mortality in dogs. En: *Recent advances in small animal reproduction*. Concannon, P.W., England, G., Verstegen, J., Linde-Forsberg, C. (eds.). International Veterinary Information Service, Ithaca NY (*www.ivis.org*), 2003.
4. Pretzer, S.D. Medical management of canine and feline dystocia. En: *Canine and feline theriogenology*. Philadelphia, 2008; pp. 332-336.
5. Traas, A.M. Surgical management of canine and feline dystocia. En: *Canine and feline theriogenology*. Philadelphia, 2008; pp. 337-342.

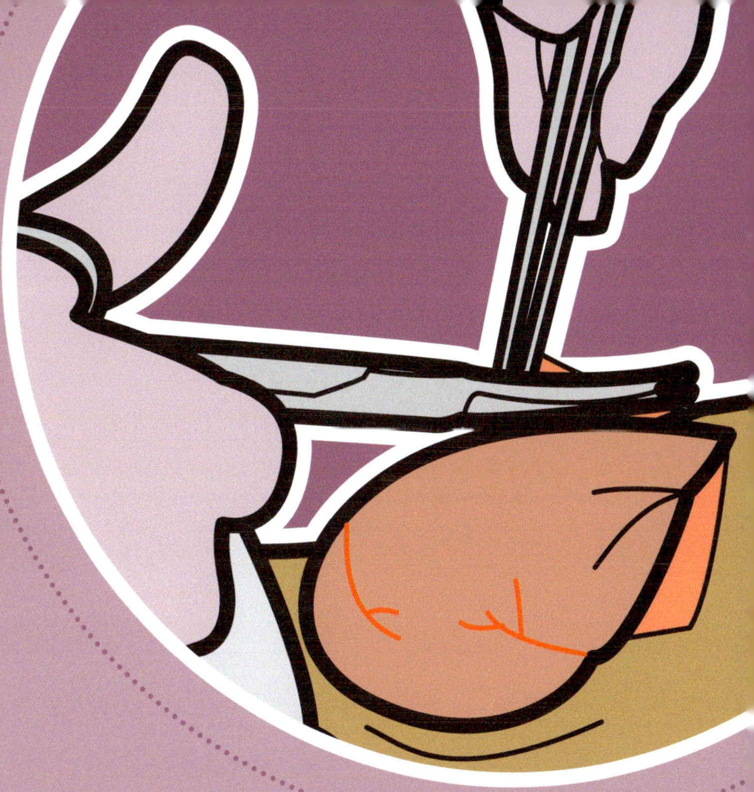

6 La cesárea

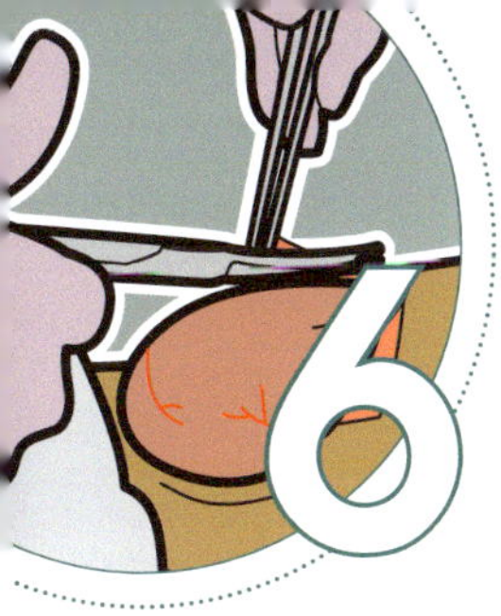

6 La cesárea

> Actualmente se tratan quirúrgicamente entre el 60 y el 80% de los casos de distocia en la perra y en la gata, siendo más frecuente en la gata que en la perra.
>
> Un diagnóstico precoz es extremadamente importante, cuanto menos tiempo transcurra entre el comienzo de la distocia y la cesárea, mayor será la supervivencia neonatal y materna.

¿Cuándo está indicado realizar una cesárea?

Estas son las situaciones clínicas más relevantes en las que estaría indicado el llevar a cabo una cesárea:

1. Ritmo cardiaco fetal alterado (evaluación del estrés fetal). Un ritmo cardiaco fetal inferior a 150 latidos por minuto lo debemos interpretar como una emergencia, por lo que la cesárea se realizará lo antes posible. Si la frecuencia fetal está entre 150 y 170 latidos por minuto, nos indica la existencia de estrés fetal de severo a moderado (fig. 1), mientras que valores por encima de 180 latidos por minuto los podemos considerar normales [1].
2. Inercia uterina primaria completa que no responde al tratamiento médico.
3. Inercia uterina primaria parcial que no responde al tratamiento.
4. Inercia uterina secundaria que no puede resolverse mediante manipulación.

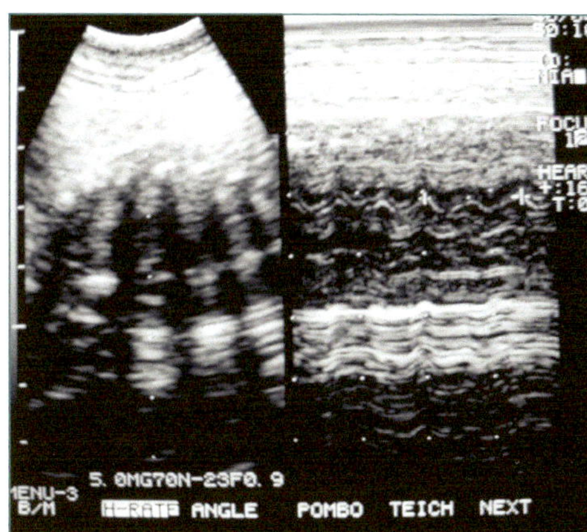

Figura 1. Ritmo cardiaco de 168 ppm. Tras establecer la presencia de estrés fetal de moderado a severo, se procedió a realizar la cesárea.

5. Anormalidades de la pelvis materna o de los tejidos blandos del canal del parto (complejo hiperplasia-edema vaginal, presencia de tumores vaginales, etc.).
6. Tamaño excesivo del feto, sobre todo si sucede en la mayoría de ellos.

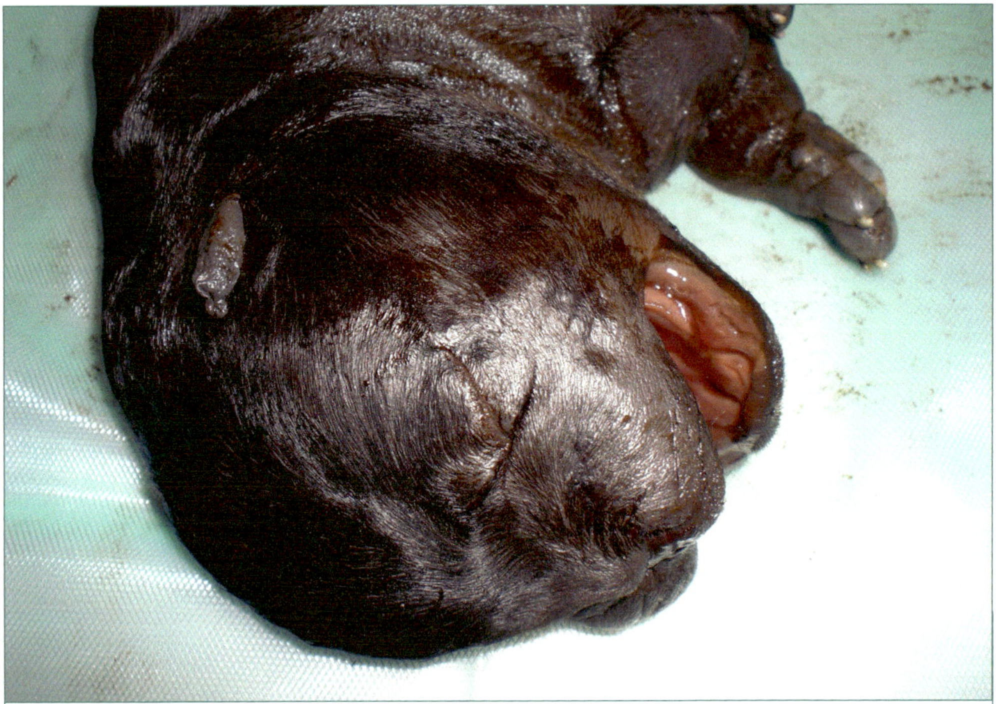

Figura 2. La hidrocefalia fetal es también una causa importante de distocia tanto en la perra como en la gata.

7. Monstruosidades fetales (fig. 2), síndrome del cachorro solitario, o tamaño realmente excesivo (fig. 3).
8. Exceso o déficit de fluidos fetales.
9. Mala posición fetal no corregible de forma manual (fig. 4).
10. Muerte fetal (figs. 5 y 6).
11. Toxemia o enfermedad de la madre.

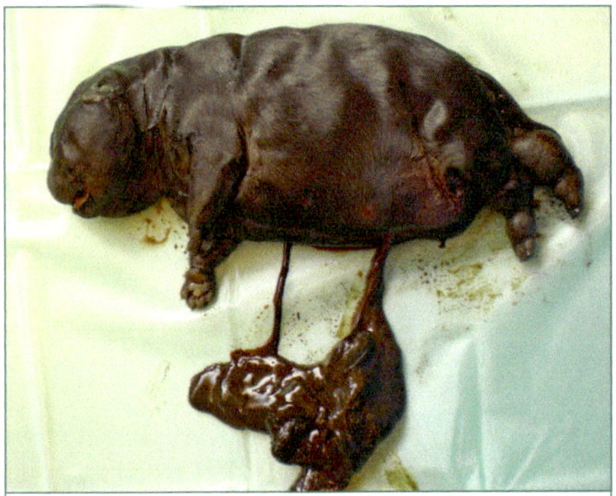

Figura 3. Anasarca en un cachorro de Labrador: una de las indicaciones para realizar una cesárea.

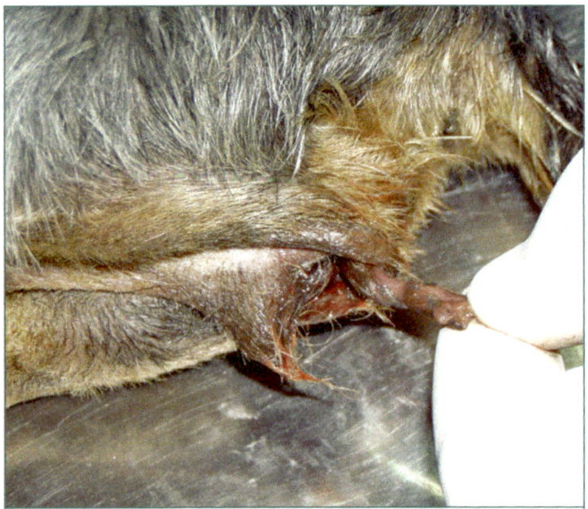

Figura 4. Distocia por mala posición fetal.

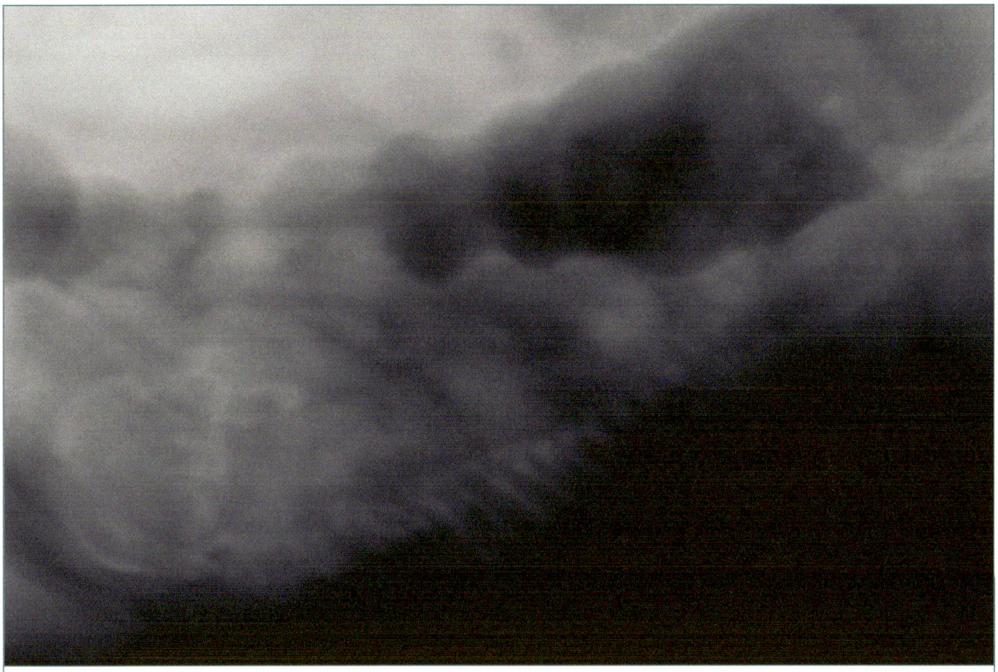

Figura 5. Radiografía de un cachorro muerto en el cuerno uterino que provocó la paralización del parto. El cachorro se extrajo mediante cesárea.

12. Distocia por negligencia del propietario o criador.
13. Cesáreas programadas.
14. Descargas vaginales de color rojo, negro o verde oscuro.
15. Conveniencia para el veterinario y el criador.

Qué es lo que debemos tener en cuenta antes de realizar una cesárea

Evaluación de la madre

Una de las principales consideraciones que debemos tener en cuenta antes de realizar la cesárea es que el útero gestante desplaza el diafragma materno en dirección craneal, provocando una disminución de la capacidad pulmonar residual de la madre (fig. 7).

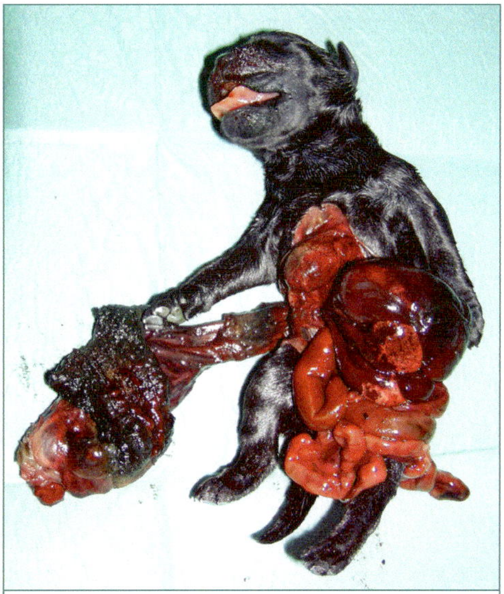

Figura 6. El cachorro de la figura 5 presentaba el tórax y el abdomen abierto y esto impedía su expulsión durante el parto.

¡ATENCIÓN!

Además, la demanda de oxígeno en el parto puede llegar a aumentar hasta un 35% y la disminución del volumen residual puede llegar al 25%. Esto da lugar a que la hembra tenga una predisposición a la hipoxia, sobre todo en el caso de que se produzca una depresión de la respiración (2, 3).

Durante la primera fase del parto se puede producir un aumento del volumen respiratorio por minuto, como consecuencia de un incremento de la frecuencia respiratoria motivada a su vez por la ansiedad y el dolor de las primeras contracciones del parto; esta hiperventilación añadida hace caer la presión de CO_2 y puede dar lugar a un aumento del pH, que conforme avanza el parto puede llegar a producir una alcalosis metabólica.

¡ATENCIÓN!

En la hembra gestante existe un elevado riesgo de hipotensión supina por la presión del útero grávido sobre la vena cava caudal, sobre todo cuando no colocamos a la perra en decúbito lateral.

Este riesgo es mucho más alto si además consideramos que en la hembra está aumentado el volumen sanguíneo total, con el objeto de que ésta tenga unas reservas suficientes para poder compensar las pérdidas de fluidos (deshidratación) y de sangre (hemorragias) [2, 3].

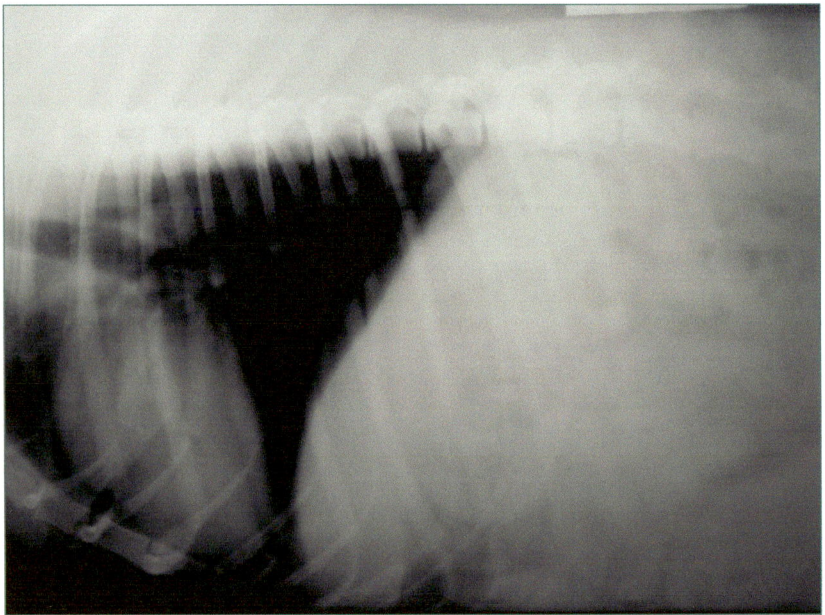

Figura 7. El útero gestante desplaza el diafragma hacia delante disminuyendo la capacidad pulmonar de la madre.

Para evitar la hipotensión supina tenemos que colocar a la perra en decúbito lateral y administrarle una solución cristaloide de lactato de Ringer por vía intravenosa a una velocidad de 10/20 ml/kg/hora [2].

Un problema frecuente es que la hembra a la que hemos de practicar la cesárea suele tener el estómago lleno. Muchas veces debido a que pueden haber ingerido las envolturas fetales si el parto ha comenzado; otras veces porque no sabemos cuántas horas hace que ha comido; a esto hay que añadir que la hembra gestante tiene reducido el vaciado gástrico, por lo que presenta mayor riesgo de sufrir vómitos durante la anestesia. Esto se puede evitar utilizando, siempre antes de empezar la inducción anestésica, metoclopramida y cimetidina.

Por último, antes de comenzar con los protocolos preanestésicos, deberemos realizar una analítica completa a la hembra gestante para conocer su estado general. Algunas de las determinaciones más importantes serán: hemograma completo, densidad urinaria, urea, glucosa, y calcio.

Evaluación fetal (2, 3)

En primer lugar, hemos de tener en cuenta que el feto en el momento de la realización de la cesárea es inmaduro, tanto a nivel hepático como renal, y esto hace que la capacidad de destoxificación y metabolización de cualquier medicamento sea muy inferior a la del adulto.

¡ATENCIÓN!

Debemos tener en cuenta también que un 35-90% de la sangre que regresa al feto vía vena umbilical no pasa por el hígado materno y por lo tanto no se destoxifica, y podemos afirmar que todos los fármacos atraviesan la barrera placentaria en mayor o menor grado.

La cantidad final de anestesia que llega al feto va a depender de diversos factores como son: el flujo sanguíneo uterino y fetal, el peso molecular del fármaco, la unión a proteínas, su solubilidad lipídica y el grado de ionización. La concentración materna de anestésico aumenta con altas dosis totales, con anestésicos de baja velocidad de metabolización y con la administración de drogas en áreas muy vascularizadas. Aquellos anestésicos con un alto grado de ionización, alta solubilidad lipídica, bajo peso molecular y poco unidos a proteínas plasmáticas son los que con más facilidad atraviesan la barrera placentaria.

En resumen, la depresión de la madre y del feto (fig. 8) es dependiente de la dosis de anestésicos que utilicemos, de forma que deberemos utilizar la dosis anestésica mínima posible.

Cómo planificar una cesárea

Es de elevada importancia para la supervivencia de los neonatos un buen cálculo del momento idóneo para realizar la cesárea, ya que van a doblar el peso en las últimas dos semanas de gestación. Si realizamos una cesárea incluso un

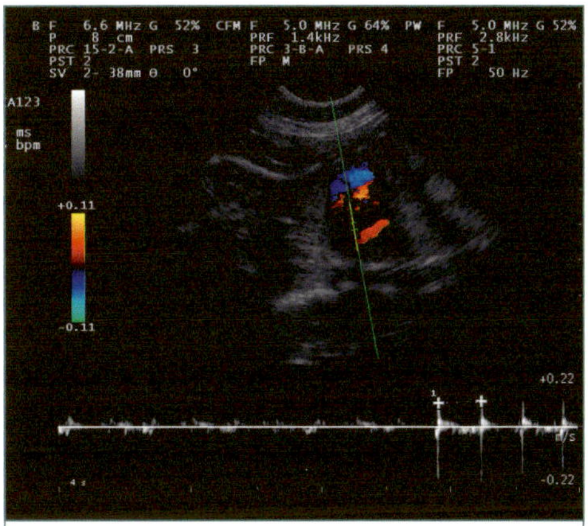

Figura 8. Control del sufrimiento fetal. El número de latidos ha disminuido de 220 a 186. Por encima de 180 lo podemos considerar dentro de la normalidad.

día o dos antes del momento adecuado podremos poner en serio peligro la supervivencia de los neonatos [1]. Se han descrito en estos casos problemas hepáticos, disminución de los tiempos de coagulación, ausencia de la producción del calostro, mal comportamiento maternal y muerte neonatal [1]. Por lo que es fundamental guiarnos por los siguientes datos y procedimientos:

DATOS EN LOS QUE NOS PODEMOS BASAR PARA REALIZAR UNA CESÁREA PROGRAMADA EN LA PERRA (1, 2, 3)

65 días después del pico de LH.

63 días después de la ovulación, que coincide con los 63 días después de que la progesterona se ha elevado hasta los 5 ng/ml.

Valores de progesterona por debajo de 2,5 ng/ml que son indicativos de que el parto ha comenzado.

Comienzo de la fase 1 del parto.

Temperatura rectal por debajo de 37,22 °C (1).

Como se comentó en el Capítulo 4, ni el descenso de progesterona ni el de temperatura son fiables para la determinación del inicio del parto en la gata. Por otra parte, podemos considerar directamente que, pasados 71 días desde la monta, se está desarrollando una inercia completa.

Es importante tener en cuenta la posibilidad de realizar una ovariohisterectomía en el momento de la cirugía, evaluando todos los factores y

CÓMO PODEMOS POTENCIAR LA MADURACIÓN FETAL

Aplicando aglepristona a dosis de 15 mg/kg, 18 a 24 horas antes de la realización de la cesárea.

Aplicando metilprednisolona a dosis de 10 mg/kg, desde las 24 horas antes de realizar la cesárea hasta el momento previo a su realización, dependiendo del tiempo de que dispongamos. También podemos utilizar la dexametasona a dosis de 2,2 mg/kg vía intravenosa.

siempre que la hembra se encuentre en condiciones adecuadas para soportar una cirugía más larga y sobrellevar ciertos riesgos asociados. Hemos de tener en cuenta que llevar a cabo una esterilización después de una cesárea aumenta el riesgo de hemorragia y de hipovolemia (debido a la extirpación del útero y sus líquidos asociados).

Por otra parte, se debe informar a los propietarios de que la ovariohisterectomía no influye en la producción de leche de la hembra, ya que la lactancia es dependiente de la oxitocina y la prolactina, y ambas se derivan de la hipófisis y no de las hormonas ováricas. No obstante, una disminución de la producción de leche sí que puede estar influenciada por la disminución de la presión arterial durante la cirugía, por un mal manejo del dolor posquirúrgico o por el aumento del riesgo de hemorragia y de hipovolemia.

Por lo tanto, efectuar la esterilización de la hembra en este momento no debe disminuir la producción de leche, siempre que la ingestión de líquidos, la técnica quirúrgica y el manejo del dolor sean los adecuados [1].

Principios generales de la técnica quirúrgica

Colocaremos un catéter intravenoso para mantener el aporte de fluidos, los cuales van a mantener el flujo sanguíneo intrauterino y por tanto la oxigenación de los cachorros.

CONSEJO

Preoxigenar antes de la inducción anestésica siempre que sea posible.

Situaremos a la hembra sobre la mesa del quirófano con el tórax elevado para impedir que el peso del útero caiga sobre el diafragma e inhiba la respiración. En aquellas hembras de más de 30 kg sería conveniente lateralizar su cuerpo unos 10° a 15° para evitar que todo el peso del útero grávido caiga encima de la vena cava y de esta manera evitar el síndrome de hipotensión supina ya comentado [1, 2, 3].

Podemos utilizar la cefazolina, en perras y en gatas, a dosis de 20 a 35 mg/kg por vía intravenosa o intramuscular, cada 8 horas, y para uso prequirúrgico a dosis de 22 mg/kg cada 2 horas durante la cirugía.

La anestesia

Premedicación (2, 3)

Utilizaremos anticolinérgicos para prevenir la bradicardia materna, entre ellos el glucopirrolato es el más indicado ya que no afecta a los fetos. Este compuesto no es capaz de atravesar la placenta, por ello se utilizará en los casos en los que no sea necesario aumentar la frecuencia cardiaca fetal. En cambio, la atropina es el fármaco de elección para mantener el latido fetal, ya que atraviesa la barrera placentaria, por ello se utiliza en los casos de estrés fetal. Asimismo, nos van a servir para evitar los reflejos vagales que se van a producir al extraer el útero del abdomen.

CONSEJO

La gata es todavía más sensible a los reflejos vagales, por lo que el uso de anticolinérgicos está muy recomendado.

El glucopirrolato lo administraremos a dosis de 0,01 mg/kg vía intramuscular, y la atropina a dosis de 0,02/0,1 mg/kg en la perra y de 0,045-0,1 mg/kg en la gata, vía subcutánea. En el caso de perras muy nerviosas podemos utilizar butorfanol, que es el narcótico que produce menos depresión respiratoria.

También está descrita la utilización de la hidromorfona [1, 4] a dosis de 0,05 mg/kg previa a la inducción con propofol.

Inducción anestésica

Los tranquilizantes presentan efectos hipotensores [1, 5], por lo que no los recomendamos en la inducción anestésica, ya que preferimos aplicar propofol a dosis de 6 mg/kg, en la perra y en la gata. Esta dosis es, en la mayoría de los casos, suficiente para inducir la anestesia y permitirnos la intubación de la madre. Es imprescindible una intubación extremadamente rápida y una oxigenación inmediata, ya que la apnea transitoria que produce el propofol provoca hipoxia y acidosis metabólica en el feto. No está indicado el mantenimiento con propofol porque vamos a disminuir la viabilidad de los neonatos.

Con esta inducción obtenemos aproximadamente 18 minutos de anestesia que nos permitirán, en la mayoría de los casos, realizar la extracción de los fetos del útero; sólo una vez extraídos recomendamos el mantenimiento anestésico

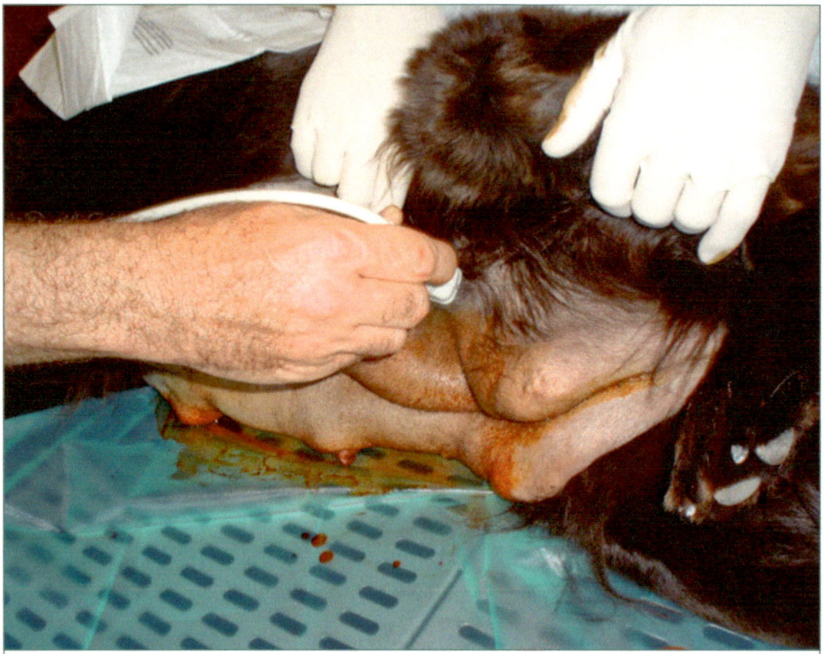

Figura 9. Monitorización del cachorro durante la inducción anestésica.

con agentes inhalatorios, como el isofluorano, para continuar realizando la cirugía (fig. 9).

¡ATENCIÓN!

La utilización del propofol como inductor nos ha dado muy buenos resultados; por un lado hemos obtenido una alta viabilidad de los neonatos y, por el otro, una rápida recuperación anestésica de la madre que hace que podamos poner a mamar a los recién nacidos lo antes posible.

Anestesia de mantenimiento

Utilizaremos un agente inhalatorio solamente cuando hayamos extraído todos los neonatos del útero. El isofluorano es el fármaco de elección, a dosis del 2 al 3%, ya que se elimina en su mayor parte en la respiración y sólo se metaboliza en un 1%.

Anestesia epidural (1)

La supervivencia de los neonatos aumenta cuando la perra o la gata los alimenta inmediatamente después del parto. Los anestésicos locales que se utilizan en la anestesia epidural van a impedir el movimiento de las extremidades traseras después de la cirugía, afectando a la capacidad de la madre para cuidar a los recién nacidos.

Además, en algunas ocasiones la anestesia epidural puede causar vasodilatación sistémica, disminución de la presión arterial y por tanto disminución del flujo sanguíneo hacia la placenta, lo que puede afectar al neonato.

Técnica quirúrgica

La incisión abdominal debe ser amplia ya que nos va a permitir el poder extraer el útero del abdomen con facilidad, evitando la rotura de los vasos que lo irrigan (fig. 10). Debe ir desde el ombligo al pubis, teniendo especial cuidado en no cortar las glándulas mamarias. La incisión en el útero debe realizarse preferentemente en el cuerpo (figs. 11 y 12) para permitir la extracción rápida de los fetos y evitar los desgarros del tejido uterino. Esto es muy importante para que la hembra pueda volver a gestar con normalidad. Debemos tener cuidado de no exponer una gran superficie del útero fuera del abdomen, ya que esto puede causar hipotermia especialmente en hembras pequeñas. Una vez extraídos los neonatos, debemos comprobar que no queda ninguno dentro del útero, comprobando ambos cuernos desde el ovario hasta el cuerpo uterino.

Administraremos oxitocina [5], sobre todo si el útero está muy distendido y vemos que tarda en contraerse o presenta una hemorragia abundante. La dosis sería de 1 a 5 unidades vía intramuscular o intravenosa en perras; y de 0,5 unidades vía intramuscular o intravenosa en gatas, en ellas podemos repetir la dosis pero sin superar las tres unidades como dosis total. También podemos utilizar maleato de ergonovina a dosis de 0,02-0,1 mg/kg, vía intramuscular. La oxitocina se debe administrar también si hay hemorragia del endometrio. Mientras debemos comprimir manualmente las paredes uterinas para ayudar a contener la hemorragia.

A continuación lavaremos el útero con solución salina para eliminar los coágulos que estén adheridos (fig. 13). Si la contaminación del abdomen ha sido intensa, depositaremos sobre éste una solución de ampicilina [4]. Posteriormente cerraremos el cuerpo uterino con una sutura reabsorbible de patrón continuo, tipo Cushing de inversión [2] (figs. 14 y 15).

En ocasiones los propietarios son reacios a la realización de una cesárea, ya que creen que una vez realizada la primera, ésta será necesaria en el resto de gestaciones. En relación a nuestra

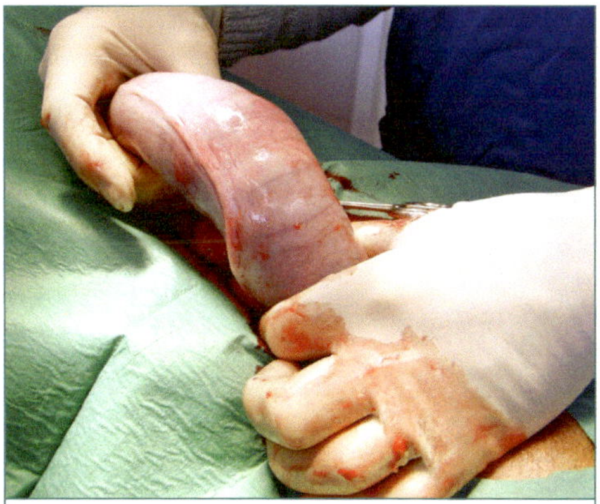

Figura 10. Extracción del útero con suavidad.

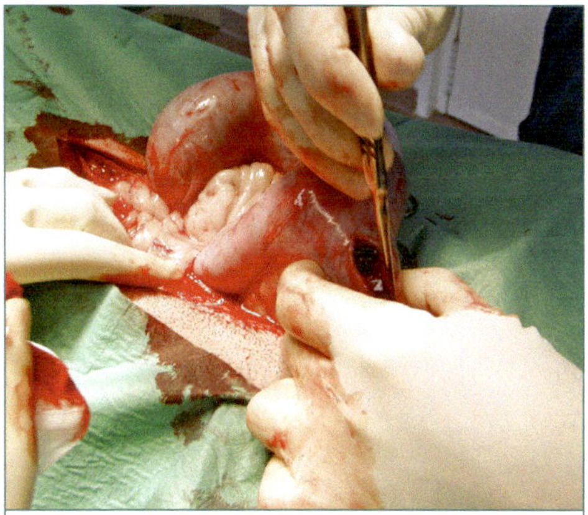

Figura 11. Incisión con preferencia en el cuerpo del útero.

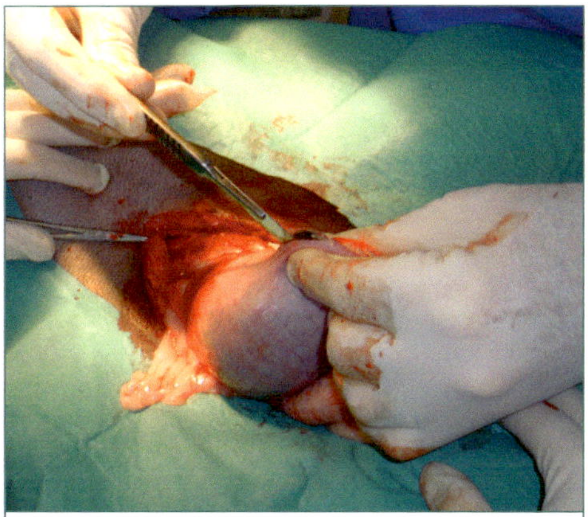

Figura 12. Si es necesario, también podemos realizar una incisión en uno de los cuernos.

experiencia, suele ser la causa de la distocia (inercia uterina, estenosis vaginal, etc.) la que determina si la hembra podrá volver a tener un parto natural, por ello en hembras de cría es importante determinar el factor que ha provocado la distocia (figs. 16 y 17).

Aún así, debemos realizar un buen cierre uterino para evitar que la cesárea se deba repetir (fig. 18). Si esto se ha llevado a cabo correctamente, en la mayoría de los casos la incisión uterina ya no es visible al siguiente estro [1].

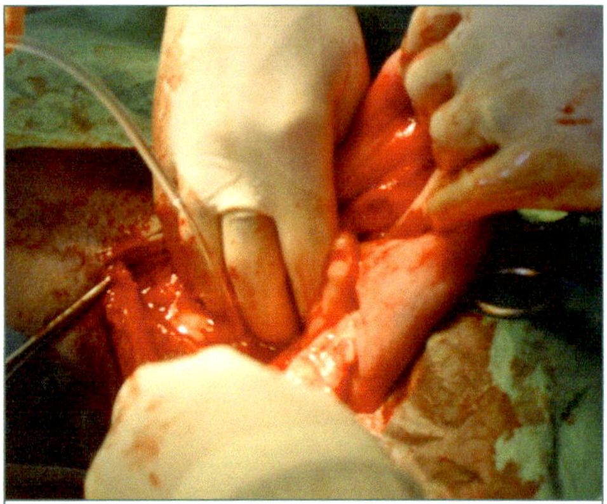

Figura 13. Lavado exhaustivo de la cavidad abdominal.

Control del dolor después de la cesárea

Una vez terminada la cirugía es de elevada importancia el control del dolor, para evitar alteraciones en el comportamiento maternal que puedan repercutir en la supervivencia del neonato (fig. 19) o su correcto desarrollo fisiológico y etológico.

Se recomienda el uso de butorfanol como analgésico, ya que su eliminación lactogénica es muy baja, reduciéndose así los efectos sobre el neonato, casi al mínimo.

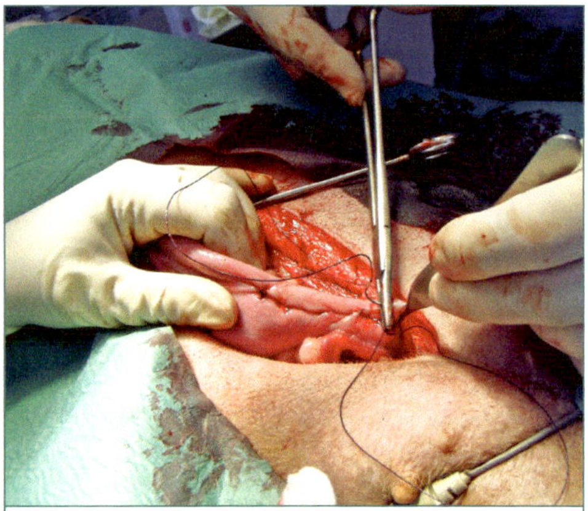

Figura 14. Cerramos el útero con una sutura tipo Cushing.

CONSEJO

Basándonos en estudios de medicina humana, no recomendamos el uso de AINE ya que está contraindicada su administración durante la lactación de bebes prematuros, debido a que las enzimas COX-2 son necesarias para el desarrollo del riñón del neonato.

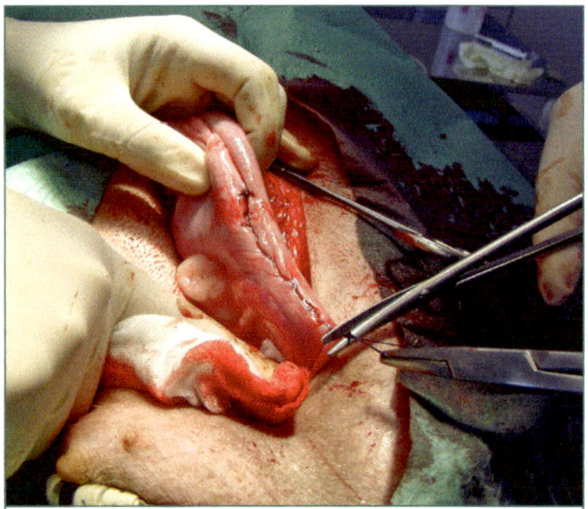

Figura 15. Cierre completo de la incisión uterina.

Teniendo en cuenta esto y que el cachorro es inmaduro al nacimiento, podemos suponer que pequeñas cantidades de AINE podrían causar daños importantes al neonato, por ello deberíamos centrar el tratamiento del dolor en el butorfanol.

Episiotomía

Es un procedimiento útil cuando un cachorro se aloja próximo a la abertura de la vulva. No es un procedimiento en general común, ya que son más frecuentes las estenosis vaginales en el vestíbulo que en la vulva; pero sí se da con relativa frecuencia en razas de cabeza grande como el Chihuahua.

Se debe inyectar un anestésico local en la parte dorsal de la comisura vulvar, para llevar a cabo una incisión hacia el ano por la línea media, siempre teniendo en cuenta que debe realizarse la incisión más pequeña posible.

Una vez extraído el cachorro se debe proceder al cierre de la mucosa vaginal, los músculos, el tejido subcutáneo y la piel mediante anestesia local o regional.

Se pueden aplicar compresas frías durante 2 o 3 días después del parto para reducir la inflamación.

Es importante evaluar la situación de los demás cachorros para decidir si se debe realizar una cesárea o no. Además, de cara a los siguientes partos, debe tenerse en cuenta la posibilidad de que la cicatriz haya podido reducir el diámetro del canal del parto a la altura de la incisión [1].

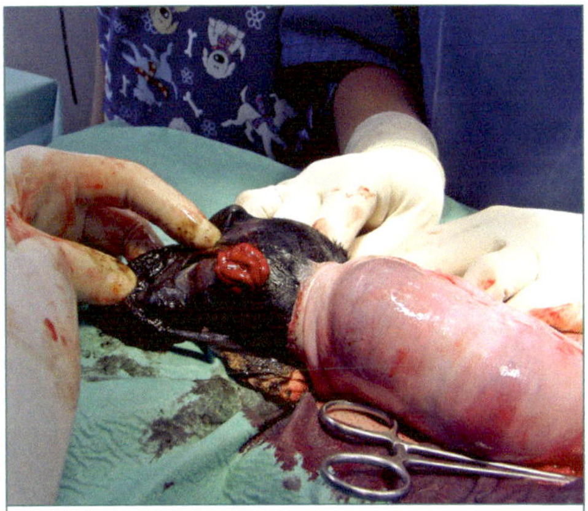

Figura 16. En este caso, el cachorro presentaba problemas congénitos: raquis abierto.

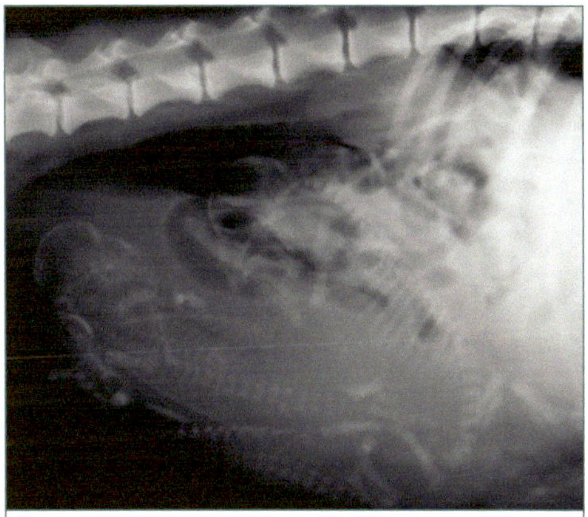

Figura 17. El siguiente parto de la paciente de la figura anterior fue normal. La perra no necesitó cesárea.

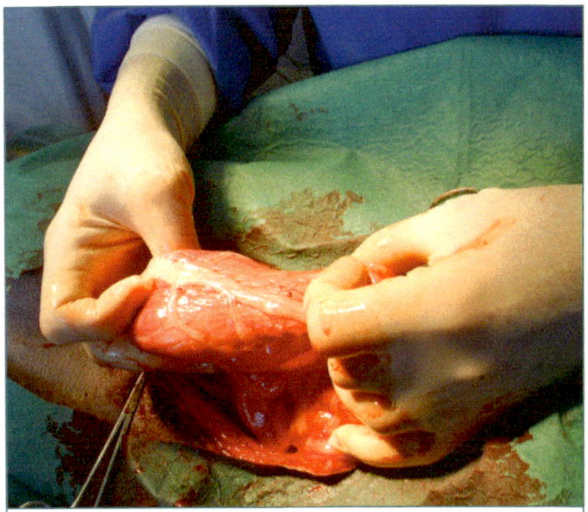

Figura 18. Cubrimos la sutura uterina con epiplón.

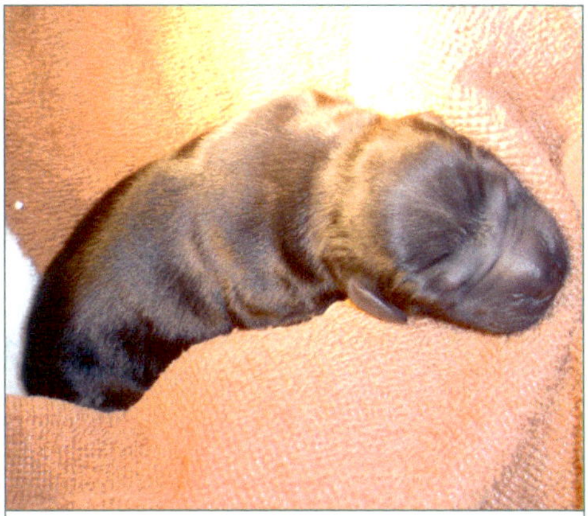

Figura 19. Cachorro después de ser reanimado.

PUNTO DE VISTA DEL PROPIETARIO

No todos los propietarios son capaces de reconocer los **signos de distocia** cuando ésta comienza.

No siempre se conoce con exactitud el **día de la primera monta** para poder evaluar un retraso en el inicio del parto.

Algunos propietarios son **reacios** a la realización de cesáreas.

Algunos propietarios creen que la realización de una **cesárea** conlleva que los **siguientes partos** tengan que ser asistidos de la **misma manera**.

Algunos propietarios consideran que la **castración**, en el momento de la cesárea, puede afectar a la **producción láctea de la hembra**.

ASPECTOS IMPORTANTES QUE DEBE TENER EN CUENTA EL VETERINARIO CLÍNICO

Es de elevada importancia el **cálculo exacto del momento** en el que debe ser realizada una cesárea, un día o dos de diferencia puede suponer una **reducción de la supervivencia de los neonatos** muy elevada.

Es importante **controlar el riesgo de hipoxia e hipotensión** en la hembra gestante durante la intervención.

La colocación de la hembra durante la operación depende de su peso, **si supera los 30 kg debe ser lateralizada** para evitar el síndrome de hipotensión supina.

Nunca debe ser utilizado el **agente inhalatorio anestésico antes** de haber extraído a todos los cachorros.

Un mal manejo del dolor posquirúrgico puede poner en peligro la vida de los cachorros, es imprescindible **minimizar el dolor en la hembra.**

Bibliografía

1. TRAAS, A. M. Surgical management of canine and feline distocia. *Theriogenology*, 2008; 70:337-342.
2. MARTÍ, S. La cesárea en la perra y en la gata. Ponencias del Congreso SEVC-AVEPA, 2008.
3. HUTCHISON, R.V. Elective cesarian-sections: risks, panning, and timing. Proceedings from a Symposium at the WSAVA, 2005.
4. SMITH, F.O. Challenges in small animal parturition. Timing elective and emergency cesarian sections. *Theriogenology*, 2007; 68:348-353.
5. ARÚS, J. Cesárea: anestesia y técnica quirúrgica, Ponencias I EVSSAR Congress, 1998.

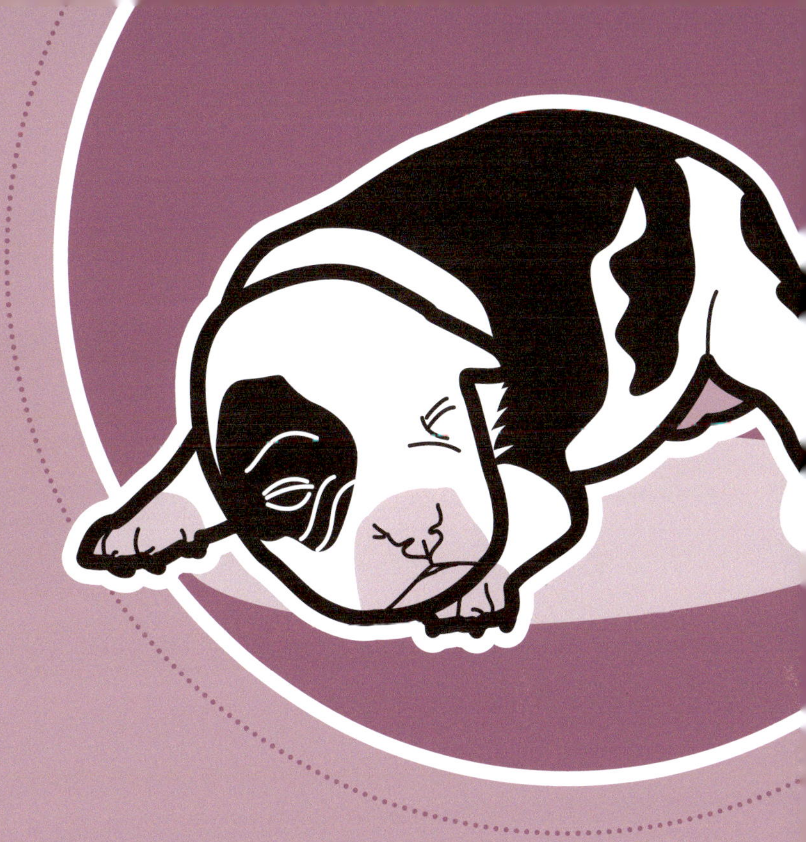

7 Neonatología clínica

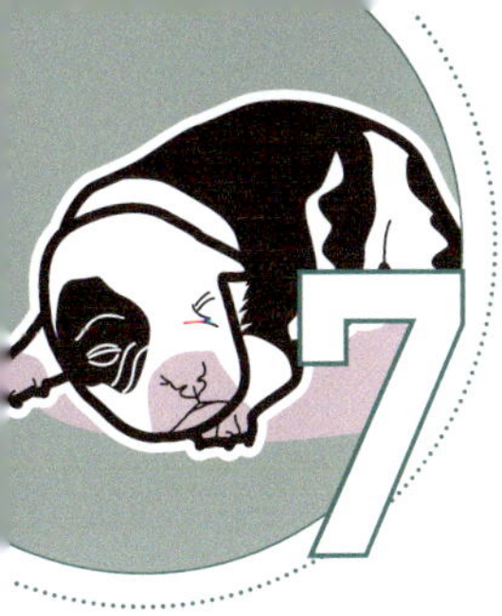

7 Neonatología clínica

La salud de los cachorros desde el nacimiento hasta el fin de su periodo neonatal (fig. 1), depende de numerosos factores, entre los que figuran principalmente el potencial genético de los padres, la salud y alimentación durante la gestación de la madre y si ha sido sometida a ciertos tratamientos farmacológicos.

Nunca debemos olvidar el incluir dentro de estos factores el desarrollo y la asistencia al parto, ya que condicionan enormemente la supervivencia neonatal.

Fisiología neonatal

El periodo neonatal dura en el perro desde el nacimiento hasta las dos semanas de edad, mientras que en el gato es más corto y dura aproximadamente 10 días. El neonato está caracterizado por su elevada inmadurez fisiológica.

El 82% del cuerpo del neonato es agua y la función renal es inmadura, por lo que es importante un mínimo de 60% de humedad ambiental para evitar la deshidratación. Los neonatos durante los primeros días tienen los reflejos neuromusculares poco desarrollados [1, 2, 3], por lo que no son capaces de alejarse del exceso de calor ni de evitar las zonas demasiado frías, a esto hay que sumarle que no presentan reflejo de temblor, el cual no aparece hasta el sexto o séptimo día, y que no tienen grasa subcutánea, por lo que el riesgo de hipotermia es muy alto.

Al carecer de mecanismos termorreguladores hasta aproximadamente las cuatro semanas de edad, la temperatura ambiente debe estar lo suficientemente alta, entre 27-32 ºC, para facilitar el mantenimiento de la temperatura corporal al menos en 36 ºC. La hipotermia afecta de forma negativa principalmente a la inmunidad y a la digestión. Los neonatos con temperaturas corporales inferiores a 35 ºC deben ser calentados lentamente antes de alimentarlos [4].

Valores de laboratorio

Existen ciertas variaciones a tener en cuenta en el perfil bioquímico sanguíneo de los pacientes neonatales con respecto al adulto.

En los primeros días de vida, el cachorro presenta una anemia que podemos considerar fisiológica, se cree que es debida al cambio de un

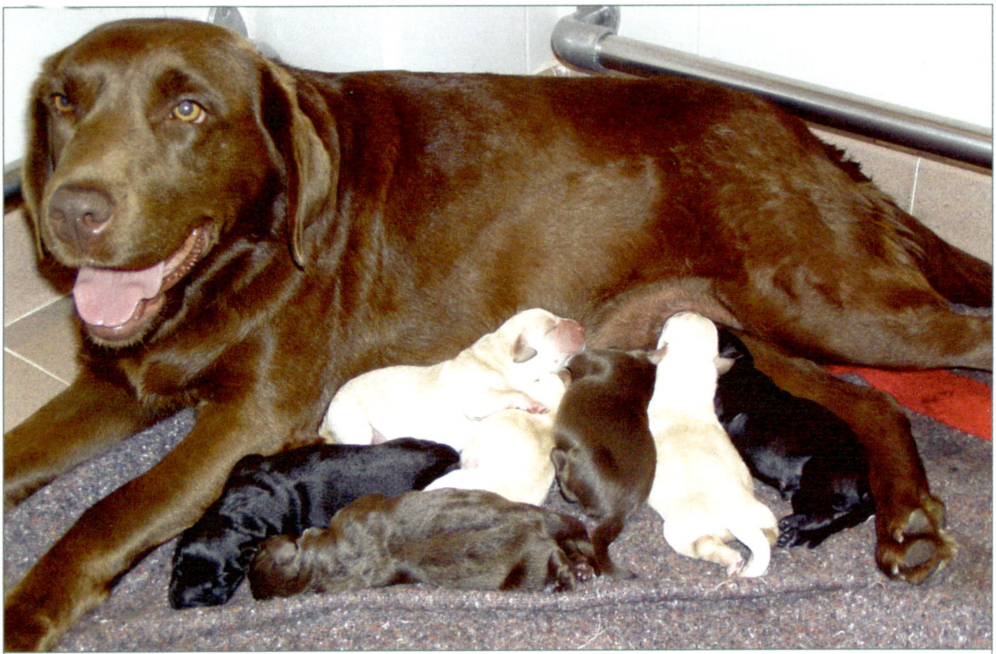

Figura 1. Neonatos junto a su madre. La actitud de los cachorros y de la madre indica que todo está bien.

ambiente relativamente hipóxico a un ambiente rico en oxígeno [5]. En la primera semana los valores de glóbulos rojos son de aproximadamente 4,6 x 10^6/µl y un poco más bajos durante la 2ª semana (3,9 x 10^6/µl); aunque el hematocrito se mantiene en unas cifras similares a las del adulto: 30-40%. En el caso del gatito, el hematocrito está en torno al 35% y el número de glóbulos rojos alrededor de 5,2 x 10^6/µl.

Por otra parte, no debemos olvidar que poseen valores aumentados de fosfatasa alcalina (FA o ALP por sus siglas en inglés) y de fósforo y valores disminuidos de albúmina, globulinas, nitrógeno ureico, colesterol y creatinina en sangre [4, 5]. Los niveles disminuidos de colesterol y de nitrógeno ureico se cree que es debido a la función hepática inmadura. También son menores las cifras de antitrombina y de factores de coagulación durante la primera semana [5].

Además del aumento de la fosfatasa alcalina (3.845 UI/l), también se encuentran incrementados los valores de γ-glutamiltransferasa (GGT, 1.111 UI/l) y se observa un ligero aumento de la bilirrubina (0,5 mg/dl). En gatitos, la fosfatasa alcalina es tres veces mayor que la observada en el adulto (123 UI/l). No está claro por qué las enzimas hepáticas se encuentran tan elevadas en neonatos, pero se sabe que el calostro en una rica fuente de ALP y GGT [5].

¡ATENCIÓN!

El conocimiento de estos valores es fundamental para evitar un diagnóstico erróneo de insuficiencia hepática en el recién nacido debido a las enzimas hepáticas elevadas y bajos niveles de nitrógeno ureico, colesterol y albúmina en sangre (5).

Con respecto a la orina, ésta está más diluida y la glucosuria es un hallazgo frecuente en el análisis de orina [4]. La recogida de la muestra se puede realizar en el neonato limpiando suavemente el prepucio o la vulva con una torunda de algodón para estimular la micción (fig. 2).

Exploración del neonato

Siempre se debe comenzar observando a la madre junto a sus cachorros, éstos deben estar agrupados y en silencio; la madre deberá estar tranquila y relajada, una madre nerviosa puede significar que a los cachorros les pasa algo.

Si un neonato llora con frecuencia suele indicar enfermedad o falta de alimento. El aumento de peso debe ser progresivo, en cachorros es de aproximadamente 2-3 g por kg de peso adulto cada día y en gatitos 7 g/día [5]. Una falta de aumento de peso puede orientarnos hacia la existencia de una patología (fig. 3).

Es importante examinar la intensidad del reflejo de succión; esto se realiza aproximando el hocico del neonato a una mama a la que previamente hemos exprimido con suavidad para que salga un poco de leche (fig. 4). La ausencia de este reflejo sugiere un mal estado de salud del cachorro, además el empeoramiento será rápido debido a la falta de ingestión de alimento.

El examen de la cavidad oral es muy importante para descartar el paladar hendido (fig. 5). Posteriormente exploraremos la zona perianal y genital, donde podremos detectar anomalías congénitas como la imperforación anal y las fístulas. Para comprobar la presencia del reflejo anogenital debemos dar un suave masaje con un algodón humedecido sobre la zona genital; además, así podremos observar la orina, su apariencia y color, pudiendo detectar si es normal, sanguinolenta, etc. Por lo general su color debe ser muy claro, ya que el neonato en los primeros días no tiene capacidad para

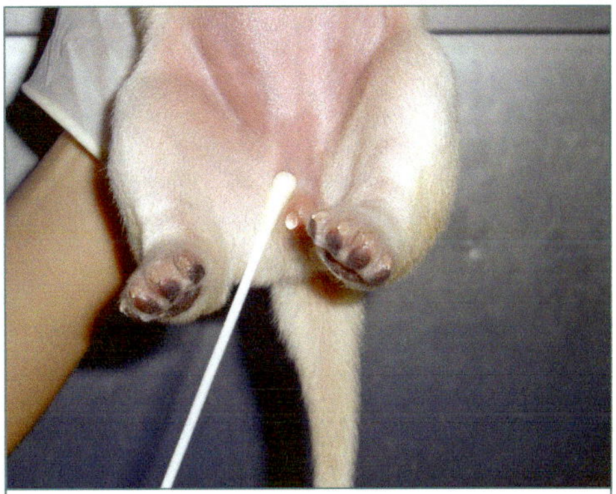

Figura 2. Recogida de una muestra de orina estimulando el reflejo de micción del neonato con una torunda de algodón.

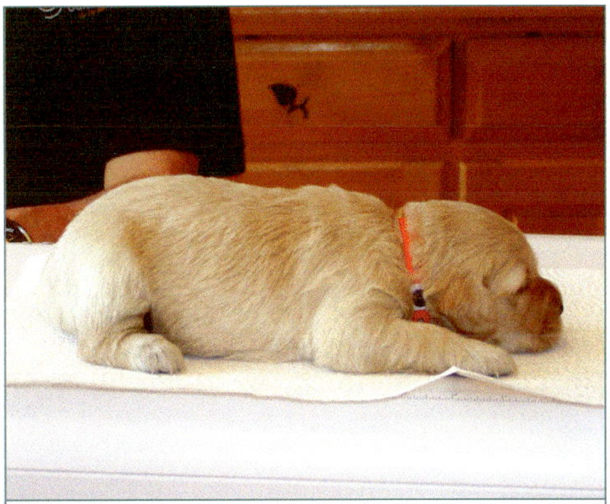

Figura 3. El control del peso es fundamental para evaluar la existencia de alguna patología.

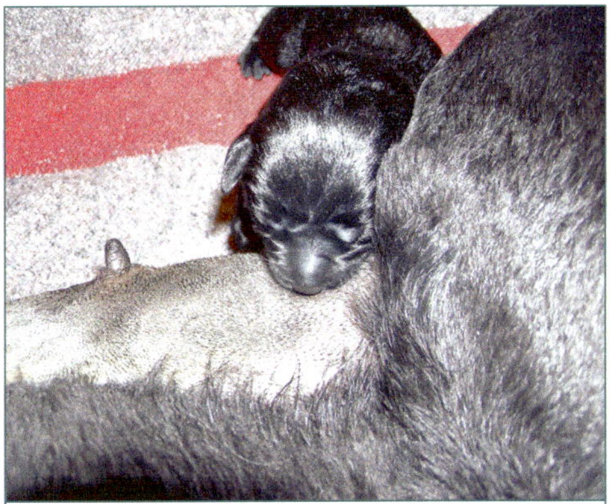

Figura 4. Reflejo de succión después de la recuperación neonatal.

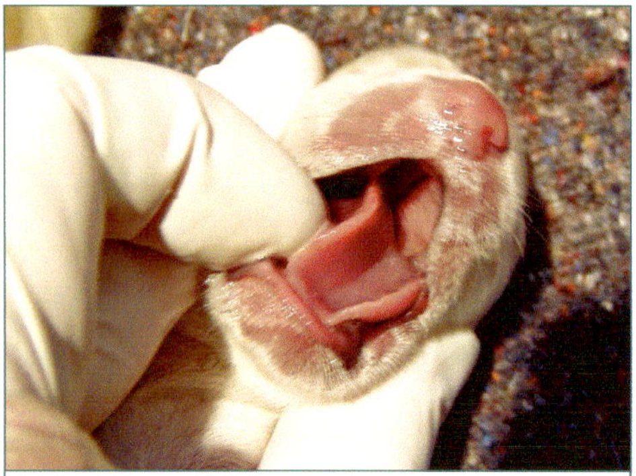

Figura 5. Paladar hendido.

concentrar la orina; por ello presentan un alto riesgo de sufrir deshidratación.

La temperatura corporal del neonato al nacimiento oscila entre los 34,5 y los 36 °C y se mantiene estable entre los 36 y 37 °C durante las dos primeras semanas de vida [1].

El ritmo respiratorio es más elevado que en el adulto, oscilando en el neonato entre las 15 y 35 respiraciones por minuto. La frecuencia cardiaca también es mayor que en el adulto, siendo sus valores fisiológicos de 200 a 250 ppm [3].

En el caso de que sea necesaria la alimentación artificial, la cantidad de leche que debe ser administrada a recién nacidos es de 5-6 ml/100 g, incrementando 1 ml por toma en cachorros y 1 ml por día en gatitos. Aproximadamente deben ingerir el 15% de su peso al día, dividido en 4 tomas.

Interpretación radiológica (5)

Si el veterinario no conoce las diferencias anatómicas y de imagen radiológica respecto al animal adulto, las radiografías pueden ser difíciles de interpretar (fig. 6).

En la imagen radiológica torácica existen algunas variaciones. La presencia del timo, que se encuentra en el tórax craneal en el lado izquierdo, puede simular una masa consolidada mediastínica o pulmonar. También se debe tener en cuenta que el corazón ocupa más espacio en el tórax que en los adultos y por ello puede parecer que está falsamente aumentado de tamaño.

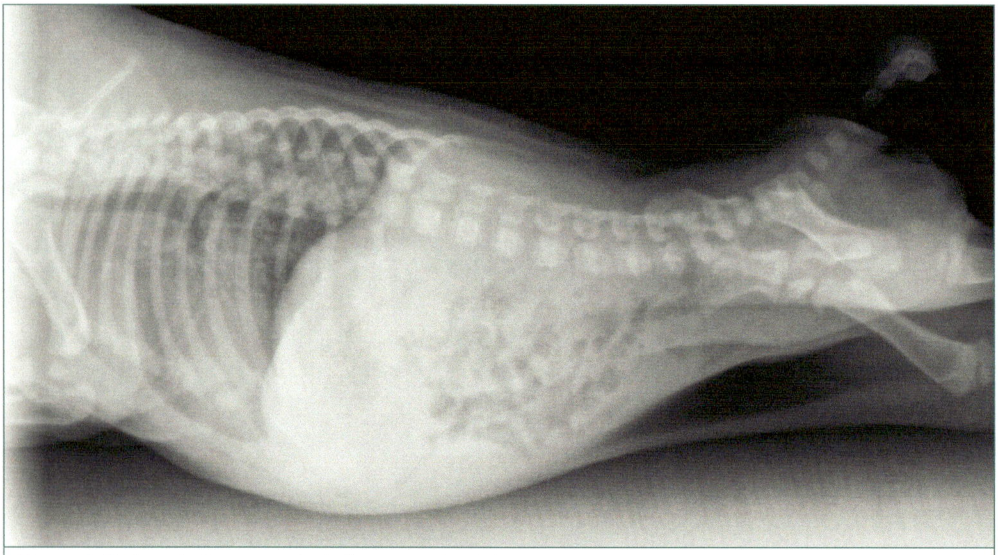

Figura 6. Radiografía de un neonato de 2 semanas de edad.

Finalmente, el parénquima pulmonar es más opaco que en adultos porque su contenido en agua está incrementado.

En la radiografía abdominal, la ausencia de mineralización costocondral puede dar un aspecto de hepatomegalia, al simular una imagen en la que el hígado sobresale más de lo normal de los límites de la caja torácica. Además, la carencia de grasa abdominal también puede obstaculizar la interpretación.

Principales patologías del neonato

Antes de comentar las principales patologías, es importante conocer los signos clínicos que presentan los neonatos enfermos.

¡ATENCIÓN!

Los síntomas más representativos de que un neonato puede estar enfermo son el llanto continuado durante más de 20 minutos, un mal aspecto general, ausencia del reflejo de succión, respiraciones irregulares, no aumento de peso corporal y la ausencia de tono muscular (6).

Aquí se han clasificado las patologías más frecuentes y relevantes sufridas por los neonatos en función de si son causadas o derivadas de alguna manera de la madre, o si son de los neonatos propiamente dichas, ya que su diagnóstico, abordaje y tratamiento son significativamente diferentes.

Dentro de las patologías neonatales propiamente dichas destacamos las malformaciones congénitas, la hipoxia, la hipotermia y la hipoglucemia, las tres últimas ampliamente relacionadas entre sí. El enfriamiento, la deshidratación y la hipoglucemia son tres patologías que se asocian

PATOLOGÍAS DEL NEONATO

Patologías del neonato propiamente dichas

- Hipoxia neonatal.
- Hipotermia.
- Deshidratación.
- Hipoglucemia.
- Malformaciones congénitas.

Patologías del neonato derivadas de la madre

- Síndrome hemorrágico y carencia de vitamina K.
- Lesiones producidas por la madre.
- Infecciones bacterianas localizadas.
  - Piodermitis neonatal.
  - Oftalmía neonatal.
  - Onfalitis neonatal.
- Síndrome de la leche tóxica.
- Isoeritrolisis felina neonatal.
- Septicemia bacteriana neonatal.

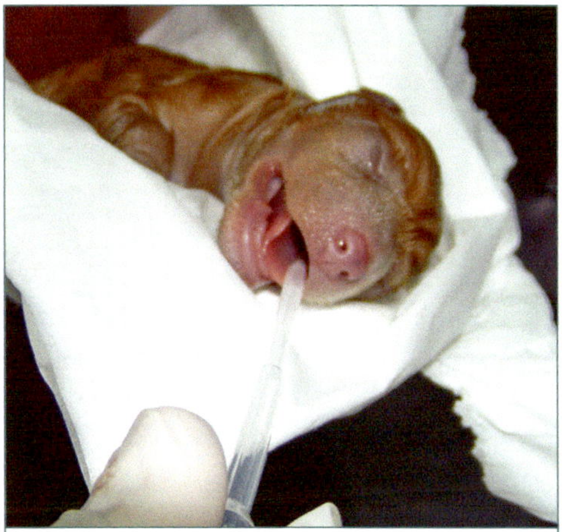

Figura 7. Limpieza de vías aéreas. Succión de los líquidos presentes en la orofaringe.

al **síndrome del cachorro debilitado** y dan lugar a una mala respuesta del neonato a otras patologías asociadas como pueden ser, infecciones bacterianas, parasitosis o infecciones víricas [1].

Hipoxia neonatal

La hipoxia neonatal es frecuente sobre todo en los primeros días de vida, en los cuales el cachorro presenta mayor riesgo de sufrirla [1, 2]. Su etiología está directamente relacionada con la intensidad de la primera respiración durante el parto, cuanto más intensa sea la primera inspiración, menos serán los alvéolos pulmonares que permanezcan colapsados o no funcionales. Por ello ha sido relacionada con partos en los que la expulsión ha sido lenta y la rotura de las bolsas ha ocurrido en el canal del parto, dando lugar a la respiración de los líquidos procedentes de las bolsas fetales.

Los principales síntomas son el aumento de la frecuencia respiratoria, por encima de las 40 respiraciones por minuto y la disminución de la frecuencia cardiaca a 80-100 ppm. Además, suele existir dificultad respiratoria, apnea y cianosis. Generalmente los neonatos con estos síntomas son rechazados por la madre [1].

El tratamiento se basa en estimular la función respiratoria, por ello, en primer lugar, realizaremos una limpieza de las vías aéreas mediante la succión con una jeringuilla de la zona faríngea y laríngea (fig. 7). Por otra parte activaremos la respiración frotando el tórax del cachorro con una toalla, suavemente, y mediante un masaje torácico (fig. 8); en caso de que fuese necesario, aplicaríamos presión positiva de oxígeno con una mascarilla adecuada a la vez que presionamos el balón (fig. 9).

A través de estas prácticas estimularemos la ventilación, a la vez que evitaremos que se enfríen (hipotermia).

CONSEJO

Es importante no limpiar las vías aéreas según lo anteriormente descrito en la literatura veterinaria, es decir, no debemos realizar movimientos bruscos de arriba abajo, aunque sujetemos adecuadamente la cabeza del cachorro, debido a que el riesgo de provocar una hemorragia por trauma cerebral (4) es muy elevado.

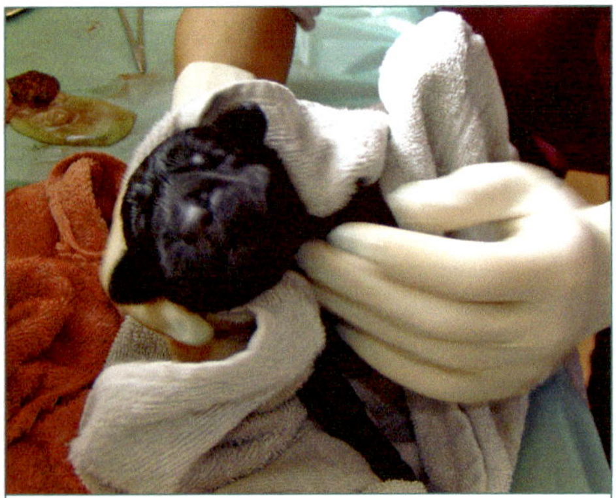

Figura 8. Estimulación de la respiración. Frotamos y secamos al neonato suavemente con una toalla.

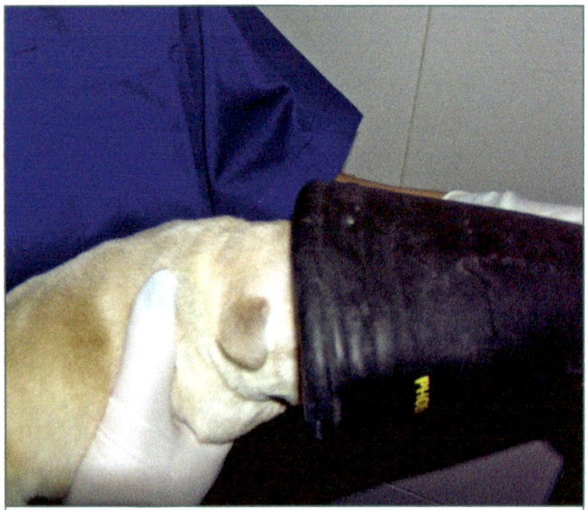

Figura 9. Aplicación de oxígeno con una mascarilla.

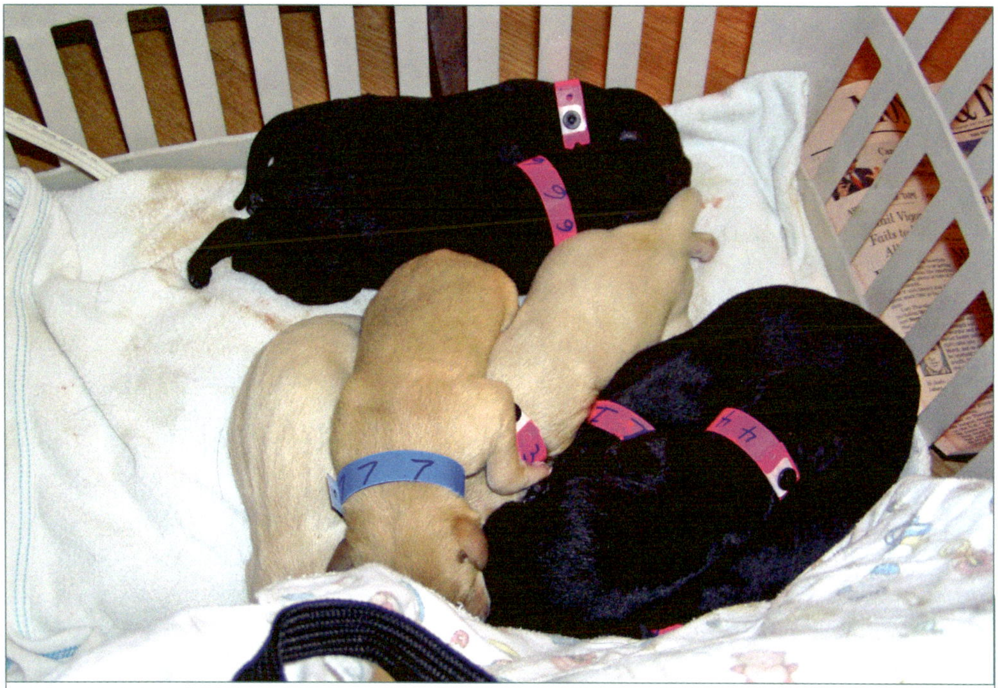

Figura 10. Calentamiento progresivo de una camada con manta eléctrica.

La profilaxis se basa en la observación y asistencia de los cachorros en el momento del parto. La respiración y vocalización espontáneas en el nacimiento se asocian positivamente a supervivencia neonatal, por lo que al nacimiento es muy importante la reanimación enérgica de los cachorros hasta obtener los primeros gritos [1, 2].

Hipotermia (enfriamiento)

El neonato no alcanza la temperatura basal de 38,5 °C hasta las 4 semanas, siendo su temperatura rectal al nacer de 35,5 °C. Las camadas poco numerosas, de dos o tres cachorros, son mucho más sensibles al enfriamiento que las camadas muy numerosas. Por ello, la temperatura ambiental debe considerarse un factor esencial y no debe bajar nunca de los 20 °C, ya que con valores inferiores se van a producir síntomas claros de hipotermia.

Los síntomas que podemos observar son la pérdida del reflejo de succión, aumento de la frecuencia respiratoria que se acompaña de una disminución de la frecuencia cardiaca, hipoxia tisular y acidosis metabólica producida por la disminución de la ingesta y, finalmente, la actividad del neonato se reduce hasta entrar en *shock*, coma y muerte.

El enfriamiento se debe tratar realizando un calentamiento progresivo lento, en 1 a 3 horas de duración, con botellas de agua caliente o con una manta eléctrica a baja potencia (fig. 10), con cuidado de no provocar quemaduras al neonato. En el caso de la administración de sueros, éstos deben encontrarse siempre a la temperatura corporal fisiológica.

Los cuidados profilácticos en esta patología son fundamentales (fig. 11). La zona de la paridera deberá tener un control exhaustivo de la temperatura y no bajar de los 30-31 °C durante,

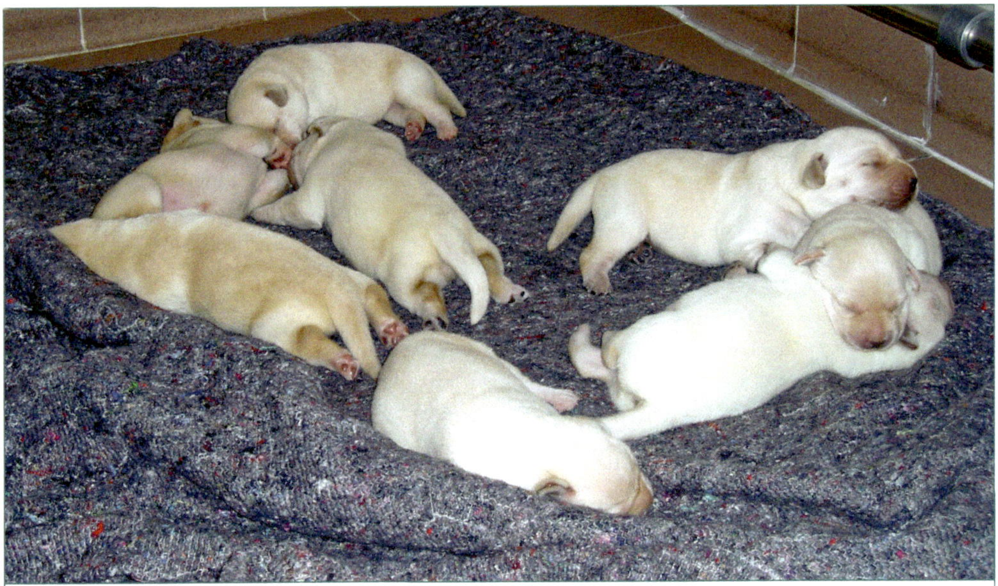

Figura 11. Reflejo de termotropismo positivo. Los cachorros se agrupan buscando calor.

por lo menos, los 8 primeros días. A partir de la 2ª semana estabilizaremos la temperatura a 23 ºC y la mantendremos así hasta la 4ª semana.

Deshidratación

Se produce por una disminución de la ingestión de leche, o por una humedad ambiental por debajo del 35%. Los síntomas principales son pérdida del reflejo de succión, lloriqueos que van en aumento, disminución de la vitalidad y finalmente enfriamiento [1]. Como signo clínico podemos evaluar la persistencia del pliegue cutáneo.

El diagnóstico lo podemos realizar controlando la curva de peso, de forma que debemos pesar al cachorro diariamente. El cachorro disminuye su peso al nacimiento en las primeras 24 horas y debe recuperarlo a las 48 horas de vida. A los 10-14 días debe pesar el doble del peso con el que nació, y la ganancia diaria media deberá ser de 2-3 g por kg de peso del adulto [1, 2], de forma que un Labrador, cuyo peso adulto será de 30 kg, deberá aumentar entre 60 y 90 g/día.

El tratamiento se basa en rehidratar al cachorro con biberones de agua azucarada y, si esto no es suficiente, recurriremos a la lactancia artificial o incluso a la fluidoterapia, siempre a la misma temperatura que la corporal fisiológica para evitar hipotermias.

Hipoglucemia

Es una patología relativamente común en camadas muy numerosas, en madres con mastitis, agalactia, con poca leche, con estrés y en cachorros huérfanos.

¡ATENCIÓN!

Es importante tener en cuenta que los cachorros poseen una mayor demanda de glucosa, unas mayores pérdidas por orina y una menor capacidad hepática de síntesis y almacenamiento.

Generalmente deriva en hipotermia y deshidratación; los principales signos clínicos son la vocalización continua, pérdida del reflejo de succión, bradicardia, disnea y alteraciones de tipo nervioso, que comienzan con pequeños temblores e irritabilidad y que continúan con convulsiones, coma y muerte [1].

El tratamiento se basa en la fluidoterapia (dextrosa al 5 o al 10%) [3] hasta que estabilicemos al neonato y en alimentar a la camada con leche artificial; o en el caso de criaderos, puede considerarse el poner a los neonatos con otra madre que tenga menos cachorros o más producción láctea.

En gatitos los procesos de hipoxia, hipotermia, hipoglucemia y deshidratación son similares a los de los perros. En gatitos está descrito el **síndrome de maladigestión específico**. Se considera que este síndrome ocurre en gatitos cuyas enzimas digestivas no son suficientes para llevar a cabo la digestión de las cantidades de leche que ingieren, por ello presentan un cuadro clínico de dolor e hinchazón abdominal, heces grises y vocalización excesiva. Se asocia a gatitos menores de 90 g al nacimiento. El tratamiento generalmente es efectivo en 48 horas en gatitos que superen los 90 g de peso, en el resto la eficacia es dudosa. Este tratamiento se basa en la administración subcutánea de 0,01 ml/g/día de suero glucosado isotónico atemperado, y en la administracion vía sonda gástrica de leche artificial con bicarbonato sódico en pequeñas cantidades.

Malformaciones congénitas

Las malformaciones congénitas pueden tener varios orígenes y en ningún caso significa que sean heredables. Su etiología es muy variada y pueden ser de origen genético, alimentario, iatrogénico o vírico.

- Las **causas iatrogénicas** son aquéllas producidas por la administración de medicamentos durante la gestación. Nosotros recomendamos la menor utilización posible de medicamentos aunque no se hayan descrito efectos sobre el desarrollo neonatal. Entre los productos más teratógenos podríamos citar los corticoesteroides, la griseofulvina y determinados antiparasitarios como el diacinón y el carbarilo. Muchos de estos medicamentos pueden originar malformaciones (figs. 12 y 13) dependiendo de la dosis o del momento de la administración, pudiendo llegar incluso a causar muerte fetal y abortos.

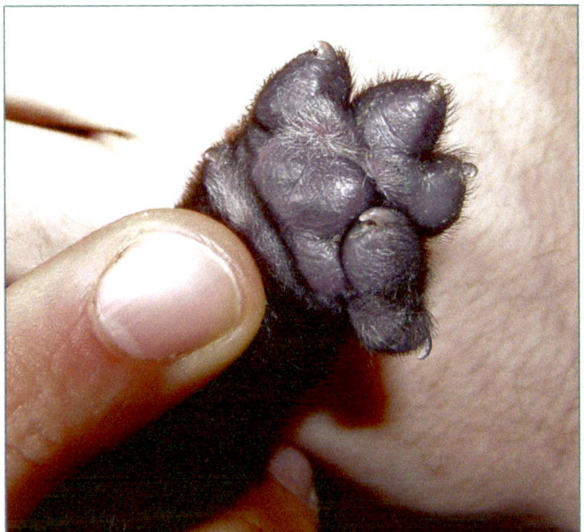

Figura 12. Dedo doble.

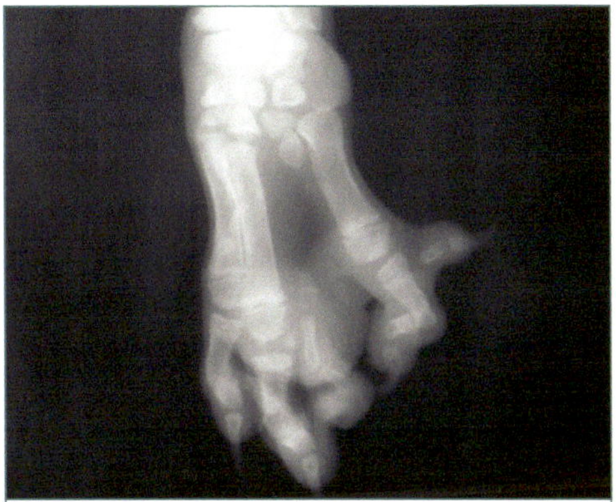

Figura 13. En la radiografía vemos que el dedo doble se acompaña de otras alteraciones como es la ausencia de falanges.

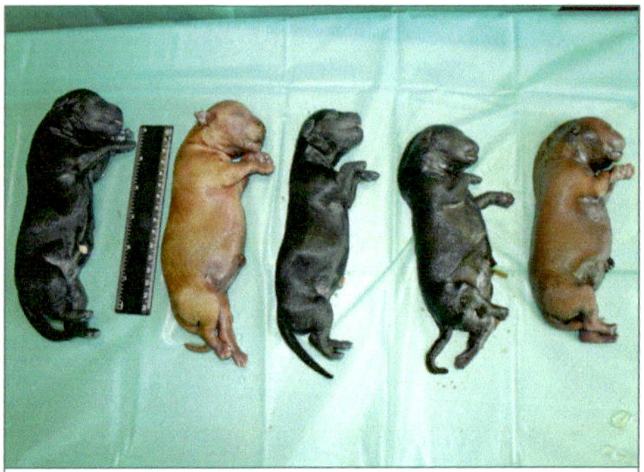

Figura 14. Aborto por herpesvirus.

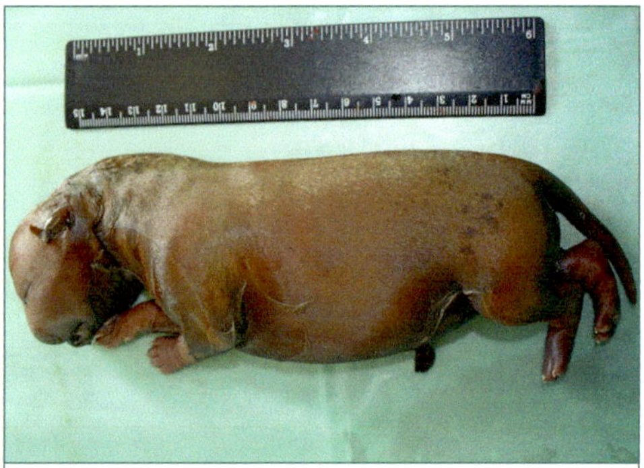

Figura 15. Anasarca.

- Las **causas de origen vírico** más frecuentes son la infección por el parvovirus CPV-1, que podría ser uno de los principales factores del anasarca, y por el herpesvirus (fig. 14).
- Dentro de las **causas alimentarias**, el exceso de vitamina A durante los días 17 a 22 de la gestación da lugar al paladar hendido, causado por un cierre precoz de las fontanelas; la alimentación hipoproteica de la madre puede producir la aparición del síndrome del cachorro nadador.

Las principales patologías congénitas del neonato son: anasarca, paladar hendido, diabetes insípida nefrógena y el síndrome del cachorro nadador.

- Los neonatos con **anasarca** se caracterizan por un edema subcutáneo, que suele ir acompañado de derrame torácico y abdominal; esto suele causar distocia y muerte del animal (fig. 15). Se cree que su origen se debe a una alteración cardiovascular prenatal. El origen puede ser genético, traumático o vírico, el último generalmente causado por el parvovirus canino tipo I cuando se acompaña de miocarditis. Se ha descrito en numerosas razas, pero es de elevada frecuencia en el Bulldog, constituyendo una de las principales causas de distocia.

  Su diagnóstico prenatal se basa en la observación ecográfica de derrame en cavidad torácica y abdominal del feto, además de un marcado edema en cabeza y cuello.
- El **paladar hendido** es la comunicación de la cavidad nasal y la oral debido a un defecto de formación del paladar. Además de las causas alimentarias (exceso de vitamina A), está provocado por alteraciones cromosómicas en la raza Shih-Tzu, y posiblemente en las razas Pointer, Bulldog Inglés, Bulldog Francés, Boston Terrier, Carlino, Pastor de Berna y Boxer. Además, se postula que su origen también puede ser iatrogénico por la administración de glucocorticoides a la hembra gestante.

  Este defecto impide que el neonato succione el alimento con normalidad, y suele derivar en ahogamiento y neumonías debido al paso de la leche al tracto respiratorio.

  Entre los 2 y los 4 meses, después de que el animal haya sido alimentado correctamente a través de una sonda gástrica, se puede realizar una cirugía correctora; sin ella el pronóstico es malo [7].
- La **diabetes insípida nefrógena** se basa en la falta de respuesta por parte de las nefronas a la ADH (vasopresina) produciendo una dilución en exceso de la orina (densidad de 1,001-1,003); esto deriva en deshidratación del neonato. La edad típica de aparición es a las 2 o 3 semanas; se aplica terapia de sostén

y en algunos casos tratamientos quirúrgicos a los 6 meses de edad, aproximadamente [7].

- El **síndrome del cachorro nadador** se caracteriza por un retraso en la capacidad del cachorro para mantenerse de pie e iniciar la marcha. Se detecta sobre las 3 semanas de edad al observar debilidad, movimientos sobre el esternón, aplanamiento dorsoventral del tórax y deformaciones en las extremidades; da la sensación de que el neonato esté nadando (fig. 16). El tratamiento se basa, en primer lugar, en disminuir la ingestión calórica de la madre. En el neonato, el tratamiento consiste en colocar una superficie antideslizante de tipo rugoso en la paridera, en la fisioterapia y en la estimulación de las almohadillas plantares con un cepillo varias veces al día.

Patologías derivadas de la madre

Como se ha comentado anteriormente, existen patologías neonatales derivadas de la madre, las más importantes son:

- Síndrome hemorrágico y carencia de vitamina K.
- Lesiones producidas por la madre.
- Infecciones bacterianas localizadas.
  - Piodermitis neonatal.
  - Oftalmía neonatal.
  - Onfalitis neonatal.
- Síndrome de la leche tóxica.
- Isoeritrolisis felina neonatal.
- Septicemia bacteriana neonatal.

Síndrome hemorrágico

Se trata de la manifestación clínica de la hipotrombinemia de los cachorros. Suele aparecer durante los 4 primeros días de vida y está causado por el déficit de aporte nutricional de vitamina K a la hembra gestante.

Los neonatos presentan debilidad, epistaxis, petequias en mucosas, equimosis subcutáneas y hematuria. Se debe tratar con vitamina K a dosis de 0,01-0,1 mg/día IM o SC y, en aquellos casos en los que el tamaño del cachorro lo permita, se puede efectuar una transfusión sanguínea.

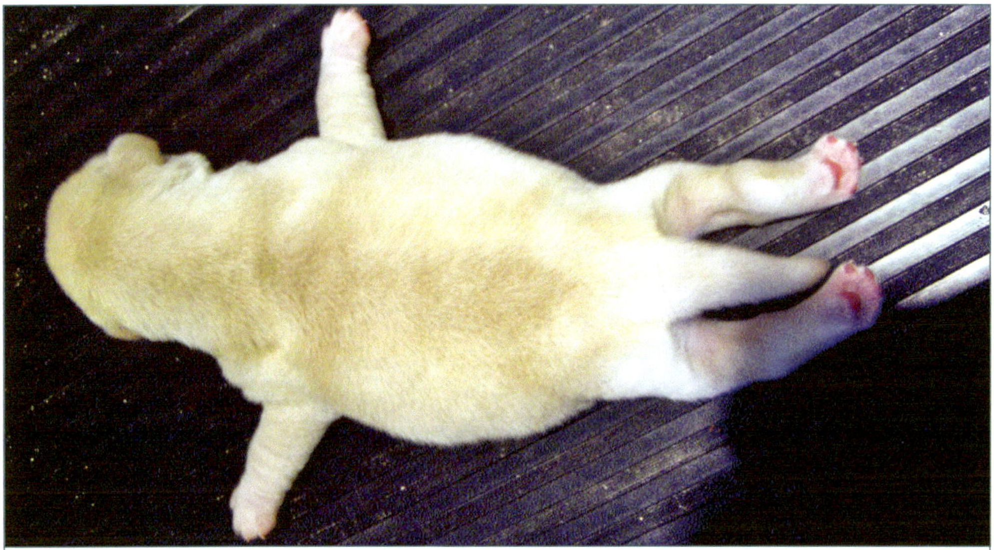

Figura 16. Síndrome del cachorro nadador.

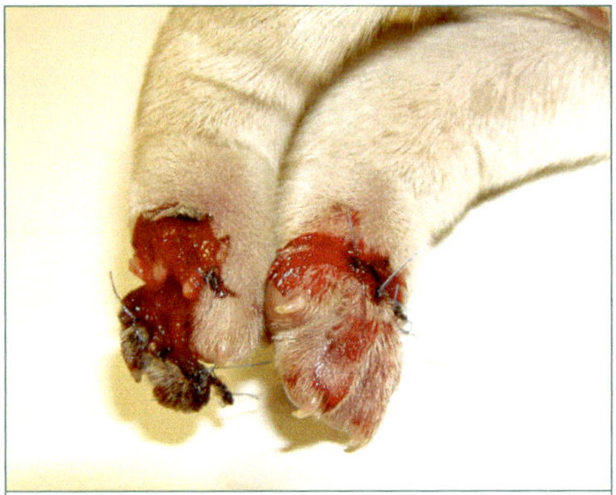

Figura 17. Heridas producidas por mordedura de la madre.

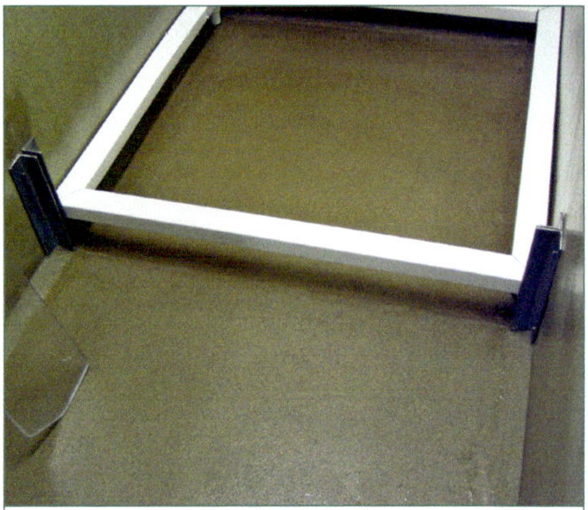

Figura 18. Protecciones laterales en una paridera.

Respecto a la profilaxis, el aporte de alimento fresco a la hembra suele ser suficiente, pero también se le puede administrar de 1 a 5 mg/día de vitamina K, según las razas, durante los 6 días previos al parto [1].

El síndrome hemorrágico en gatitos es más frecuente que en cachorros. En gatitos, al menor signo de sangrado o síndrome hemorrágico debemos administrar vitamina K natural, no sintética ya que causa hiperbilirrubinemia a dosis de 0,4 mg/100 g vía intramuscular.

Lesiones producidas por la madre

En ocasiones, la madre sufre alteraciones en su comportamiento que derivan en cachorros malnutridos, con hipotermia y que incluso pueden dar lugar a que la madre llegue a traumatizarlos y a matarlos. Esto ocurre en madres inexpertas, nerviosas, viejas, impacientes o con cuadros de ansiedad. El canibalismo suele estar asociado a hembras disocializadas, madres hiperactivas que lamen excesivamente el cordón umbilical y lo mordisquean (fig. 17), provocando la evisceración del cachorro que luego se comen y, finalmente, hembras primerizas o hembras que han sufrido una cesárea y que asocian el parto con el dolor. En esas hembras hiperactivas o con ansiedad funcionan bien los ansiolíticos.

CONSEJO

Nosotros recomendamos controlar el dolor poscesárea con butorfanol. Los efectos sobre el neonato son mínimos ya que la dosis que podría ser ingerida a través de la leche es muy baja.

Además, una caja o paridera inadecuada puede llegar a provocar la muerte de los cachorros por aplastamiento, sobre todo en razas grandes [1].

Es muy importante que la paridera disponga de protecciones laterales para evitar que el neonato sea aplastado por la madre (figs. 18 y 19).

Infecciones bacterianas localizadas

Existen diversos gérmenes que pueden provocar infecciones locales en los neonatos. Generalmente se producen por contacto, por lo que encontramos relación entre el causante de la afección en el neonato y el que puede estar provocando la misma lesión en la madre.

Dentro de la gran variedad de infecciones las más frecuentes son la piodermitis, la oftalmía y la onfalitis neonatal [1].

Piodermitis neonatal

Se caracteriza por la presencia de pústulas y costras en la piel de la cabeza y cuello del neonato, entre los 5-10 días de vida, generalmente causadas por distintas especies de estafilococos (figs. 20, 21 y 22). A menudo estas lesiones se acompañan de edema voluminoso de la cara y linfadenopatía de los ganglios submaxilares.

El tratamiento se basa en la aplicación de champús de povidona yodada y terapia antibiótica parenteral como la ampicilina a dosis de 10-25 mg/kg cada 8/12 horas [1].

Oftalmía neonatal

Se trata de una conjuntivitis purulenta aguda. Como es previa a la apertura de los párpados, los ojos sufren la presión de los exudados y el pus. El tratamiento consiste en abrir la hendidura palpebral y administrar colirios antibióticos.

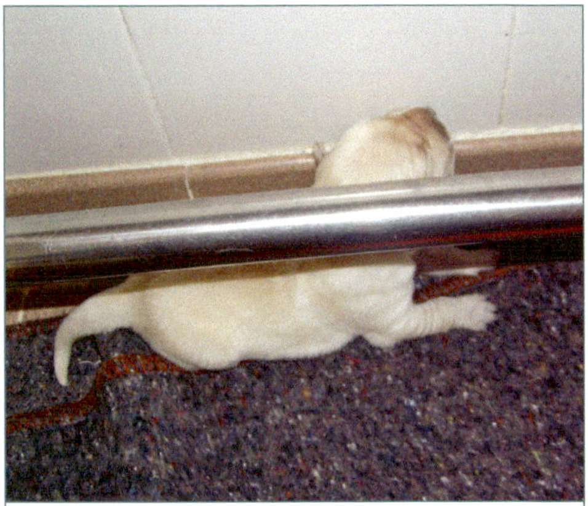

Figura 19. El cachorro se protege debajo de las protecciones laterales de la paridera.

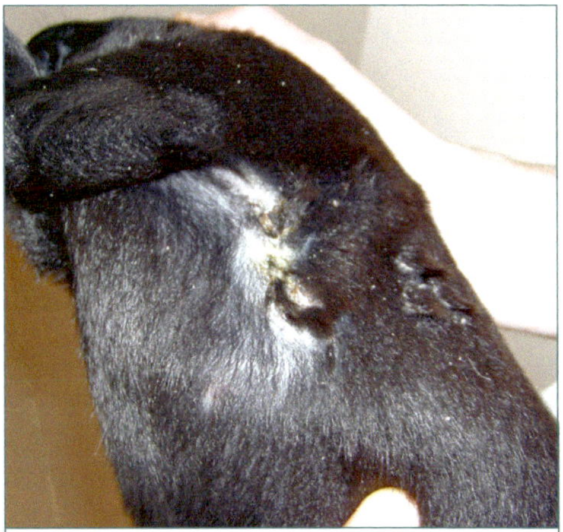

Figura 20. Piodermitis neonatal.

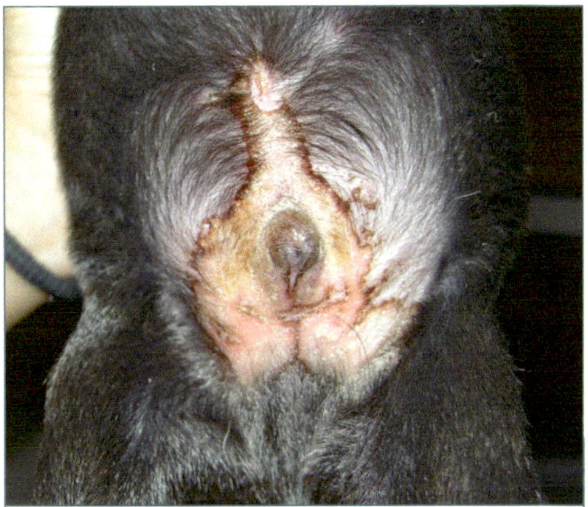

Figura 21. Dermatitis bacteriana en abdomen que se inicia por un exagerado lamido por parte de la madre.

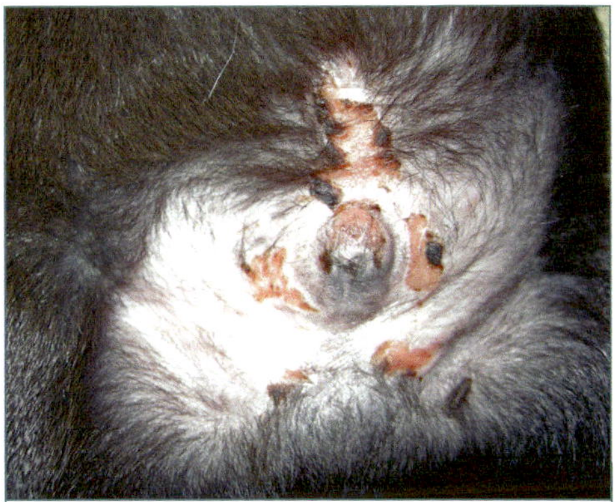

Figura 22. En esta imagen apreciamos la mejoría tras el inicio del tratamiento con cefalosporinas en el cachorro de la figura 21.

En gatos estos síntomas son indicativos de un proceso viral provocado por calicivirus o herpesvirus [1].

Onfalitis neonatal

Contaminación del ombligo por bacterias ambientales. Puede derivar en una peritonitis que puede ser fatal para la supervivencia del neonato, por ello, de forma preventiva, el ombligo de los recién nacidos se debe tratar con solución yodada inmediatamente después del nacimiento, para así reducir la contaminación y el riesgo de desarrollar una onfalitis-peritonitis [4].

Síndrome de la leche tóxica

Conjunto de síntomas generados en el neonato por una incompatibilidad con la leche materna debido a su composición, o por la presencia de toxinas bacterias en la leche. Está asociado a mastitis subclínicas, generalmente causadas por *E. coli*, un estafilococo o un colibacilo, aunque también se ha relacionado con carencias de cinc y un aporte insuficiente de proteínas en la alimentación de la madre.

La madre no suele presentar síntomas (figs. 23 y 24), aunque este síndrome suele estar precedido por un parto laborioso y se debe comprobar que no quedan secuelas de vaginitis o inicio de metritis. En algunos casos la mastitis puede no ser subclínica, presentándose enrojecimiento de la mama, fiebre y secreción glandular anómala de aspecto purulento a serosanguinolento. Los síntomas en los cachorros suelen desarrollarse entre los 3 y los 15 días de edad y se caracterizan por signos de incomodidad, gritos, hinchazón abdominal, tenesmo y, lo más característico, la presencia de un ano edematoso y violáceo.

El tratamiento se basa en la separación completa e inmediata de los cachorros, y en aplicar sobre éstos fluidoterapia y antibioterapia, además de alimentación artificial hasta la total recuperación de la madre. Generalmente se realiza un destete definitivo.

La madre debe ser tratada con antibióticos en función del agente etiológico y, en el caso de que el destete sea definitivo, se debe cortar la producción láctea con cabergolina a dosis de 5 µg/kg/día durante 6-8 días [1].

Isoeritrolisis felina neonatal

La isoeritrolisis felina neonatal se define como la destrucción de los glóbulos rojos por anticuerpos maternos calostrales contrarios al

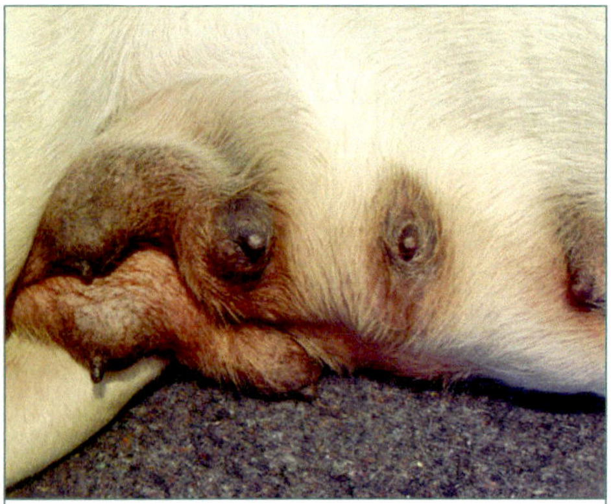

Figura 23. Síndrome de la leche tóxica. Se trata de una infección subclínica que normalmente no modifica las características de la leche ni de la mama.

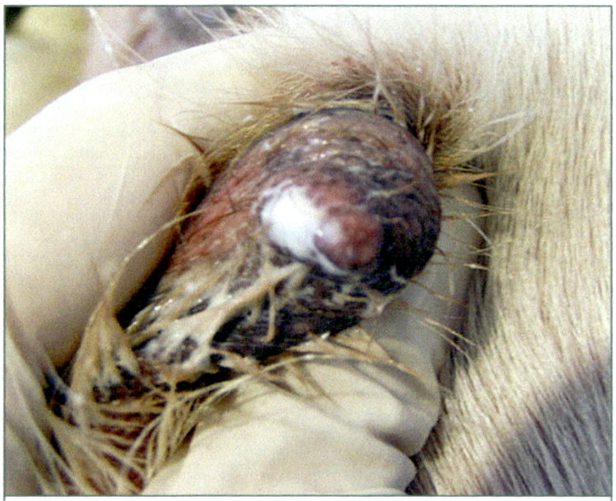

Figura 24. Detalle de una de las mamas. Aparentemente las características de la leche son normales.

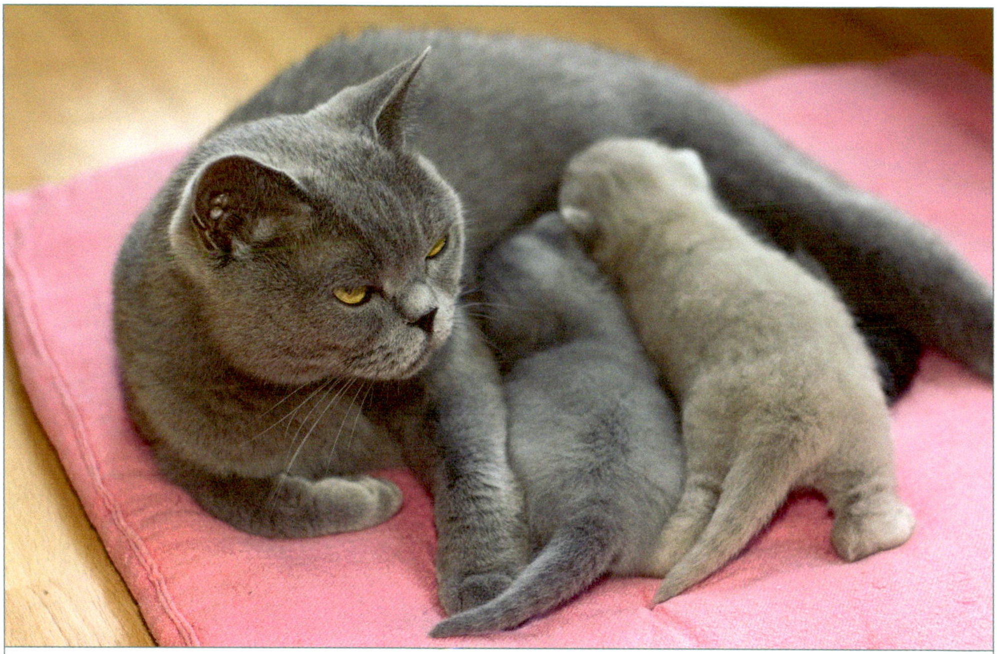

Figura 25. En la gata, la leche de los primeros días posparto contiene unos niveles de inmunoglobulinas similares a los del calostro.

grupo sanguíneo del gatito. El paciente felino posee tres posibles grupos sanguíneos: A, B y AB. Son del grupo A el 85-99% de los gatos domésticos, el 100% de los siameses, el 86% de los persas y el 59% de los Devon Rex. Debido a esta situación clínica el grupo AB es muy escaso. La placenta materna es endoteliocorial, por lo que los gatitos no reciben inmunoglobulinas maternas durante la gestación; pero sí que las reciben en el calostro. Las madres del grupo sanguíneo A, producen anticuerpos anti-B, por lo que causarían isoeritrolisis en gatitos B o AB, y viceversa. Los signos clínicos pueden ser muerte repentina o anemia, ictericia y/o hemoglobinuria. En caso de sospechar de esta situación clínica, debemos retirar el gatito de la madre, realizar una transfusión completa con sangre y conseguir que el gatito tome calostro o leche de una gata de su mismo grupo sanguíneo. Si no tuviésemos acceso al calostro, la leche de los primeros días posparto en el caso de la gata podría ser suficiente, ya que los niveles de inmunoglobulinas del calostro son similares a los de esta leche (fig. 25).

Septicemia bacteriana neonatal

La septicemia bacteriana neonatal puede causar un deterioro rápido, dando lugar a la muerte del neonato si no nos damos cuenta y no la tratamos con rapidez. Los organismos más frecuentemente asociados con septicemia son: *E. coli*, estreptococos, estafilococos, y *Klebsiella* spp. [4].

Dentro de los factores que predisponen a un cachorro a desarrollar septicemia se incluyen:

- Endometritis en la perra.
- Un parto, ya sea o no distócico, prolongado.
- Alimentación sustitutoria.

- El uso de la ampicilina dentro de los primeros días de vida (predispone a una bacteriemia resistente).
- El estrés.
- Peso bajo al nacimiento (menos de 350 g en el Labrador Retriever).
- Temperatura corporal inferior a 35,3 °C.

El riesgo que conlleva una alimentación sustitutoria está relacionado con las probabilidades de desarrollar una neumonía por aspiración y, además, suele estar asociada a niveles bajos de salud del neonato.

El diagnóstico antes de la muerte puede ser difícil, y los signos clínicos no llegan a verse porque la muerte ocurre repentinamente. Los síntomas que nos pueden indicar septicemia son: una disminución en la curva de aumento de peso, cachorros que no maman, vocalización excesiva, distensión y dolor abdominal, diarrea persistente, hematuria y temblor de las extremidades.

Cuando se sospecha de septicemia, el clínico debe considerar el aplicar pronto una terapia de amplio espectro, antibióticos bactericidas, nutrición parenteral, así como sondar o alimentar con biberón, mantener la temperatura corporal y administrar una fluidoterapia apropiada.

Las cefalosporinas de tercera generación (ceftiofur sódico) son una opción adecuada para el tratamiento de la septicemia neonatal, ya que alteran mínimamente la flora intestinal normal y son generalmente eficaces contra las bacterias más frecuentes. Se deben administrar en una dosis de 2,5 mg/kg vía SC cada 12 horas, no más de 5 días [4], y el tratamiento debe continuarse hasta 48 horas después de desaparecer los síntomas.

La terapia antimicrobiana más específica (espectro más estrecho) puede ser seleccionada una vez que se concluya el cultivo y antibiograma.

Hay que tener en cuenta que los neonatos con menos de 48 horas de vida tienen reducidos los niveles de trombina, por ello la administración de vitamina K puede ser útil (0,01-0,1 mg/día IM o SC por neonato [4]).

PUNTO DE VISTA DEL PROPIETARIO

El propietario **no** siempre es capaz de **percibir anomalías** en el curso del parto.

El propietario puede **no** hacer una **correcta exploración** del neonato.

Muchas **malformaciones congénitas** no son percibidas por el propietario.

El propietario suele **confiar** en que la perra es capaz de **atender a los neonatos** durante el parto y en los primeros días de vida.

El propietario **no ve** la necesidad de **desinfectar** el cordón umbilical del neonato.

El **estrés** causado por la **presencia de personas** puede potenciar el canibalismo de la madre hacia el cachorro.

Lo más habitual es que el propietario tenga **parideras inadecuadas** y que las condiciones medioambientales pongan en **riesgo** la viabilidad neonatal.

El propietario puede **no entender el síndrome de la leche tóxica**, al no existir síntomas en la hembra y ser una patología subclínica siempre ante bajas neonatales; además, puede ser **reticente a destetar** a los cachorros bruscamente.

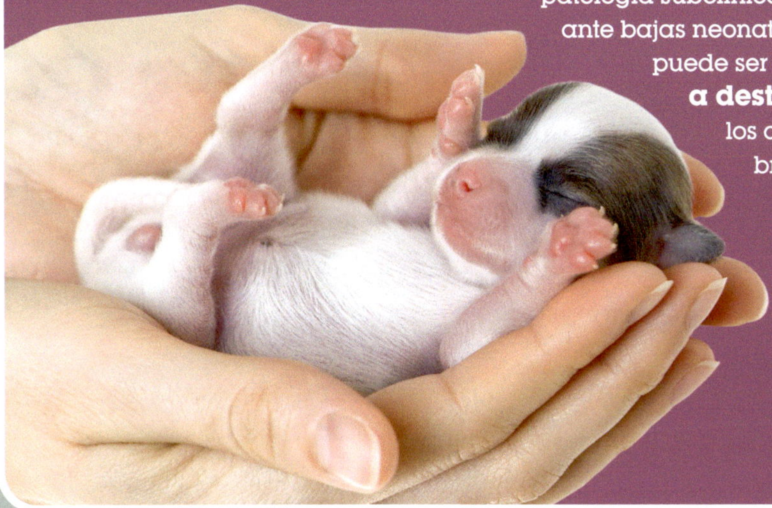

ASPECTOS IMPORTANTES QUE DEBE TENER EN CUENTA EL VETERINARIO CLÍNICO

Errores más frecuentes cometidos por el veterinario en neonatología

No conocer las **variaciones fisiológicas** y de los **valores analíticos del neonato** con respecto al adulto.

No realizar una **exploración minuciosa del neonato** en la que se pueden diagnosticar malformaciones importantes.

No conocer las **diferencias en las imágenes radiológicas** en los neonatos con respecto al adulto.

Realizar la limpieza de vías respiratorias mediante **movimientos bruscos** de arriba abajo.

Aplicar oxigenoterapia con **aire a bajas temperaturas** o aplicar **fluidos a bajas temperaturas**.

No recomendar al propietario el control de las **medidas medioambientales** más adecuadas.

No llevar a cabo un **control del peso adecuado** para advertir posibles patologías.

No **identificar individualmente a cada neonato** desde el nacimiento.

Bibliografía

1. PRATS, A. *Neonatología y Pediatría Felina*. Editorial Intermédica, Buenos Aires, Argentina, 2004.
2. ARUS, J., MARTÍ, S., PEÑA, F., PRATS, A. Libro de Ponencias Formación Continuada de AVEPA 1, 1998.
3. JOHNSTON, S.D., ROOT KUSTRITZ, M.V., OLSON, P.N.S. *Canine and feline theriogenology.* Editorial WB Saunders, Philadelphia, EE UU, 2001.
4. MARTÍ, S., ARUS, J. Cachorros prematuros y resucitación en cesáreas. Libro de Ponencias Congreso de Grupos de Trabajo de Avepa, Zaragoza, 2007.
5. MAUREEN, M. Pediatric emergencies. *Veterinary Clinics of North America: Small Animal Practice,* 2005; 35(2):421-434.
6. ARUS, J. Nconatología clínica. Manejo de colectividades. *Canis et Felis,* 2009; 98:90-103.
7. CERDEIRA, J. Enfermedades congénitas y programas de cría. Manejo de colectividades. *Canis et Felis,* 2009; 98:32-64.

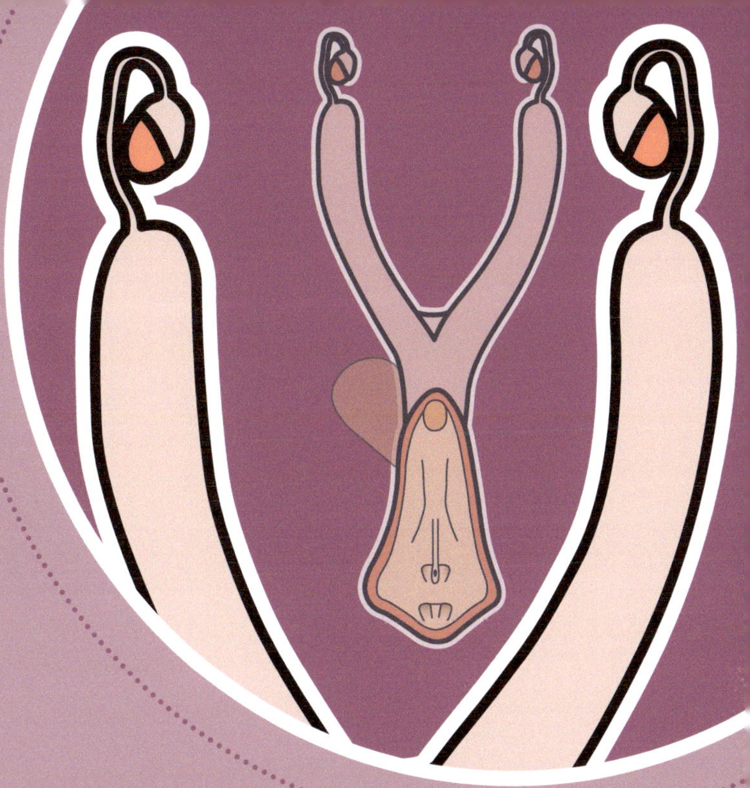

8 Patologías uterinas y ováricas

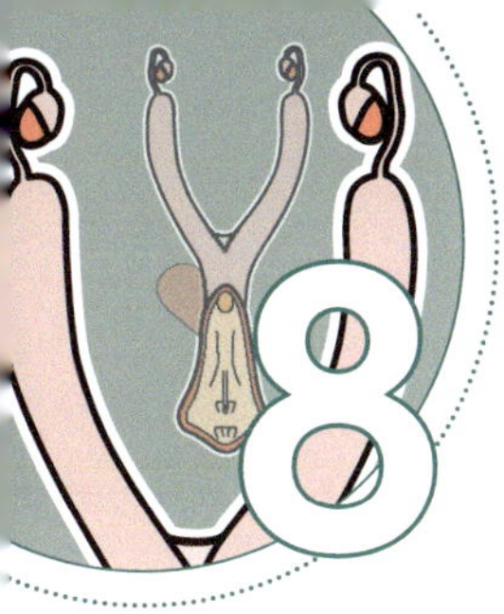

Patologías uterinas y ováricas

> El diagnóstico de los diferentes aspectos de las patologías uterinas y ováricas puede ser un reto para el veterinario clínico.
>
> Es fundamental para el éxito la evaluación de las diferentes patologías que pueden afectar a útero y ovario.
>
> Un diagnóstico correcto es esencial para determinar el tratamiento adecuado y para mantener la fertilidad de la perra.

Lesiones quísticas uterinas más frecuentes

Las patologías quísticas que aparecen en la pared uterina se pueden clasificar en dos grandes grupos, aquéllas que aparecen en la superficie serosa o miometrio y aquéllas que afectan al endometrio.

Los quistes que se desarrollan a partir del endometrio son muy variables en tamaño, número, distribución e histomorfología. Además, tienen una gran importancia clínica ya que pueden derivar en hiperplasia endometrial quística (HEQ), lesión uterina muy frecuente que a su vez está muy relacionada con el desarrollo de la piometra (P).

Las lesiones quísticas uterinas endometriales más frecuentes en las perras son los quistes asociados a hiperplasia endometrial (HEQ e hiperplasia pseudoplacentacional) y los pólipos endometriales.

Antes de describir cada una de estas lesiones es importante comentar la elevada reactividad del endometrio de la perra durante la fase luteal o diestro. Nomura y colaboradores realizaron estudios acerca de la sensibilidad y respuesta natural del endometrio durante la fase luteal, en los cuales se demostró la elevada sensibilidad a la estimulación mecánica y a la presencia de materiales extraños en la luz uterina [1]. El estudio se realizó introduciendo quirúrgicamente en la luz uterina diferentes materiales como sutura de seda, aceite de oliva, bario, tejido uterino y la bacteria *E. coli.*

Quistes asociados a la hiperplasia endometrial

La HEQ (figs. 1 y 2) es una patología que está presente en la mayoría de las perras a partir de los 5 años de edad y es una causa importante de infertilidad. En gatas, se ha descrito una mayor prevalencia en nulíparas mayores de 5 años (Lein y Concannon, 1983). Se produce normalmente como una respuesta del útero a diferentes factores, destacando la acción primaria de los estrógenos, seguida por la acción de la progesterona. Se han propuesto modelos de HEQ/P en los que se hace responsable del complejo a la administración de hormonas o a los tratamientos combinados de varias hormonas.

La concentración de progesterona en hembras con HEQ no es excesivamente alta, pero la administración de progestágenos, especialmente después de la influencia estrogénica, predispone al síndrome HEQ/P. La administración exógena de progesterona en hembras ovariectomizadas va a disminuir el número de receptores de hormonas esteroides, pero no se mantendrá a largo plazo [1].

A pesar de que los receptores de estrógenos y progesterona pueden ser modificados por la administración experimental de hormonas esteroides, se ha sugerido que los cambios en los receptores hormonales no están implicados en la patogenia del síndrome HEQ/P.

Hiperplasia endometrial pseudoplacentacional (HEP)

Existe otra forma de hiperplasia endometrial, muy diferente a la HEQ, que fue presentada hace unos 100 años y, aunque está descrita en los libros de texto, no es muy admitida por clínicos ni patólogos. También es conocida como hiperplasia endometrial en pseudogestación o "deciduoma", aunque la forma correcta de nombrarla es HEP.

En este caso, el endometrio va a responder a la estimulación con una remodelación altamente organizada, muy parecida histológicamente a los lugares de placentación del endometrio durante una preñez normal.

Pólipos endometriales

Se trata de pequeños agregados glandulares endometriales que, debido a la estimulación por el depósito de tejido conjuntivo intersticial, protruyen y crecen desde la pared endometrial hacia la luz uterina. Generalmente están en pequeño número y son de tamaño reducido. No causan graves consecuencias excepto si crecen mucho y ocluyen la luz.

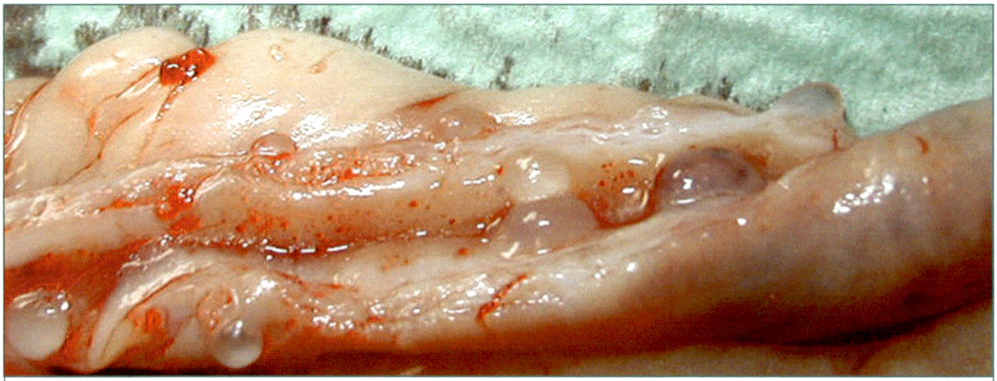

Figura 1. Quistes endometriales (HEQ).

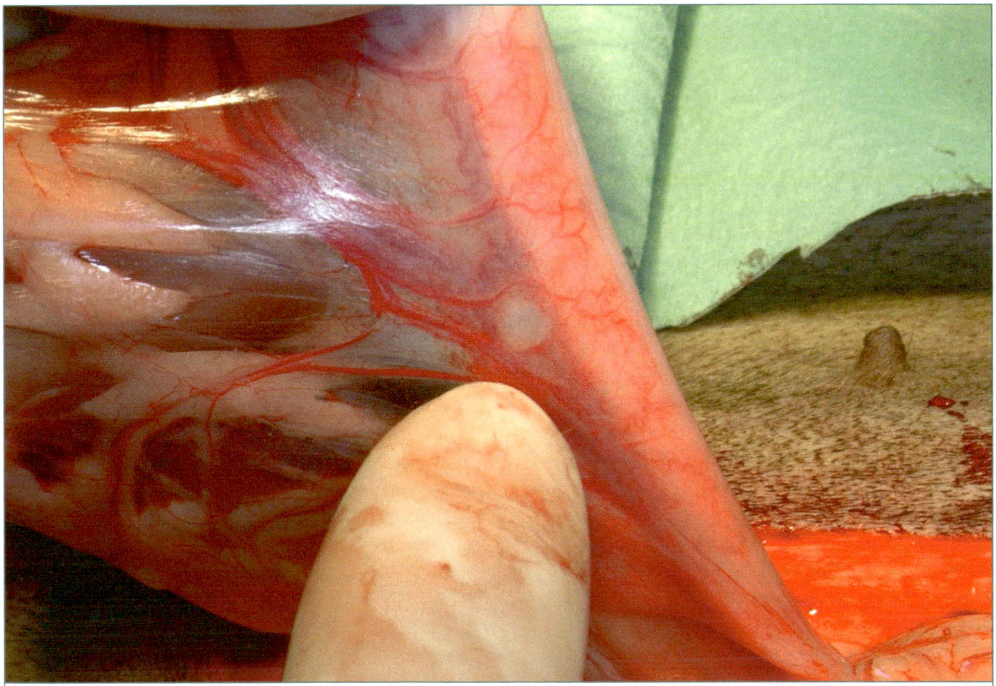

Figura 2. Quiste endometrial.

Quistes de tejidos uterinos no endometriales

Éstos pueden ser congénitos (procedentes del sistema ductal embrionario del macho), desarrollados (adenomiosis del miometrio) o adquiridos (quistes serosos del peritoneo). Existen diferencias en función de la localización, número y tamaño, y durante su diagnóstico se pueden confundir con vesículas embrionarias.

Quistes de los conductos mesonéfricos remanentes

Son quistes lisos, de tamaño variable (normalmente menores de 1 cm), que aparecen sobre los cuernos o el cuerpo uterino, cerca del ligamento ancho.

Su origen son los conductos masculinos, presentes durante el desarrollo embrionario del aparato reproductor, que deberían haber experimentado una involución completa.

Quistes de la serosa

Inicialmente son áreas de reacción de la misma, que dan lugar a quistes de paredes delgadas que sobresalen de su superficie (fig. 3). Pueden ser únicos o múltiples, y con frecuencia aparecen en grupos sobre cualquier zona de los cuernos uterinos o cuerpo. Su contenido es un líquido viscoso claro.

Son comunes en hembras tras la cesárea (fig. 4), cuando el útero ha sido demasiado manipulado.

Adenomiosis

Presencia de tejido endometrial ectópico dentro del miometrio o en la pared uterina. Pueden ser quistes pequeños, similares a glándulas endometriales, o más grandes cubiertos de epitelio endometrial; esta capa se puede atrofiar e incluso dar lugar a una imagen de "queso suizo" dibujado en la pared uterina.

Preñez

Las vesículas embrionarias pueden confundirse con lesiones quísticas, sobre todo en el caso de la hiperplasia quística uterina. La preñez debe tenerse muy en cuenta como diagnóstico diferencial en caso de encontrar vesículas o quistes uterinos con líquido en su interior en el endometrio (figs. 5, 6 y 7).

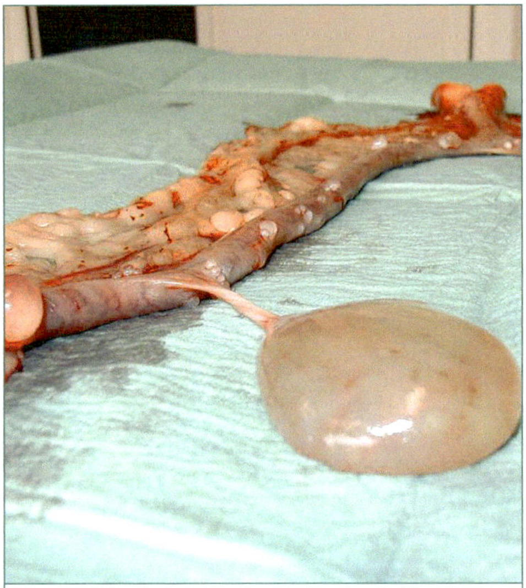

Figura 3. Quistes de la serosa.

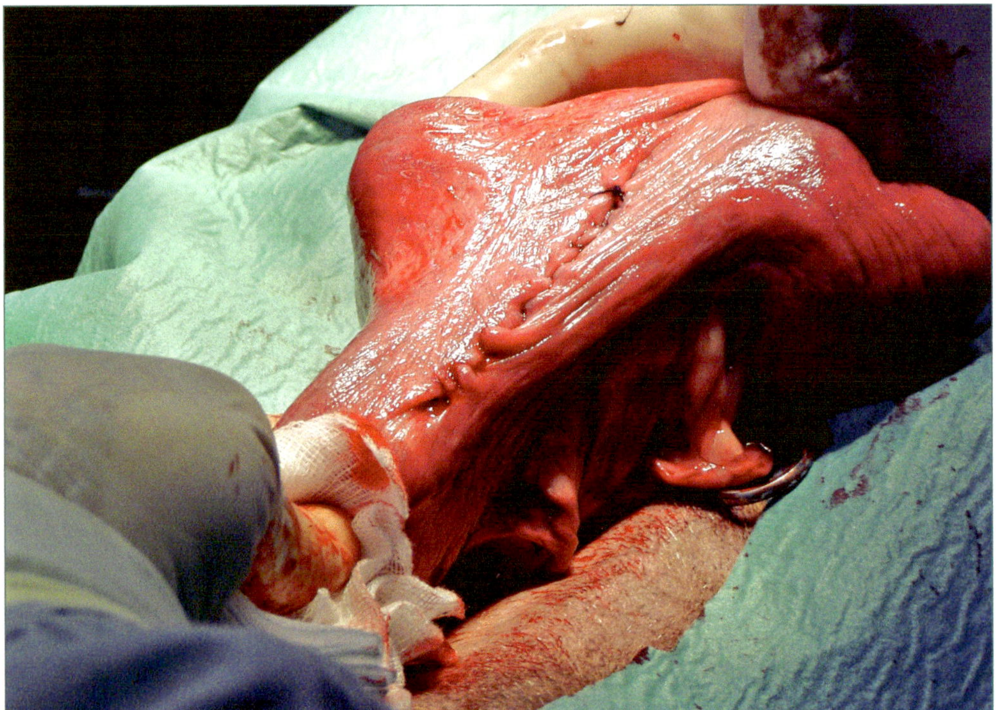

Figura 4. Cesárea. Sutura del cuerpo uterino después de extraer a los cachorros.

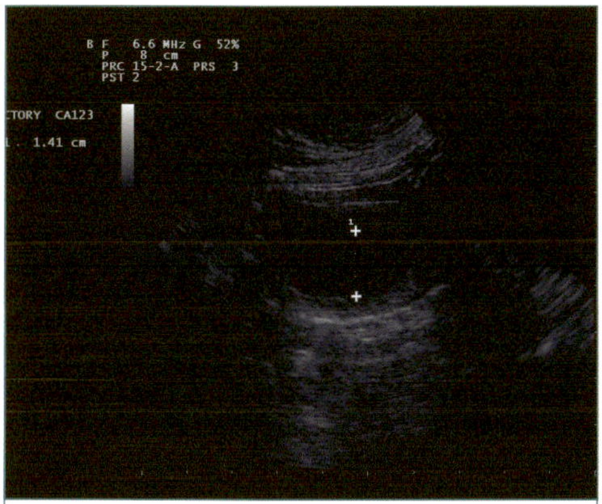

Figura 5. Gestación. Diámetro interno de la cavidad coriónica.

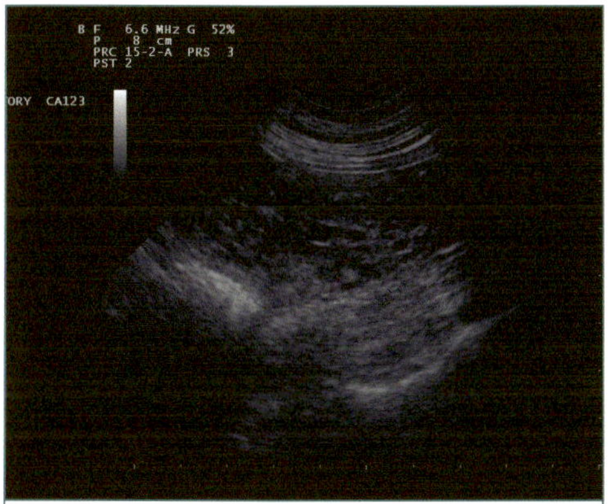

Figura 6. Hiperplasia endometrial quística (HEQ).

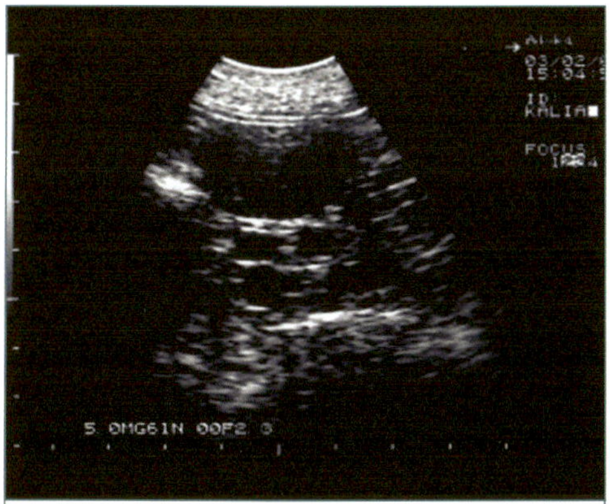

Figura 7. Hiperplasia endometrial quística (HEQ).

¡ATENCIÓN!

Se afirma que hay dos tipos de hiperplasia endometrial, ambas son patológicas y, mientras que en una se observa un aumento de tipo quístico de las glándulas endometriales (HEQ), en la otra (HEP), hay una respuesta pasajera similar a la remodelación endometrial de las zonas de placentación durante la gestación.

Estas dos lesiones son totalmente diferentes en cuanto a aspecto, patogenia e importancia clínica.

CONCLUSIONES

1. Las lesiones quísticas en el endometrio canino son frecuentes y se pueden diferenciar basándonos en su localización, distribución y morfología.

2. Los cambios proliferativos del endometrio pueden dar lugar a formaciones quísticas que pueden desembocar en lesiones con efectos perjudiciales en la reproducción, provocando incluso infertilidad.

3. El endometrio va a cambiar mucho durante el ciclo estral normal y más durante la preñez.

Piometra, hidrómetra, hematómetra y mucómetra

Dentro de las patologías que afectan al contenido uterino nos encontramos con la piometra, la hematómetra y la hidrómetra. Éstas han sido relacionadas con la hiperplasia endometrial quística.

La piometra canina es una enfermedad que afecta a casi una cuarta parte de las perras no castradas menores de 10 años.

Podemos diferenciar estos tres tipos de lesiones gracias al contenido uterino y a los distintos efectos sistémicos que causan en el paciente; siendo la piometra, particularmente la cerrada, potencialmente letal si no se diagnostica de manera rápida y se aplica un correcto tratamiento a tiempo. En cambio, las demás se producen por la acumulación de distintos tipos de fluido, siempre estéril, y ninguna de ellas presenta signos sistémicos significativos.

Definición

La **piometra**, por definición, es la acumulación de material purulento en el interior de la luz uterina de hembras no castradas, que ocurre generalmente durante o inmediatamente después del periodo de dominancia de la progesterona (enfermedad típica de diestro). Puede ser de dos tipos: de cérvix abierto o de cérvix cerrado (fig. 8), siendo esta última una urgencia quirúrgica que requiere rápida intervención.

Es común ver definida la piometra como el complejo endometritis/HEQ/piometra; ya que tradicionalmente se ha pensado que la endometritis subaguda da lugar a una hiperplasia endometrial quística (HEQ) y que, a su vez, las hembras que la padecen presentan predisposición a desarrollar una piometra.

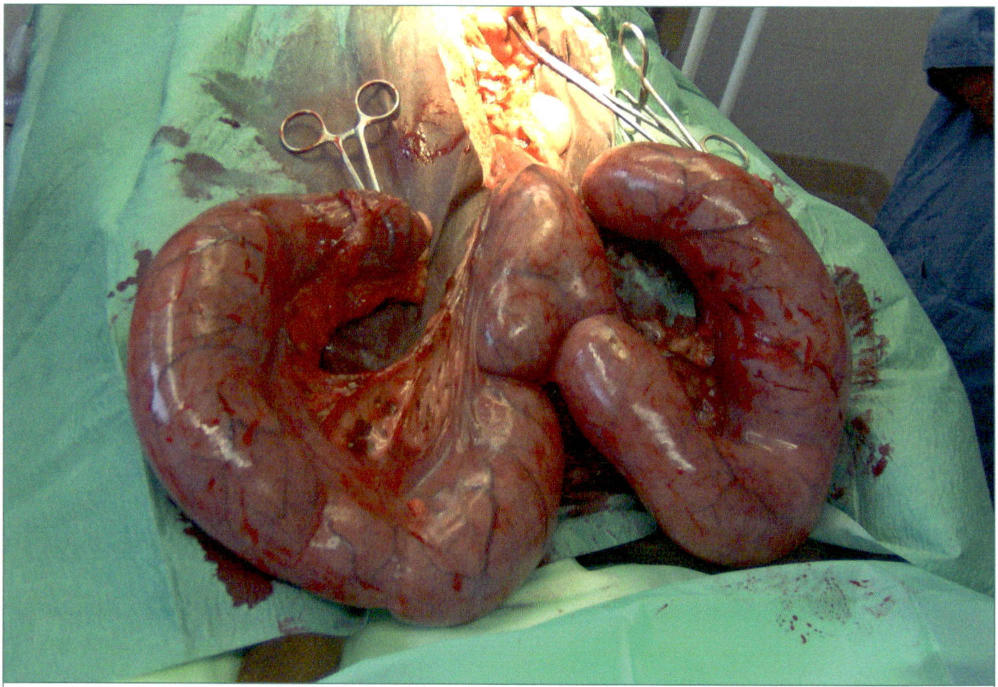

Figura 8. Piometra cerrada.

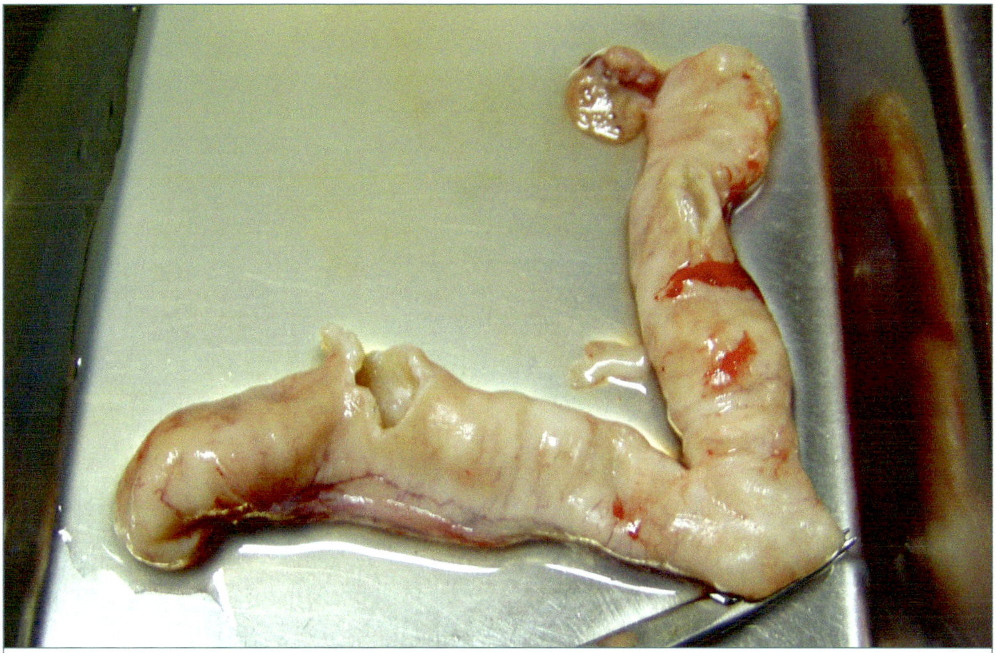

Figura 9. Hidrómetra felina. Al abrir los cuernos uterinos aparece un contenido líquido transparente, acuoso y estéril.

Otros estudios en cambio sugieren que, debido a las diferencias clínicas e histopatológicas de la HEQ y la piometra, éstas deben ser clasificadas de forma separada.

Aunque la mucómetra, hematómetra e hidrómetra suelen asociarse también con la HEQ deben ser diferenciadas de la piometra no sólo por la gravedad del proceso, sino también por el tipo de fluido contenido en la luz uterina:

- La **mucómetra** es una acumulación de fluido mucoso estéril e intraluminal.
- La **hematómetra** es una acumulación de fluido sanguinolento estéril.
- La **hidrómetra** es una acumulación de fluido acuoso estéril (fig. 9).

Es importante diferenciar, además, la piometra de la metritis posparto en cuanto a la patogenia, signos clínicos, tratamiento y pronóstico.

Epidemiología

Dentro de los principales factores que afectan a la epidemiología de esta enfermedad debemos considerar:

- La edad de la hembra.
- La fase del ciclo estral en la que se encuentra.
- Tratamientos con estrógenos o progestágenos.
- Ovariectomía.

La piometra afecta al 25% de perras adultas, generalmente antes de los 10 años. En gatas se asocia a nulíparas con más de 5 años de edad, aunque también puede ser diagnosticada en hembras jóvenes. Por ello la piometra debe ser incluida en el diagnóstico diferencial de hembras no castradas con síntomas compatibles.

En relación a lo comentado anteriormente, la mayor incidencia de casos se registra en perras mayores de 4 años [2], con edad media de 7 años (rango desde los 4 meses a los 16 años); aunque también existen casos en perras prepúberes y en hembras gestantes.

CONSEJO

Uno de los factores predisponentes que más destaca es la fase del ciclo estral en la que se encuentra la paciente, siendo el diestro, por la predominancia de la progesterona, el momento de mayor incidencia. Por ello, es importante conocer la fecha del último celo para realizar un correcto diagnóstico diferencial.

A pesar de este hecho un tercio total de los casos se registran en anestro. No se conoce si los animales fueron observados después del final de la fase luteal normal o si ha sido, por lo menos en algunos animales, un acortamiento prematuro de la fase luteal, inducida, por ejemplo, por la producción endógena de prostaglandinas como respuesta a una inflamación uterina [3].

Demostrados los efectos hormonales sobre el desarrollo de la patología, las terapias con progestágenos y estrógenos pueden provocar el desarrollo de una piometra, sobre todo en hembras jóvenes.

Respecto a la importancia genética sobre la incidencia, existen razas con mayor predisposición como los Rottweiler, San Bernardo, Chow Chow, Golden Retriever, Schnauzer Miniatura, Terrier, Collie... en cambio hay otras razas con menor riesgo de sufrirla como el Pastor Alemán, el Teckel y otros sabuesos.

Además, las hembras con anormalidades en vagina y vestíbulo vaginal, como septos, pueden presentar una mayor predisposición a padecer piometra [2].

¡ATENCIÓN!

Finalmente, es importante comentar que hasta un 75% de los casos se registran en hembras nulíparas, pero la relevancia de este hecho no ha sido demostrada actualmente. La posible importancia de ciclos estrales irregulares o el desarrollo de pseudogestación tampoco está demostrada (3).

Patogenia

Durante el diestro, la progesterona produce un incremento de la actividad de las glándulas secretoras endometriales, aumenta el grosor del endometrio, disminuye la contractilidad miometrial y provoca el cierre funcional del cuello uterino. Todo esto inhibe el drenaje de los exudados uterinos.

Estos efectos se acumularían después de varios ciclos estrales y así se explicaría la mayor incidencia en hembras de mediana y avanzada edad.

La progesterona, además, va a causar una inmunosupresión de tipo celular. Esta inmunidad local reducida, junto con las condiciones uterinas favorables para los microorganismos anteriormente descritas, es aprovechada por éstos para multiplicarse rápidamente. La bacteria aislada con mayor frecuencia en caso de piometra es *Escherichia coli,* aunque también pueden encontrarse *Staphylococcus aureus, Streptococcus* spp., *Pseudomonas* spp., *Proteus* spp., etc. Todas ellas ascienden desde la vagina hasta el útero y suelen aparecer en las heces de los animales afectados. Estas bacterias también han sido aisladas de cultivos vaginales en hembras sanas [3].

La contaminación bacteriana del útero ocurre al principio del diestro, cuando el cérvix está todavía abierto. En casos de HEQ, las secreciones no pueden ser eliminadas, dejando a los microorganismos oportunistas un medio óptimo para colonizar y proliferar.

E. coli es especialmente peligrosa debido a la liberación de endotoxinas que pueden causar un *shock* séptico. Dicha bacteria se adhiere específicamente a los sitios de unión en el endometrio, estimulado previamente por la progesterona a través del "factor de virulencia uropatogénico" (UVF) que induce la síntesis de genes como pap, sfa, hly A, cnF1 y fim. Se ha demostrado que estos genes en humanos favorecen la patogenia de *E. coli*, facilitando la unión con el epitelio [3].

Conociendo el papel de la progesterona, es interesante saber que hay perras con piometra y niveles basales de progesterona plasmática; en estos casos tendríamos como factores desencadenantes de la enfermedad, la incapacidad de un útero degenerado para contraerse o el fallo del cérvix para relajarse [3].

La HEQ se desarrolla como consecuencia de una estimulación repetida de progesterona durante la fase luteal del ciclo estral. A pesar de que se piensa que predispone a piometra, ambas pueden aparecer independientemente de la otra [2].

Aunque generalmente la HEQ precede al desarrollo de piometra, no progresa inevitablemente a piometra en todas las perras; de la misma manera, mientras que todas las perras desarrollan HEQ con la edad, sólo algunas de ellas desarrollarán la piometra [3].

¡ATENCIÓN!

Los trabajos actuales de Nomura *et al.* y Koguchi (1998) sugieren que la clásica secuencia de que la progesterona conduce a la HEQ y que luego ésta desemboca en piometra no es correcta, y que puede revertirse la dirección con la infección bacteriana como factor iniciador.

Una infección uterina subclínica o una irritación endometrial por cuerpo extraño durante el final del estro o principio del diestro puede estimular una hipertrofia/hiperplasia exagerada del endometrio, similar a la que ocurre durante la implantación ("reacción decidua"). El incremento resultante del endometrio glandular y de las secreciones del epitelio celular puede iniciar el desarrollo de la piometra o mucómetra, dependiendo de si el líquido acumulado en el útero es estéril o está contaminado con bacterias. Esta hipótesis se respalda con experimentos que demuestran que una serie de sustancias extrañas aplicadas en el útero en la fase luteal pueden provocar la proliferación del endometrio [1]. Así se demostrarían los casos de piometra en hembras jóvenes sin HEQ.

Además, la HEQ también se asocia con la mucómetra, ya que puede dar lugar a un espesamiento endometrial y, consecuentemente, a la acumulación de fluido viscoso en el útero (mucómetra) (figs. 10, 11, 12 y 13).

A pesar de que la asociación entre piometra y diestro ha sido establecida, no se conoce exactamente el mecanismo. Unos estudios sugieren que el exceso o la exposición prolongada a la progesterona es la responsable de la susceptibilidad a la piometra y, por tanto, se podría inducir

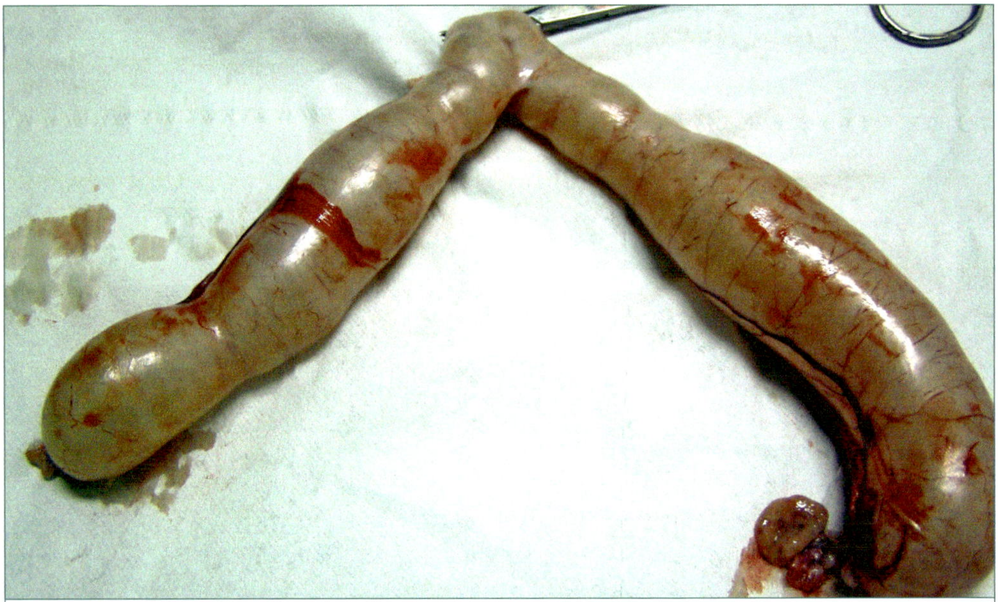

Figura 10. Mucómetra en una gata.

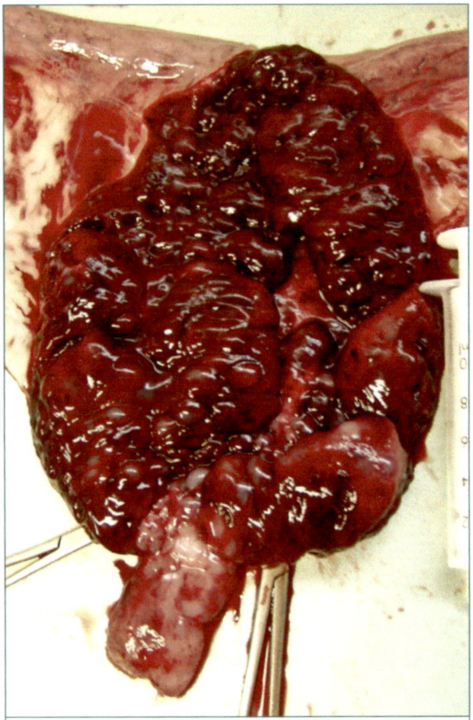

Figura 11. Hiperplasia endometrial quística del cuello del útero.

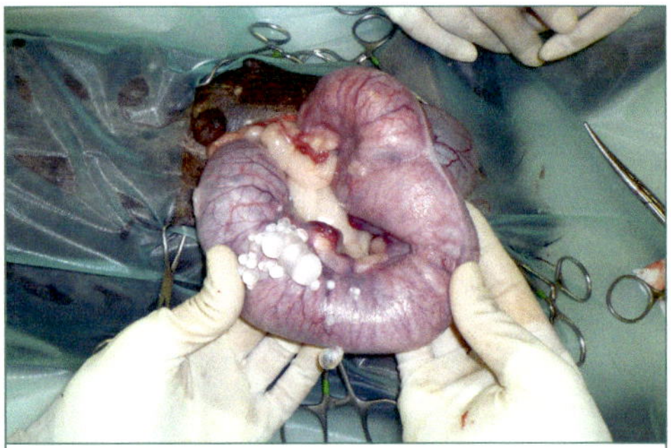

Figura 12. Hiperplasia endometrial quística. Se aprecian también quistes en la serosa. En este caso no había signos de infección uterina.

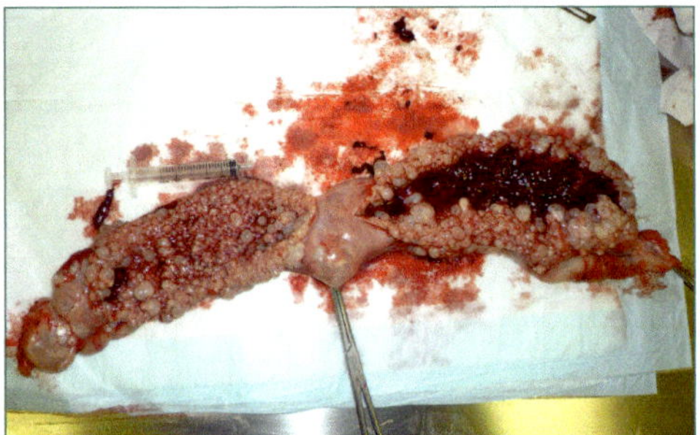

Figura 13. Detalle del interior de ambos cuernos.

experimentalmente mediante la administración de progesterona exógena en perras ovariectomizadas [4]. Sin embargo, estudios más recientes no han sido capaces de demostrar que altas concentraciones o periodos prolongados de secreción de progesterona desemboquen en piometra [2].

La estimulación estrogénica previa al predominio de la progesterona es también un componente fundamental de la patogenia, pero se ha demostrado experimentalmente que la exposición del endometrio solamente a los estrógenos no provoca cambios patológicos en el mismo, ni cambios tisulares significativos [2].

En resumen, la piometra se ha considerado comúnmente el resultado de la interacción entre la bacteria potencialmente patógena y la preponderancia de la progesterona (alterada o no) sobre el endometrio, en una secuencia que todavía necesita ser confirmada [3].

Signos clínicos y examen físico

Los signos clínicos de piometra en hembras dependerán en primer lugar de si el cérvix permite el drenaje suficiente de líquido purulento o no.

Piometras abiertas

El signo típico es la descarga vaginal maloliente, de tipo sanguinolenta a mucopurulenta.

No es un cuadro tan grave como en el caso de piometra cerrada y en su inicio no suelen mostrar ningún otro signo más que la descarga vaginal.

Otros signos inespecíficos son: letargia, depresión, inapetencia a anorexia, poliuria/polidipsia, vómitos y diarreas.

Piometras cerradas

Las hembras que presentan una piometra cerrada se encuentran gravemente enfermas, con signos muy marcados de depresión, letargia, inapetencia y frecuentemente distensión abdominal. A menudo están deshidratadas, septicémicas, toxémicas e incluso en *shock*. Pueden presentar fiebre o no (no es frecuente) y en caso de toxemia estarán hipotérmicas. Es común no observar descarga vulvar, aunque afortunadamente en algunos casos sí habrá algún tipo de descarga vaginal [3]. El vómito es uno de los signos más comunes en perras con enfermedad severa.

La piometra causa diferentes grados de enfermedad sistémica, en cambio la mucómetra no origina síntomas manifiestos. Ambas pueden provocar un agrandamiento palpable del útero debido al fluido acumulado.

¡ATENCIÓN!

Poliuria/polidipsia suelen ser citados como signos típicos, y están relacionados con un deterioro renal característico de la enfermedad. Aun así, estos signos clínicos no deben ser considerados como indicadores de esta enfermedad, ya que se presentan en menos de la mitad de las perras con piometra confirmada (2).

En caso de piometra, el tamaño del útero es inversamente proporcional al grado de apertura cervical. Si se sospecha de piometra se debe palpar con cuidado el abdomen para evitar una posible rotura uterina, ya que la pared va a estar muy debilitada.

Tanto la HEQ leve como la mucómetra no suelen desarrollar signos clínicos destacables; únicamente descargas vaginales estériles y problemas de infertilidad debidos a la alteración del endometrio.

Hallazgos diagnósticos

Métodos complementarios (2)

- El **examen citológico** de la descarga vaginal es de gran utilidad en los primeros momentos, ya que nos permite diferenciar entre piometra abierta, mucómetra, hidrómetra y hematómetra.

- En caso de piometra observamos gran cantidad de neutrófilos, a menudo degenerados. Además podremos observar bacterias intra o extracelularmente.
- En caso de mucómetra, la citología muestra una pequeña cantidad de neutrófilos, con o sin cambios degenerativos, glóbulos rojos, células endometriales (con citoplasma espumoso) y una cantidad variable de detritus.
- En caso de hidrómetra, escasos glóbulos rojos y bancos, moderado número de células endometriales, pequeña cantidad de moco y gran cantidad de detritus.
- En caso de hematómetra, el tipo celular predominante son los glóbulos rojos; además se observan escasos glóbulos blancos, de poca a moderada cantidad de moco, escaso número de células endometriales y de mínima a moderada cantidad de detritus.

Diagnóstico por imagen

Además del análisis citológico se puede palpar el aumento del útero, efectuar un examen con vaginoscopio o realizar una **ecografía**; ésta última es la técnica más útil y la más fiable para alcanzar el diagnóstico definitivo.

La imagen ecográfica suele sugerir un útero aumentado de tamaño, con fluido en su luz y cuernos tortuosos con repliegues. El contenido luminal generalmente es heterogéneo y en ocasiones se pueden observar formas de remolinos en movimiento.

El espesor de las paredes uterinas y las características del fluido pueden ser determinantes a la hora de diferenciar gestación, HEQ, piometra y mucómetra [3]:

- Un endometrio engrosado con estructuras quísticas es diagnóstico de HEQ, con o sin piometra. Puede existir o no edema endometrial.

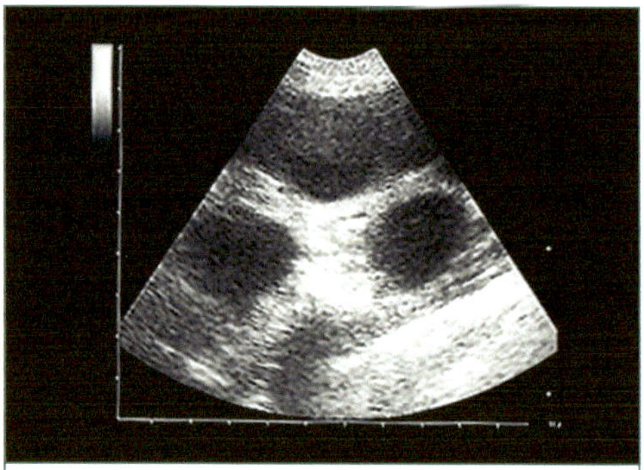

Figura 14. Ecografía de una piometra.

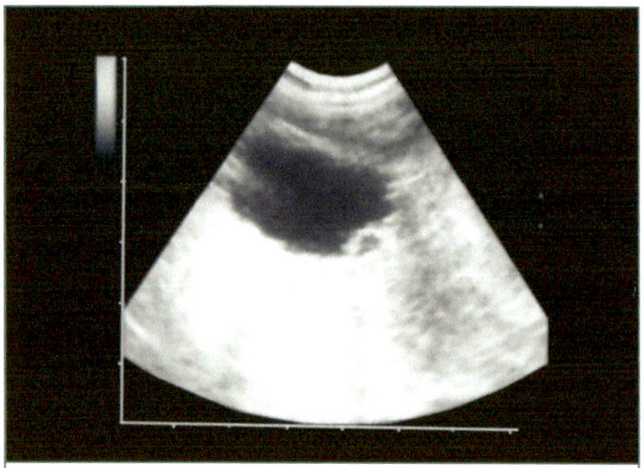

Figura 15. Ecografía de una mucómetra.

- Se sospechará de piometra en caso de engrosamiento de la pared uterina, útero distendido con contenido heterogéneo variable y a menudo con floculaciones (fig. 14).
- Se sospechará de mucómetra (fig. 15) o hematómetra si las paredes están adelgazadas y el contenido intraluminal es heterogéneo e hipoecogénico. En la hidrómetra el contenido es anecogénico y no existen los signos característicos de la piometra.

La **radiografía** puede ser también de ayuda para el diagnóstico de piometra (fig. 16), pero con frecuencia no es concluyente. El útero normal o de preñez temprana tendrá densidad de tejido blando o líquido, pero también estas características de densidad las cumplen la piometra, mucómetra y la torsión uterina. Estas condiciones patológicas del útero no pueden ser diferenciadas de la preñez temprana en la hembra hasta que tiene lugar la mineralización fetal a los 45 días tras la ovulación [2].

Hematología y bioquímica (3)

Un hallazgo común en hembras con piometra es la leucocitosis, más importante en la de cérvix cerrado. Al efectuar el recuento diferencial, se observa una neutrofilia con desviación a la izquierda y la presencia de neutrófilos tóxicos y monocitosis. Esto no se cumple siempre, ya que en el 25% de los casos las perras presentan un leucograma con valores dentro de la normalidad.

En algunas ocasiones presentan una moderada anemia normocítica y normocrómica (debida a la supresión de la funcionalidad de la médula ósea por la enfermedad).

En el análisis bioquímico se puede observar: hiperproteinemia (por la deshidratación), hipergammaglobulinemia (por la estimulación crónica antigénica) e hipoalbuminemia, acidosis metabólica, aumento de la fosfatasa alcalina sérica (en el 50-75% de los casos) y, en ocasiones, también elevación moderada de la ALT (alanina-aminotransferasa) como reflejo del daño hepatocelular o de la disminución de la circulación hepática por la deshidratación.

Generalmente, los niveles séricos de urea y creatinina no están aumentados, pero sí podemos ver una azotemia prerrenal debida a la deshidratación.

En el caso de mucómetra los resultados del análisis bioquímico suelen ser normales, al igual que el hemograma, a excepción de una posible anemia regenerativa leve.

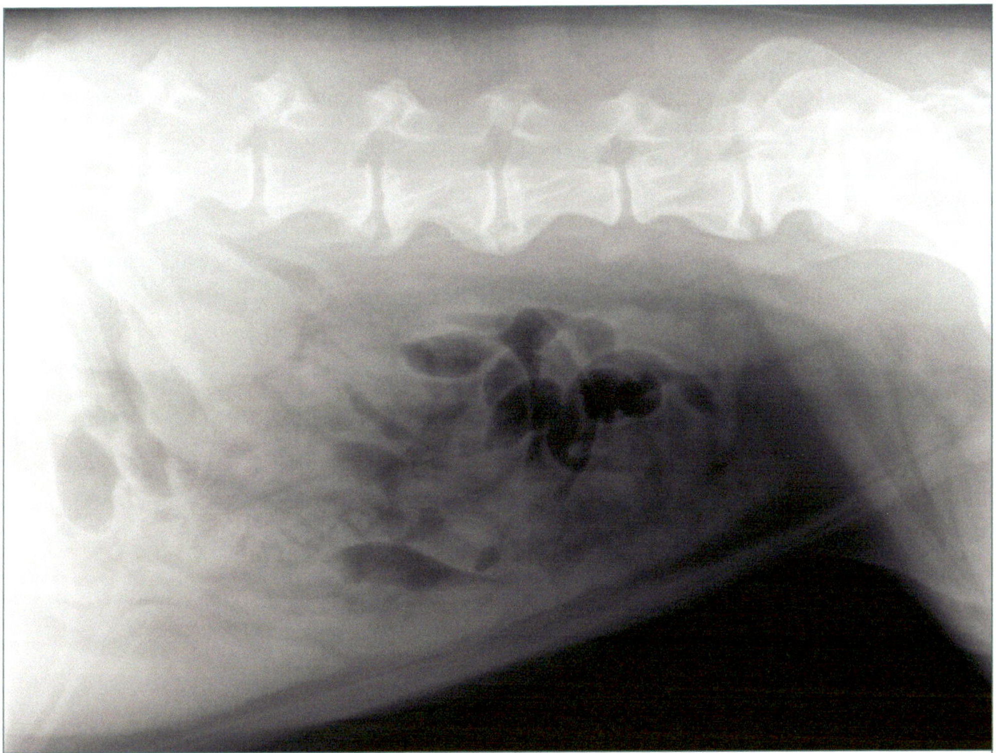

Figura 16. Radiografía de piometra.

Urianálisis (3)

Los hallazgos no son muy útiles y además la deshidratación afecta a la densidad urinaria.

La endotoxemia va a provocar una disfunción renal característica de la enfermedad: la filtración glomerular está disminuida y los túbulos son incapaces de concentrar la orina (las endotoxinas insensibilizan a los túbulos frente a la ADH: diabetes insípida secundaria nefrogénica), por lo que la densidad urinaria disminuirá y observaremos síntomas de poliuria/polidipsia compensatoria.

A veces podemos encontrar infección del tracto urinario por la misma bacteria causante de la infección uterina. En el caso de mucómetra el urianálisis es normal.

La cistocentesis no se recomienda en hembras sospechosas de padecer piometra porque hay un gran riesgo de perforación del útero por su gran distensión.

Tratamiento (3)

Hasta hace relativamente poco, el tratamiento de esta patología siempre había consistido en una ovariohisterectomía (OHE), cuya principal ventaja es la seguridad de que no se va a volver a instaurar el proceso; sin embargo, existen varias causas por las que se han planteado otros tratamientos durante los últimos 10 años.

Dentro de estas causas está la limitación del tratamiento quirúrgico debido a las condiciones en las que se encuentran las hembras. Éstas no suelen ser idóneas para afrontar una anestesia y una cirugía, y la intervención no siempre puede ser demorada el tiempo necesario para estabilizarlas. Además, es conveniente que existan estas nuevas alternativas a la cirugía para las hembras de elevado valor reproductivo, para así conservar la fertilidad.

Además de estos nuevos tratamientos, es necesario administrar fluidoterapia y antibióticos de amplio espectro (terapia antibiótica hasta una semana después de la operación) y siempre, previo a la cirugía, se debe evaluar la funcionalidad renal y las enzimas hepáticas.

Entre los nuevos tratamientos están: el uso de repetidas dosis de prostaglandinas solas, asociadas con agonistas dopaminérgicos, o antagonistas de receptores de progesterona.

La mayoría se basan en:

- **Prevención de los efectos de la progesterona** induciendo la luteólisis y evitando que se una a sus receptores, mediante prostaglandinas solas o asociadas a agonistas dopaminérgicos, o antagonistas de receptores de progesterona.
- **Favorecer la relajación cervical** en la piometra cerrada, para permitir la expulsión del contenido uterino mediante prostaglandinas o antagonistas de receptores de progesterona.
- **Inducción de las contracciones uterinas** y vaciamiento del útero, mediante el uso de PGF o indirectamente con antagonistas de los receptores de progesterona.
- **Inhibición del crecimiento y desarrollo bacteriano**, mediante la administración de antibióticos de amplio espectro o específicos.
- **Mejora de la regeneración uterina** si hay degeneración, mediante un prolongado anestro, por ejemplo, administrando un agonista del receptor de andrógenos como la mibolerona.

Es importante destacar que son efectivos tanto para piometras abiertas como para las cerradas.

Inducción de la luteólisis, apertura cervical y contracciones uterinas

El primer objetivo es estabilizar al paciente mediante la eliminación de los efectos causados por la progesterona, directamente con la luteólisis (las prostaglandinas rompen el cuerpo lúteo y los agonistas dopaminérgicos inhiben a la prolactina) o indirectamente usando bloqueantes de los receptores de progesterona (aglepristona).

Prostaglandinas (PG)

La administración repetida de $PGF_{2\alpha}$ provoca la luteólisis, y esto disminuye las concentraciones plasmáticas de progesterona. A su vez induce la relajación del cérvix (apertura funcional) favoreciendo el drenaje de las secreciones uterinas, y gracias a su acción espasmogénica en el músculo uterino facilita la expulsión de fluido.

El tratamiento en perras con $PGF_{2\alpha}$ natural consiste en dosis de 10-50 µg/kg vía SC o IM, de 3 a 5 veces diarias, durante 3-7 días. Se pueden utilizar solas o en combinación con otros fármacos. Su uso no está permitido en algunos países.

CONSEJO

El protocolo detallado consiste en:

1 Administrar 10 µg/kg, 5 veces durante el primer día.
2 Aumentar a 25 µg/kg, 5 veces el segundo día.
3 Alcanzar los 50 µg/kg el tercer día, administrándolo de 3 a 5 veces al día hasta el final del tratamiento.

Son preferibles las prostaglandinas naturales (dinoprost) a los análogos (cloprostenol). Aunque las naturales suelen tener más efectos secundarios y acción de menor duración, se ha demostrado que presentan una mayor capacidad para inducir las contracciones uterinas que las sintéticas. Además, la infusión intravaginal de prostaglandinas naturales, una o dos veces al día, tiene efectos beneficiosos y no muestra efectos secundarios. Esto último está todavía en estudio.

En general, los resultados son efectivos excepto si se utilizan grandes dosis; se debe poner mucha atención a la hora de calcularlas porque el margen terapéutico es muy pequeño y los efectos adversos son graves si se administran altas dosis; por ello se empieza con dosis bajas que se van aumentando en 2-3 días.

Estos efectos son dependientes de la dosis. El más importante es el riesgo de rotura uterina, sobre todo en casos de piometra cerrada; otros efectos secundarios son: sialorrea, vómito, diarrea, jadeo, pirexia... *shock* y muerte.

En la gata, la dosis de $PGF_{2\alpha}$ natural (dinoprost) es de 200-500 µg/kg/día SC, durante 5-7 días. La dosis de $PGF_{2\alpha}$ sintética (cloprostenol) es de 20-50 µg/kg/día SC, durante 5 días. Los efectos secundarios son principalmente los mismos que en perras, pero más leves.

Agonistas dopaminérgicos

Son fármacos como la bromocriptina o la cabergolina que presentan efecto antiprolactínico. La hormona luteotrópica más importante en la perra es la prolactina.

CONSEJO

Para nosotros el tratamiento de elección es la cabergolina porque no tiene apenas efectos secundarios y se administra una vez al día, a diferencia de la bromocriptina que se utiliza de dos a tres veces al día.

La administración de dosis repetidas de inhibidores de la prolactina desde los 25 días tras la ovulación consigue una rápida y permanente disminución de los niveles de progesterona sanguínea. Este efecto se ha utilizado como abortivo en gestaciones no deseadas.

La dosis de cabergolina en perras y gatas es de 5 µg/kg/día PO, durante 5-7 días; la de bromocriptina es de 25 µg/kg/día PO, durante

7 días. Actualmente se utilizan combinados con bajas concentraciones de prostaglandinas ya que así se adelanta la luteólisis.

Combinación de prostaglandinas y agonistas dopaminérgicos

Dentro de los beneficios de la combinación, uno de ellos es que la progesterona sérica baja en 24-48 horas, mientras que dosis bajas de prostaglandinas solas tardarán 3-4 días en disminuir los niveles de progesterona.

Además, la apertura cervical se observa a las 24 horas, máximo a los dos días empleando la combinación; en cambio si utilizamos la PGF sola tardará varios días.

El tratamiento combinado consiste en: los dos primeros días administrar 0,25 mg/kg de $PGF_{2\alpha}$ natural cada 12 o 24 horas, y del día 2 al 10, administrar 5 µg/kg de cabergolina.

En el caso de las prostaglandinas sintéticas se puede administrar 5 µg/kg de cabergolina junto con 1 µg/kg de cloprostenol durante 7 días; si no se resolviera el cuadro se podrían aplicar 7 días más.

Los efectos secundarios duran, como máximo, hasta una hora tras la administración de la prostaglandina y su incidencia va disminuyendo con las dosis sucesivas.

Los efectos son similares empleando bromocriptina, en vez de cabergolina, a dosis de 25 µg/kg, tres veces al día, vía oral, durante 7 días.

Antagonistas de los receptores de progesterona

En los países donde está permitido, su uso ha sido propuesto como tratamiento de la piometra con resultados controvertidos.

Son fármacos como mifepristona o aglepristona, que suprimen las acciones de la progesterona bloqueando sus receptores en el útero. Producen luteólisis y relajación del cuello uterino.

La aglepristona se ha utilizado con éxito en el tratamiento de infecciones uterinas asociadas a altos niveles de progesterona séricos. No se conoce su efecto directo para inducir la contracción uterina, aunque hay algunas hipótesis acerca de que estas contracciones son inducidas indirectamente por la inflamación endometrial asociada a la piometra. En nuestra experiencia clínica no suele ser necesaria la combinación de aglepristona con otros fármacos, ya que es efectiva en el tratamiento de la piometra (figs. 17, 18 y 19) y además puede inducir la apertura del cérvix en algunos casos de piometra cerrada.

Algunos autores mantienen que no existe seguridad suficiente para administrarlos como tratamiento único, y por ello proponen la combinación con cloprostenol en el tratamiento de cualquier tipo de piometra.

En perras, la aglepristona se puede aplicar como dosis única de 10 mg/kg SC, los días 1, 2 y 7 del tratamiento, junto con 1 µg/kg de cloprostenol del día 3 al 7, o con 10 µg/kg de misoprostol del día 3 al 7 también.

En gatas, se administra aglepristona a dosis de 15 mg/kg SC los días 1, 2 y 8 del tratamiento.

La administración de estrógenos

Se ha empleado tradicionalmente para relajar y abrir el cérvix, además de aumentar la contractilidad uterina. Sin embargo, también provoca vasodilatación inicial y aumento del flujo sanguíneo uterino. Esto está asociado con la absorción de forma aguda de toxinas y por tanto con toxemia que empeora el cuadro clínico. Actualmente no se utiliza.

Prostaglandina E

Durante el estro, el incremento del estradiol (y oxitocina) durante el periodo preovulatorio puede estimular el aumento de la síntesis de PGE y de sus receptores, que van a remodelar la matriz extracelular del cérvix y de este modo se produce la relajación. En ovejas el uso de misoprostol mejora la permeabilidad cervical al final del estro.

Algunos resultados aislados, sin evidencia científica de la eficacia, indican la utilización de

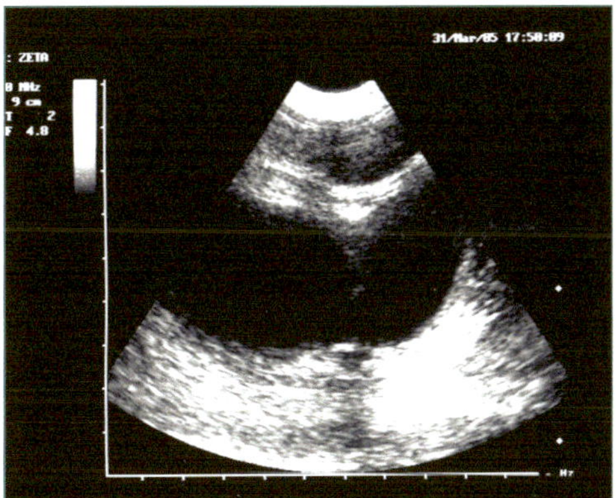

Figura 17. Piometra antes del tratamiento con aglepristona, día 1.

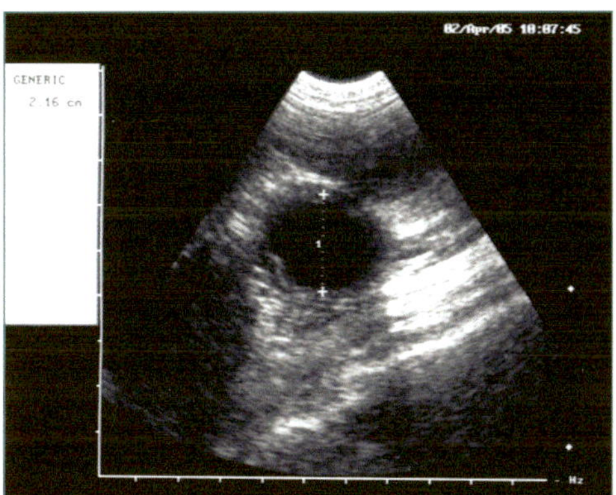

Figura 18. Piometra a las 24 horas del tratamiento con aglepristona, día 2.

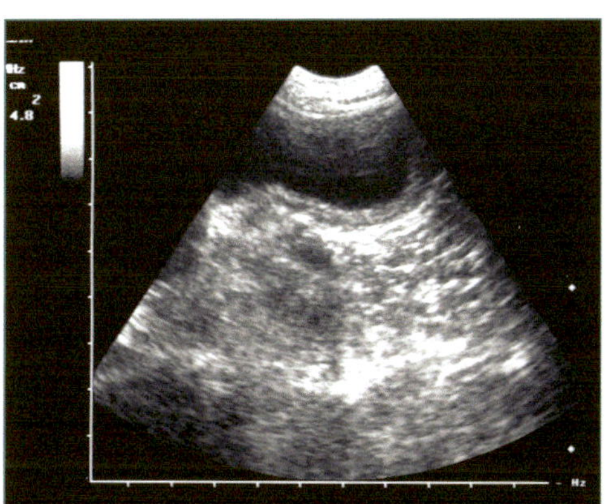

Figura 19. Piometra a los 10 días del tratamiento con aglepristona.

misoprostol intravaginal para favorecer la relajación cervical.

Inhibición del crecimiento y desarrollo bacteriano

El primer método conservador desarrollado fue la terapia médica basada en el uso de antibióticos tanto sistémicos como locales. Aun así, durante cualquiera de los protocolos anteriores se debe administrar un tratamiento antibiótico de amplio espectro, no sólo por el cuadro clínico uterino, sino que la contracción uterina asociada a los tratamientos puede causar potencialmente septicemia en el caso de perras con bacteriemia.

Los antibióticos más eficaces son: amoxicilina, amoxicilina-clavulánico, cefalosporinas, sulfonamidas... Lo ideal para elegir el más adecuado es hacer un cultivo y antibiograma para ver la sensibilidad de las bacterias aisladas de la descarga vaginal antes de iniciar el tratamiento antimicrobiano.

Se recomienda que la terapia se mantenga durante 10-14 días después de la curación clínica de la perra y que, además, se lleve a cabo una ecografía, examen físico y analítica sanguínea de control a las dos semanas de terminar el tratamiento de las prostaglandinas.

Por otra parte, si se administran oralmente, hay que tener en cuenta el vómito potencial debido a las inyecciones de prostaglandinas.

Regeneración uterina

Para evitar recidivas, sobre todo en animales con claros signos de degeneración uterina, se puede intentar la prolongación del anestro, posponiendo el siguiente estro para permitir la regeneración endometrial, mediante la administración de agonistas de los receptores de andrógenos como mibolerona (Cheque Drops®).

Posponiendo el siguiente ciclo unos dos meses (máximo 3), prolongaremos el periodo curativo facilitando la regeneración uterina con reducción de la mayoría de lesiones hiperplásicas (HEQ).

El procedimiento sería aplicar mibolerona aproximadamente un mes después del final del tratamiento médico para la piometra. El estro aparecerá unas semanas después del cese de este tratamiento.

Incidencia de CID

Se ha observado el desarrollo de esta patología cuando se ha iniciado el tratamiento médico, en perras con enfermedad crónica, y no ha habido mejoría a los 3-4 días. La frecuencia es mayor si el tratamiento se basa en la administración de antagonistas de los receptores de progesterona sin prostaglandinas.

Se puede prevenir mediante una inyección subcutánea de 100-500 UI/kg de heparina al inicio del tratamiento médico y monitorizando parámetros hematológicos. Su efectividad es incierta.

CONCLUSIONES

1. La mucómetra, hidrómetra y especialmente la piometra son enfermedades que deberían ser incluidas en el diagnóstico diferencial de hembras no castradas con signos clínicos compatibles con dichas enfermedades.

2. Los síntomas, la anamnesis y el examen físico son muy útiles para diagnosticarlas.

3. La diferenciación entre mucómetra, hidrómetra, hematómetra y piometra se puede realizar fundamentalmente mediante un examen citológico, aunque también pueden ser orientativos otros métodos como el hemograma completo, bioquímica, urianálisis y ecografía (2).

4. Cuando utilizamos prostaglandinas solas, asociadas con agonistas dopaminérgicos o antagonistas de los receptores de progesterona, la condición de los animales normalmente mejora dentro de las primeras 48 horas. La descarga vaginal aumenta de forma importante a las 24 horas y cambia de purulenta o serosanguinolenta a serosa. Generalmente cesa en 4-7 días.

5. Los tratamientos de soporte son absolutamente necesarios, como la fluidoterapia endovenosa, a 1,5-2 veces la tasa de mantenimiento, y el tratamiento de apoyo de las funciones renales, hepáticas y cardiovasculares.

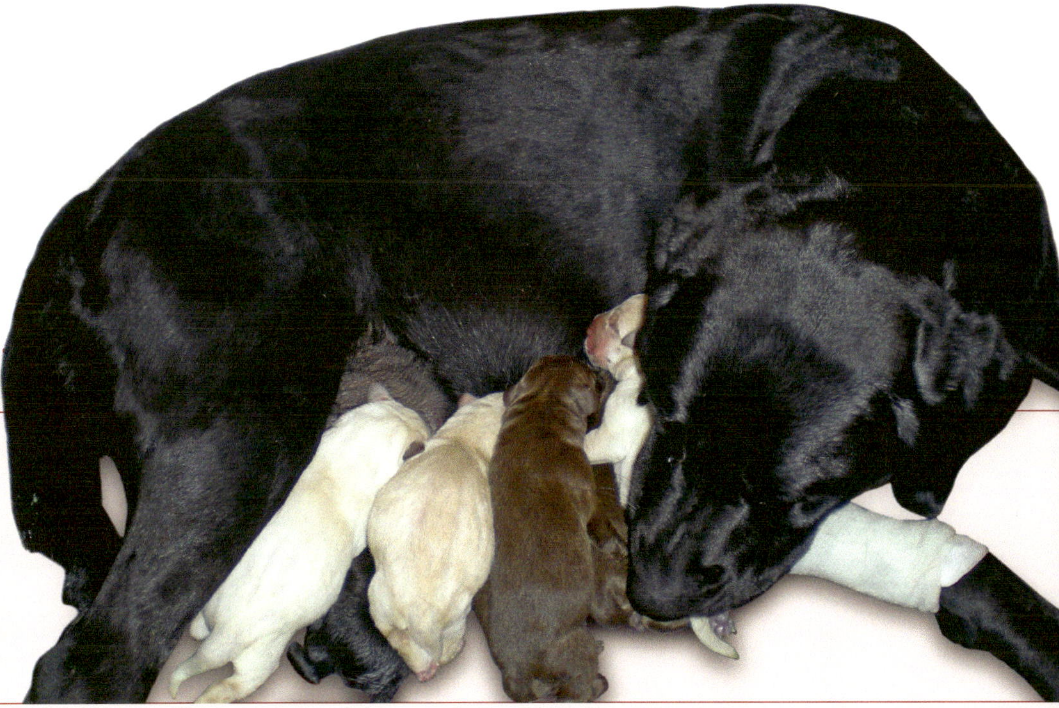

6 Respecto a los cambios en la analítica sanguínea, vuelven a la normalidad dentro de los primeros 7 días tras una histerectomía y a los 10-15 días tras el tratamiento conservador.

7 La fertilidad tras el tratamiento se considera buena y las tasas de concepción varían del 50 al 75% dependiendo, sobre todo, de la edad del animal (mayor éxito en animales jóvenes).

8 La rotura del útero no se ha observado administrando prostaglandinas a bajas dosis pero sí con dosis mayores de 100 μg/kg. Puede ocurrir durante el tratamiento o de manera espontánea.

9 La incidencia de recidiva después del tratamiento médico no se conoce con exactitud, aunque es decreciente a medida que se optimizan los protocolos de combinación de fármacos.

Torsión uterina

Definición

Torsión que tiene lugar en el útero grávido al final de la gestación, que puede afectar a uno o a los dos cuernos y que se produce tras contracciones potentes de expulsión (figs. 20, 21 y 22).

Signos clínicos

- Distensión abdominal.
- Dolor abdominal agudo.
- Hemorragia.
- Descarga vulvar y signos de *shock*.

Tratamiento

- Estabilización del animal (fluidoterapia y antibiótico).
- Realizar la cesárea (fetos viables).
- Ovariohisterectomía (isquemia uterina).

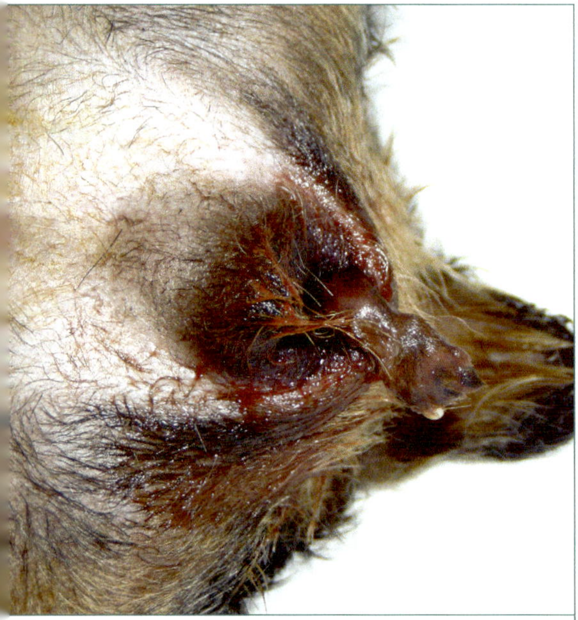

Figura 20. Torsión uterina por obstrucción fetal.

Subinvolución de los lugares de placentación

Definición

Regeneración tardía del endometrio que da lugar a que se formen estructuras constituidas por colágeno y glándulas endometriales, que protruyen y sangran.

Signos clínicos

Se observa una descarga vulvar serosanguinolenta mas allá de las 6 semanas después del parto.

Diagnóstico diferencial con:

- Coagulopatías.
- Metritis.
- Infecciones (*Brucella*).
- Inflamación del tracto reproductivo posterior.
- Traumas.
- Neoplasias.

Tratamiento

Seguimiento del animal para descartar anemia o infección durante el sangrado.

- Si la hemorragia es abundante administrar ergometrina:
  - A dosis de 0,2 mg/30 kg, SC durante 5 días.
  - A dosis de 0,2 mg/15 kg, IM una única dosis.
- Tratamiento antibiótico:
  - No como primera opción.
  - La administración de antibióticos de forma indiscriminada aumenta las resistencias y dificulta el tratamiento si se desarrolla metritis.
  - Ampicilina.

En el caso de que no tengamos respuesta al tratamiento se aconseja la ovariohisterectomía.

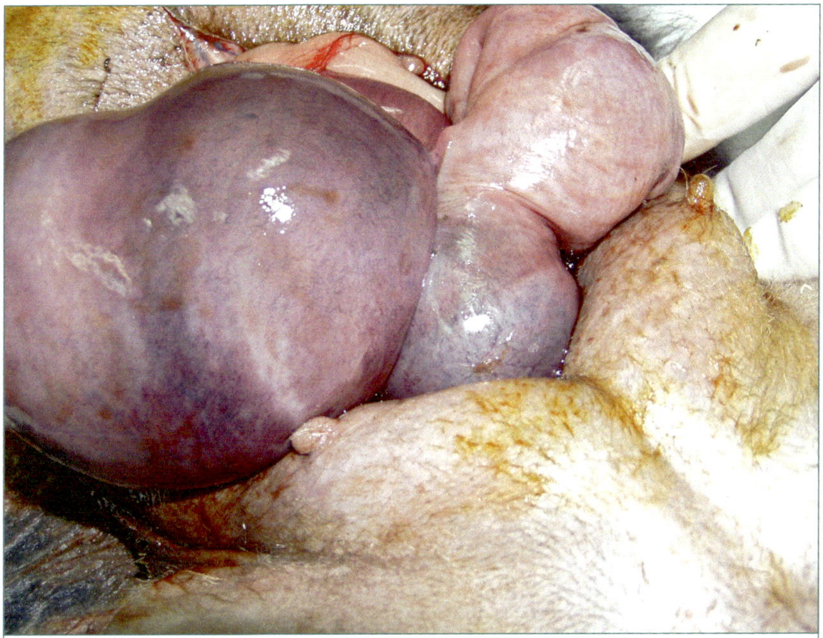

Figura 21. Torsión. Laparotomía.

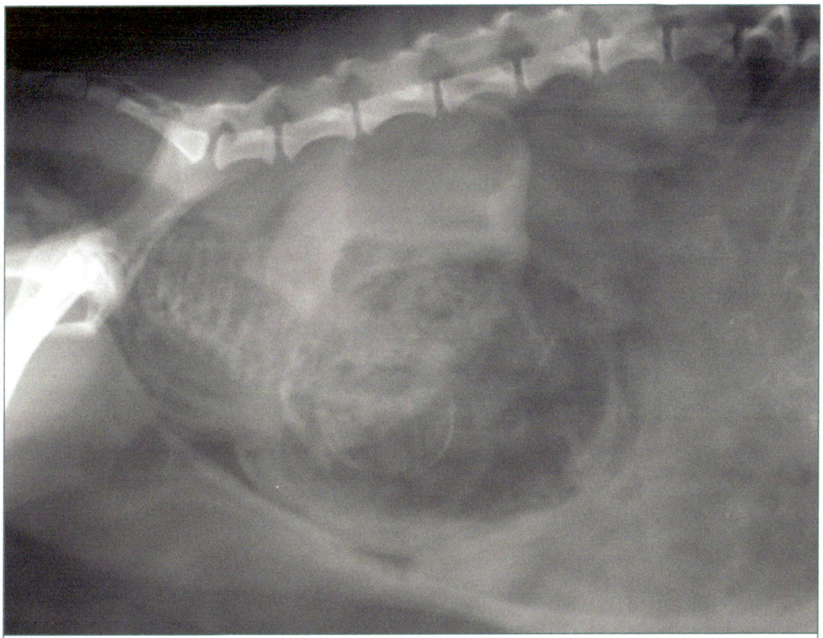

Figura 22. Radiografía de una torsión uterina.

Patología ovárica en la perra y la gata

Existen numerosas patologías que pueden afectar al ovario de la perra y de la gata. A continuación abordaremos las patologías más comunes, como son las anomalías congénitas, los quistes ováricos, los tumores ováricos y el "síndrome del ovario remanente".

Anomalías congénitas

Suelen ser hallazgos accidentales en las ovariohisterectomías o son diagnosticadas en procesos de infertilidad.

Dentro de ellas distinguimos los ovarios supernumerarios o accesorios y la aplasia o hipoplasia ovárica. Estas dos últimas pueden ser unilaterales o bilaterales y pueden estar asociadas a una aplasia o hipoplasia uterina.

Quistes ováricos

Se definen como formaciones que están rellenas de líquido y que pueden aparecer en el ovario de las perras y las gatas. Su tamaño oscila desde menos de 1 cm de diámetro hasta más de 10 cm.

Los dividimos en dos grupos: los quistes no funcionales y los funcionales.

- Dentro de los **quistes no funcionales** encontramos los quistes epiteliales o los de la red ovárica (*rete ovarii*). Éstos no son productores de hormonas, aunque pueden causar infertilidad si ejercen un efecto masa sobre el ovario sano. En principio, el diagnóstico se realiza mediante ecografía y se confirma posteriormente con la biopsia del tejido.
- Por otra parte en los **funcionales** encontramos dos tipos: quistes foliculares y quistes luteínicos.

Quistes foliculares

Están causados por niveles insuficientes de estrógenos o de LH, lo que impide que se lleve a cabo correctamente la ovulación y se forme así el quistc. Suelen ser solitarios y secretores de estrógenos; su tamaño es superior al de los folículos preovulatorios (1-5 cm).

¡ATENCIÓN!

En perras suelen desarrollarse en hembras menores de 3 años. En gatas su presencia aumenta con la edad, siendo una alteración de elevada incidencia en esta especie.

Signos clínicos

Debido a la secreción de estrógenos suele producirse un proestro o estro prolongado; las hembras presentan edema vulvar, sangrado vulvar (más evidente en perras) y atraen a los machos, pudiendo ser receptivas o no a la monta.

Dentro de los efectos secundarios que se pueden desarrollar por este aumento de los niveles estrogénicos, se encuentran la hiperplasia endometrial quística y la supresión de la médula ósea, es decir, anemia aplásica, leucopenia y trombocitopenia.

Diagnóstico

Se basa en evidenciar el aumento de los niveles estrogénicos mantenido anormalmente en el tiempo, sin que exista una administración exógena. Podemos realizar citologías seriadas que nos mostrarán más de un 80% de células cornificadas, o bien realizar un análisis serológico de los niveles de estrógenos que se hallarán en niveles superiores a los basales. En el caso de la perra cercanos a 15 pg/ml y en la gata alrededor de 20 pg/ml.

La ecografía nos mostrará imágenes quísticas anecogénicas en el ovario. No es un diagnostico definitivo, pero si nos puede corroborar nuestras sospechas según el cuadro clínico.

Dentro del diagnóstico diferencial debemos incluir la neoplasia ovárica, renal o suprarrenal, masa en abdomen y riñones poliquísticos. Además, en el caso de la gata, estos signos clínicos son asociables a periodos de interestro cortos debido a la actividad ovárica.

Tratamiento

En muchos casos los quistes se resuelven espontáneamente en pocos meses al producirse la atresia o luteinización del quiste. El tratamiento de elección es la ovariohisterectomía en animales no destinados a cría.

Si la hembra está destinada a cría existen protocolos médicos, aunque su eficacia es escasa según nuestra experiencia clínica. Se basan en la luteinización de los quistes, por lo que si el tratamiento funciona el animal entrará en diestro. Esto es evaluable mediante citología vaginal o por la disminución de los niveles séricos de estrógenos y el aumento de la progesteronemia.

En la perra se puede administrar HCG a dosis de 22 UI/kg vía IM, cada 24-48 horas, aplicándola de 1 a 3 veces. En la gata podemos administrar una inyección IM de 100 UI de HCG o buserelina a dosis de 0,8 µg IM o SC.

Estos tratamientos tienen como principal efecto secundario el desarrollo de piometras, por lo que debemos someter a estas hembras a revisiones clínicas de su aparato reproductor hasta 90 días después del tratamiento.

Quistes luteínicos

Son formaciones únicas o múltiples productoras de progesterona. Están causadas por una alteración en el proceso de luteólisis. La secreción de progesterona provoca una retroalimentación negativa sobre el eje hipotálamo-hipofisario que suprime la secreción de LH y FSH.

Son comunes en perras a medida que aumenta la edad. En las gatas son patologías poco frecuentes.

Signos clínicos

Los niveles de progesterona por encima de los basales mantenidos en el tiempo provocan un diestro prolongado. Estas hembras no se diferencian en cuanto a su comportamiento de las hembras en anestro, lo que ocurre es que mientras que el quiste sea funcional la hembra no entrará en celo; por esta razón no suele ser un motivo de consulta, a no ser que los propietarios quieran cruzar a la hembra.

Diagnóstico

Se puede comprobar la influencia de la progesterona o bien mediante citologías seriadas, que nos indican un diestro mantenido en el tiempo, o mediante un análisis de la progesteronemia en la que los niveles se encontrarán anormalmente aumentados en el tiempo (por encima de 2-5 ng/ml).

En la ecografía podremos hallar estructuras hipoecogénicas en los ovarios afectados, con o sin hiperplasia endometrial quística del útero.

Dentro del diagnóstico diferencial también debemos incluir neoplasia ovárica, renal o suprarrenal, masa en abdomen y riñones poliquísticos.

Tratamiento

En este caso también se recomienda la ovariohisterectomía en animales no destinados a la cría. Si se quiere mantener la función reproductora de la hembra podemos tratar de provocar la luteólisis.

En perras se describe la aplicación de prostaglandinas $F_{2\alpha}$ (dinoprost) a dosis de 30-100 µg/kg SC cada 12 horas, durante 4 días. En la gata, la dosis de dinoprost es de 200-500 µg/kg/día SC, durante 5-7 días.

Neoplasias ováricas

Tanto en la gata como en la perra son poco frecuentes. Las neoplasias ováricas pueden ser tumores de las células de la granulosa o de la teca (figs. 23, 24 y 25), adenocarcinomas,

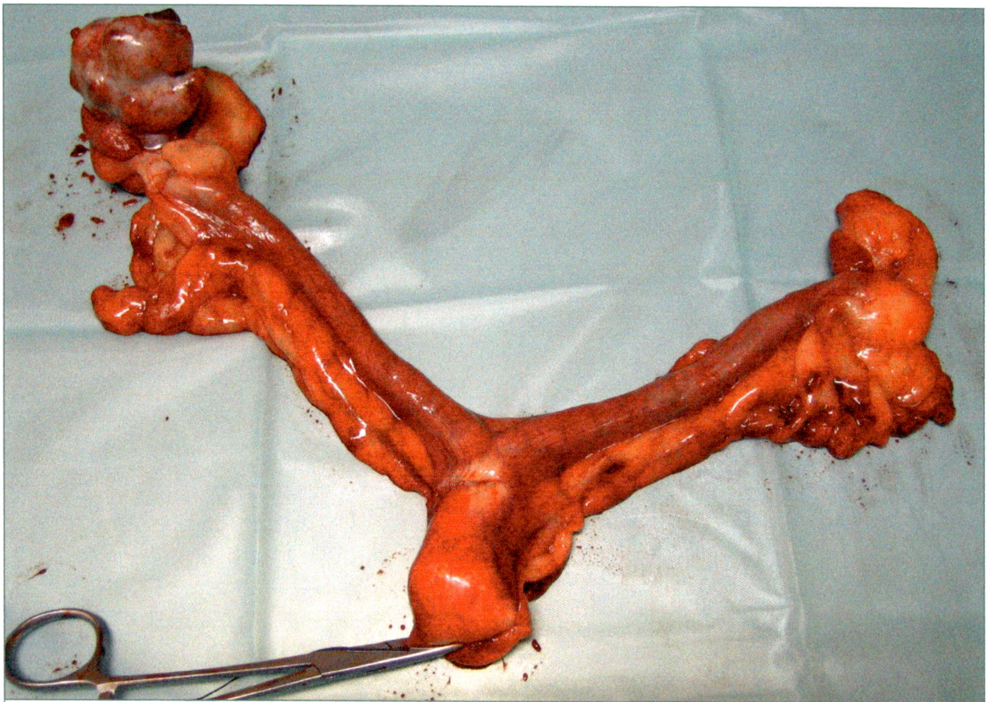

Figura 23. Tumor ovárico de la granulosa. En algunos casos pueden producir estrógenos, dando lugar a edema vulvar, estro persistente, secreción vulvar sanguinolenta y alopecia.

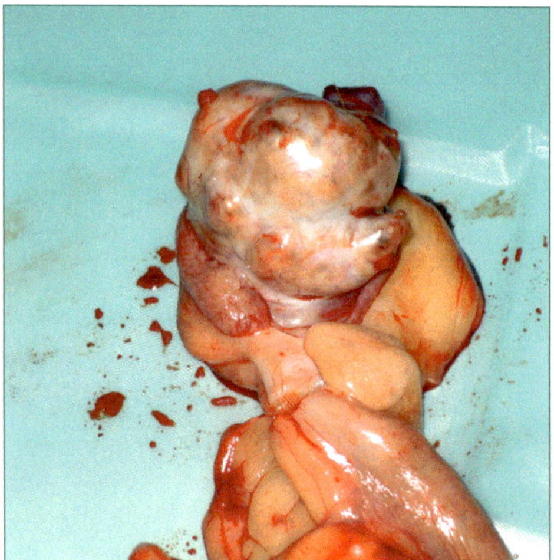

Figura 24. Detalle del tumor.

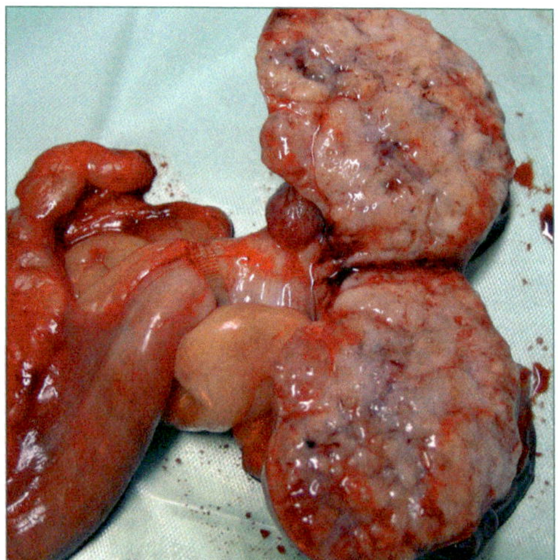

Figura 25. Detalle del aspecto interior del tumor.

adenomas, teratomas, disgerminomas, leiomiomas, fibromas y carcinomas o sarcomas.

Dentro de los diferentes tipos, los tumores de las células de la granulosa son frecuentes en la perra y suelen ser benignos; en cambio, en la gata suelen ser malignos y son la neoplasia ovárica más común.

Suelen ser tumores productores de estrógenos, por lo que pueden causar alteraciones en el ciclo estral como un cuadro de celo persistente y el complejo hiperplasia endometrial quística/piometra. Además, este exceso de estrógenos mantenido en el tiempo también provoca alopecia y anemia aplásica.

El adenoma papilar es uno de los tumores ováricos de mayor incidencia en la perra; es benigno y generalmente bilateral. Estos tumores no suelen causar alteraciones orgánicas hasta que su tamaño provoca presión sobre otros órganos o sobre el propio tejido ovárico sano.

El adenocarcinoma es el tumor maligno ovárico más frecuente en perras. Puede generar sangrado vaginal sin relación con el ciclo estral. Si se produce la rotura del tumor pueden metastatizar por todo el abdomen.

Diagnóstico

En los casos en los que la neoplasia sea de un tamaño considerable, la palpación abdominal nos puede orientar hacia la presencia de una masa en la zona ovárica. La radiografía y la ecografía son métodos que nos pueden ayudar a confirmar la presencia de una masa y a evaluar su origen. El diagnóstico definitivo de un proceso tumoral es siempre la biopsia.

En cuanto al diagnóstico diferencial, habría que tener en cuenta los quistes ováricos, tumores o quistes renales, otros tumores abdominales y otras causas de ascitis.

Tratamiento

Se recomienda la ovariohisterectomía inmediata, sobre todo si son malignos, ya que ésta puede ser curativa en casos donde no se ha producido metástasis.

Además, debemos realizar un seguimiento clínico periódico (cada 3-6 meses) de estos animales, para descartar la aparición de metástasis.

Síndrome del resto ovárico

Se define como la presencia de tejido ovárico en el abdomen de una hembra que previamente ha sido ovariohisterectomizada. Se produce por la realización inadecuada de esta técnica quirúrgica rutinaria. Es más frecuente en gatas que en perras.

Signos clínicos

¡ATENCIÓN!

La presencia de tejido ovárico residual puede causar, hasta dos años después de la operación, signos de proestro-estro o, en ciertas ocasiones, pseudogestación.

En caso de que el tejido residual provoque una pseudogestación también puede desarrollarse lactación, aunque es poco frecuente en general y muy raro en gatas.

Diagnóstico

Podemos realizar citologías vaginales y pruebas séricas que nos confirmen la influencia hormonal sobre la hembra.

La combinación de pruebas de estimulación hormonal junto con el análisis de la progesterona sérica es un método eficaz de diagnóstico no invasivo, en contraposición a la laparotomía exploratoria. Se pueden realizar tratamientos durante el estro comportamental y citológico:

En perras	HCG: 44 UI/kg IM.
	GnRH: 2,2 µg/kg IM.
En gatas	HCG: 250 UI/gata IM.
	GnRH: 25 µg/gata IM.

Si después de la aplicación de alguno de estos protocolos, la progesterona aumenta por encima de los niveles basales, y se han descartado el resto de posibles diagnósticos diferenciales, el diagnóstico probablemente sea positivo.

Las posibles patologías dentro del diagnóstico diferencial serían:

- Error al respecto de la ovariohisterectomía, es decir, que no se haya realizado.
- Vaginitis, neoplasia vaginal, dermatitis vaginal y traumatismos.
- Alteraciones urinarias que causen hematuria.
- Piometra del muñón uterino.

Tratamiento

Se basa en la extirpación del tejido residual. Si se realiza con éxito, en poco tiempo desaparecerán los síntomas.

Otras patologías

Existen numerosas patologías ováricas aquí no descritas debido a su baja incidencia. Entre ellas cabe mencionar la ooforitis inmunomediada, en la que se produce una inflamación ovárica linfocítica difusa, o distintas alteraciones del desarrollo sexual.

PUNTO DE VISTA DEL PROPIETARIO

Los propietarios suelen **ser reacios a la castración** y pueden no entender sus **beneficios**.

Los nuevos tratamientos médicos de piometra no son muy conocidos y pueden ser de **larga duración**, exigiendo **controles ecográficos periódicos**.

Los propietarios no siempre son capaces de diferenciar las **secreciones vaginales anómalas**, o las suelen **confundir con el celo**, retrasando su detección.

Los propietarios no siempre llevan un **control de los periodos de celo**.

Es difícil transmitir la **importancia de la realización de ecografías** periódicas de control para los quistes uterinos (hiperplasia endometrial quística).

Los **signos clínicos** de la piometra son **inespecíficos** pero de **evolución muy rápida**, por lo que a veces no se detectan hasta que el proceso se ha vuelto de **elevada urgencia**.

Los propietarios no siempre cumplen los **plazos terapéuticos** de aplicación de **antibióticos**, ya que suprimen su administración al observar mejoría incumpliendo el **periodo necesario de tratamiento**.

ASPECTOS IMPORTANTES QUE DEBE TENER EN CUENTA EL VETERINARIO CLÍNICO

No es fácil **diferenciar la piometra cerrada de la abierta** mediante los signos clínicos, los lamidos constantes de algunas hembras de la zona vulvar dificultan el diagnóstico.

No son muy conocidos los **nuevos tratamientos** frente a la piometra.

Es de **elevada importancia** el diagnóstico diferencial de las secreciones vaginales y la realización de **citologías** vaginales, **cultivos** y **antibiogramas** de estas secreciones antes del tratamiento con antibióticos.

Es fácil confundir la piometra con la mucómetra o hidrómetra, cuando su evolución, gravedad y tratamiento son distintos.

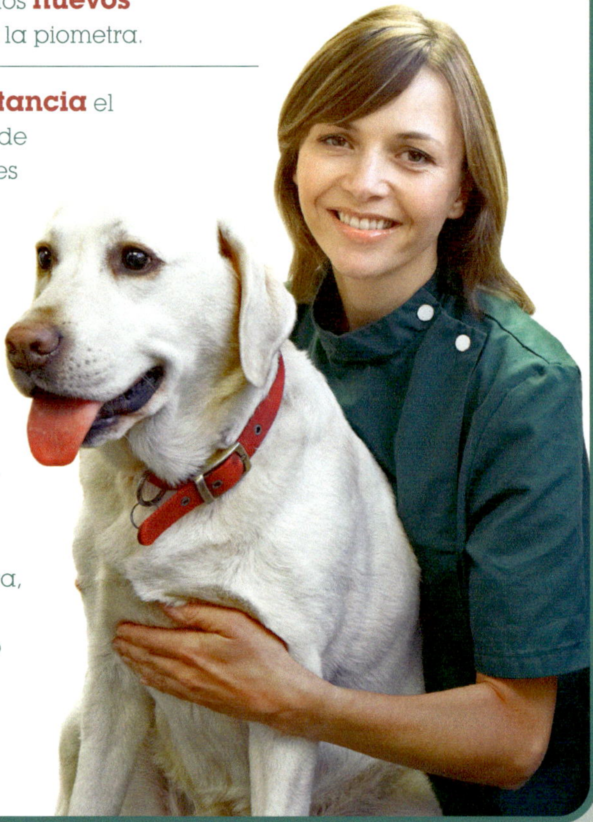

Bibliografía

1. Schlafer, D.H., Gifford, A.T. Cystic endometrial hyperplasia, pseudo-placentational endometrial hyperplasia, and other cystic conditions of the canine and feline uterus. *Theriogenology,* 2008; 70:349-358.
2. Pretzer, S.D. Clinical presentation of canine pyometra and mucometra: a review. *Theriogenology,* 2008; 70:359-363.
3. Verstegen, J., Dhaliwal, G., Verstegen-Onclin, K. Mucometra, cystic endometrial hyperplasia, and pyometra in the bitch: advances in treatment and assessment of future reproductive success. *Theriogenology,* 2008; 70:364-374.
4. Arora, N., Sandford, J., Browning, G.F., Sandy, J.R., Wright P.J. A model for cystic endometrial hyperplasia/pyometra complex in the bitch. *Theriogenology,* 2006; 66:1530-1536.

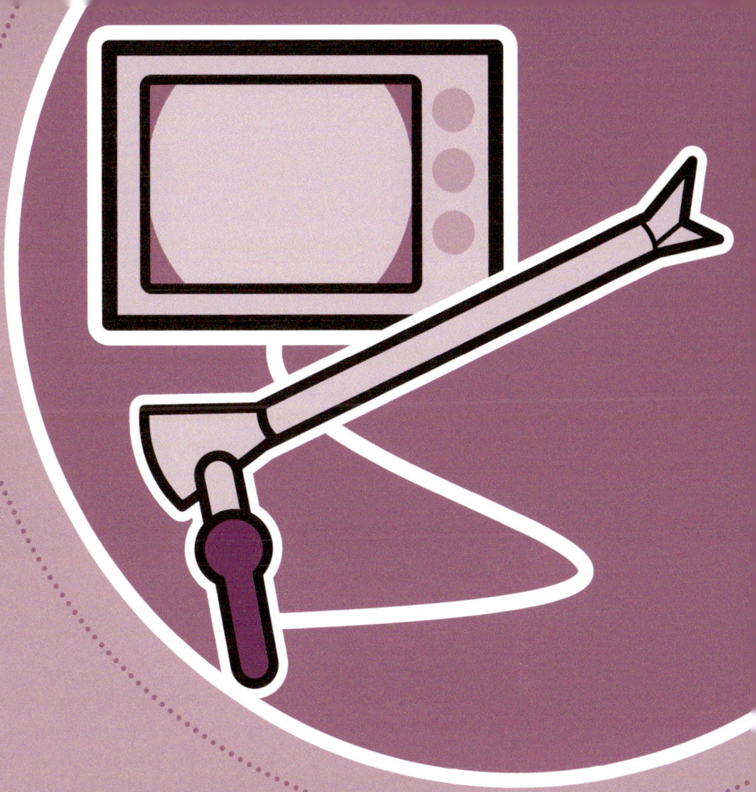

9 Patología vaginal y vulvar

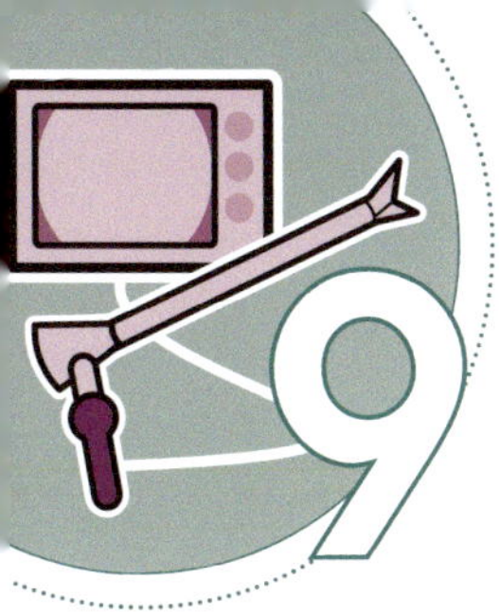

Patología vaginal y vulvar

Las principales patologías que afectan a la vagina y la vulva son:

1 Prolapso del pliegue vaginal.
2 Prolapso vaginal real.
3 Prolapso uterino.
4 Vaginitis.
5 Hiperplasia del clítoris.
6 Neoplasias vaginales y vulvares.
7 Dermatitis perivulvar.

Prolapso del pliegue vaginal

Podemos definir el prolapso vaginal como el aumento del tejido edematoso dentro de la luz vaginal. En la mayoría de los casos aparece a través de los labios vulvares. Esta patología es secundaria al estímulo de los estrógenos que se producen de manera fisiológica durante el proestro y el estro. Se postula que la incidencia es mayor en razas braquicéfalas como el Boxer, el Bullmastiff y el Mastín Napolitano, pero esta condición se observa también en Dálmata y Doberman.

Clasificación

Tipo I

Aumento de tamaño, ligero o moderado, del suelo y paredes de la vagina, que no llega a atravesar los labios vulvares. Disminuye cuando empiezan a elevarse los niveles de progesterona (figs. 1 y 2).

Tipo II

Prolapso del suelo y de las paredes laterales de la vagina que protruye a través de los labios vulvares.

Signos clínicos

Lo primero que llama la atención es una masa que aparece por fuera de los labios vulvares, que puede acompañarse de descarga vulvar y disuria, aunque esta última se da en un porcentaje más bajo.

Tratamiento

Va a depender de: el tamaño del pliegue vaginal prolapsado, si estamos tratando o no a una hembra de cría (fig. 3) y si el prolapso se presenta durante el estro o al final de la gestación.

Si el prolapso es de tipo I, es decir, que no protruye tejido fuera de los labios vulvares, o protuye de forma intermitente, no es necesario el tratamiento ya que se corrige normalmente cuando la perra entra en la fase luteal. La ovariohisterectomía está indicada si la perra no va a ser destinada a la cría.

Podemos aplicar un tratamiento conservador del tejido vaginal prolapsado de forma que mantendremos la zona limpia y húmeda e impediremos que la perra se automutile. Se pueden utilizar lágrimas artificiales y pomadas lubricantes con antibióticos y antiinflamatorios.

¡ATENCIÓN!

También se puede inducir la ovulación con GnRH (2,2 μg/kg IM) o con HCG (1.000 UI IM). Nunca se deben utilizar progestágenos para este fin, ya que pueden provocar una hiperplasia endometrial quística/piometra (1, 2, 3).

Prolapso vaginal real

Anteriormente, al prolapso del pliegue se le llamaba también prolapso vaginal, pero esta denominación no es correcta. El prolapso vaginal real se define como la protrusión en forma de anillo de las paredes vaginales internas a través de los labios vulvares. No es raro que el prolapso de vagina se acompañe de otras estructuras como la vejiga, el cuerpo del útero y/o la parte distal del colon. Este tipo de prolapso es muy poco común en perras y está relacionado con debilidad hereditaria de los tejidos perivaginales, hiperestrogenismo patológico como en los quistes ováricos, secundario a prolapso del pliegue vaginal o al parto, etc. [4].

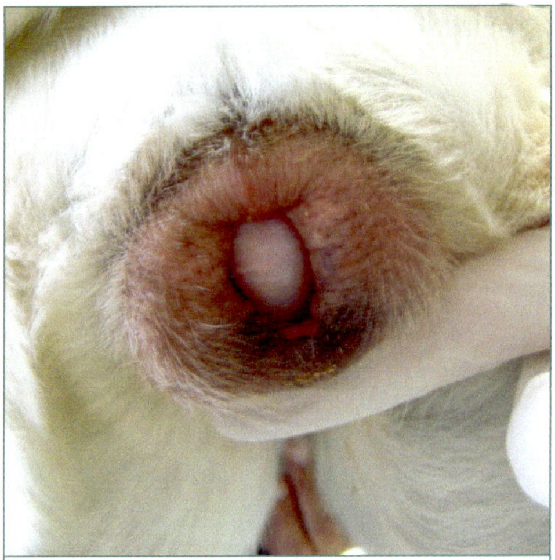

Figura 1. Prolapso del pliegue vaginal en una perra Labrador en su primer celo.

Tratamiento

Respecto al tratamiento, el prolapso vaginal puede intentar reducirse manualmente en los casos en los que los daños no han sido extensos. Debemos limpiar previamente el tejido prolapsado con suero; para ayudar a reducir el edema del tejido podemos utilizar sueros con

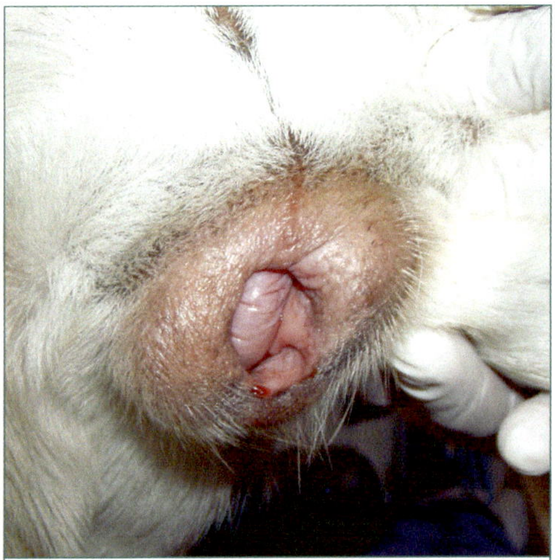

Figura 2. Evolución del prolapso al iniciarse el aumento de progesterona y el descenso de los estrógenos.

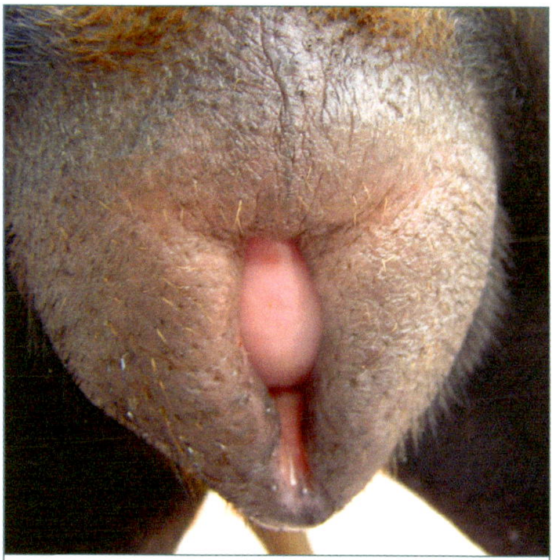

Figura 3. Prolapso del pliegue vaginal en una reproductora de raza Doberman.

dextrosa al 50%. Posteriormente debemos lubrificar e intentar reintroducir los tejidos realizando presión manual o con una sonda lubrificada. Es frecuente que sea un proceso recurrente [5].

CONSEJO

Cuando estas medidas son inviables o ineficaces se recomienda realizar una ovariohisterectomía inmediata, sobre todo si existe hemorragia, infección y/o necrosis del tejido.

Si se quiere evitar la ovariohisterectomía, se puede realizar un abordaje quirúrgico del problema. En los casos leves podremos realizar una episiotomía para recolocar el tejido y cerrar con suturas vulvares; si el proceso es más grave debemos recurrir a la resección del tejido prolapsado, con cuidado de no dañar la uretra, o a la realización de una histeropexia, cistopexia y/o colopexia para reducir el prolapso y evitar su recurrencia [5, 6].

Prolapso uterino

La protrusión del útero a través de la vagina es una emergencia obstétrica en la que se pueden ver implicados uno o los dos cuernos uterinos. Generalmente se asocia al parto, debido a la dilatación del cuello uterino y es más frecuente en gatas que en perras.

Tratamiento

La resolución depende de la duración del prolapso, ya que si está avanzado el tejido posiblemente se encuentre isquémico o necrótico. En estos casos, o en aquéllos en los que la terapia médica fracasa, se recomienda la ovariohisterectomía inmediata. El tratamiento médico es igual al del prolapso vaginal real, ya que en realidad es una de sus variantes, aunque se puede considerar la opción de tratar a la perra con oxitocina a dosis de 5-10 UI vía IM o SC, para ayudar a la involución uterina una vez se haya resuelto el prolapso [6, 7].

Complicaciones

Este proceso puede estar asociado a una hemorragia interna, debido al desgarro de la arteria uterina u ovárica. Por ello, en los prolapsos uterinos es necesario controlar la tensión arterial del animal.

En caso de hipotensión, debemos sospechar de un desgarro arterial y administrar fluidos para restablecer la presión arterial. Además, se puede tener en cuenta la realización de transfusiones sanguíneas y la aplicación de oxitocina, ya que en ocasiones ayuda a reducir la hemorragia. Si no se puede controlar la situación debemos recurrir a la ovariohisterectomía.

Vaginitis en la perra

Se puede definir como la inflamación de la vagina, la cual normalmente está acompañada de vestibulitis [1]. En la perra es de elevada frecuencia, en cambio, en la gata, su baja incidencia hace que no sea una patología de gran relevancia.

Existen dos tipos de vaginitis en la perra:

- Vaginitis prepuberal.
- Vaginitis de la perra adulta.

Vaginitis prepuberal

La podemos definir como la vaginitis que afecta a perras menores de un año, a partir de las 8 semanas de edad. Por este motivo es muy interesante realizar una exploración vaginal de la perra coincidiendo con las primeras vacunas.

Vamos a encontrar descarga vulvar mucopurulenta e irritación vaginal. El diagnóstico lo llevaremos a cabo basándonos en los síntomas y en la citología vaginal, donde encontraremos abundantes leucocitos polimorfonucleares con o sin la presencia de bacterias (fig. 4).

Tratamiento

Sólo se efectuará si la descarga vaginal es muy evidente o si aparecen signos clínicos como lamido vulvar constante, malestar, inquietud o anorexia. Se administrará terapia antibiótica basada en el cultivo y antibiograma, prolongándose el tratamiento un mínimo de cuatro semanas.

Vaginitis de la perra adulta

Puede ser primaria o secundaria. La **vaginitis primaria** generalmente está causada por *Brucella canis* o por herpesvirus [1]. La **vaginitis secundaria** puede producirse por atrofia vaginal tras la ovariohisterectomía, tumores vaginales, defectos congénitos que afecten a la vagina, infección de orina, cuerpos extraños o por enfermedades sistémicas como la diabetes mellitus.

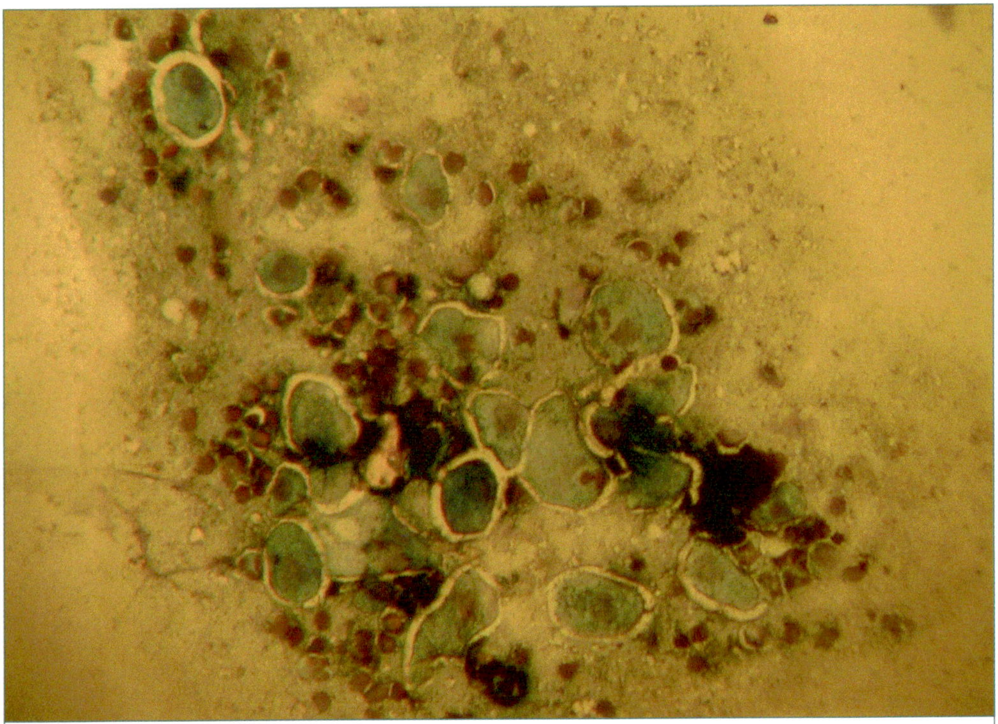

Figura 4. Citología en un caso de vaginitis prepuberal.

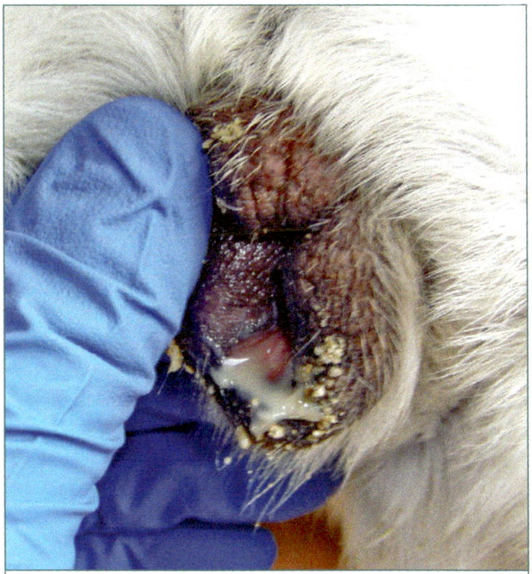
Figura 5. Vaginitis en una perra adulta.

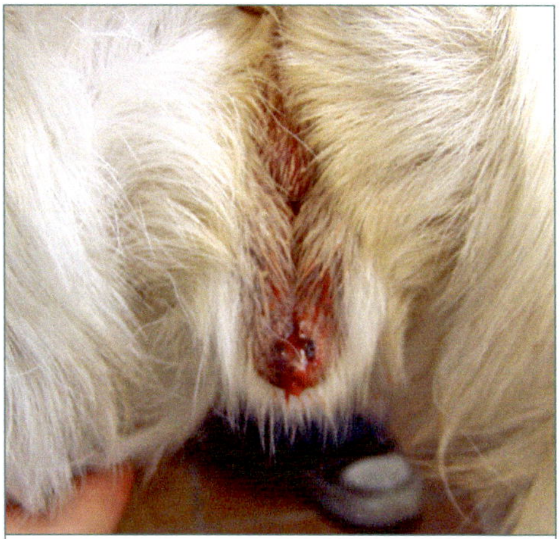
Figura 6. En este caso se trataba de un estro normal y no de una vaginitis. La descarga vulvar es serosanguinolenta.

Las vaginitis de la perra adulta se dan tanto en perras enteras como en perras castradas, entre 1 y 16 años de edad. Se caracteriza por la presencia de descarga vulvar que puede variar desde mucosa a purulenta y que algunas veces está teñida de sangre en forma de estrías (figs. 5 y 6).

Signos clínicos

Polaquiuria y lamido vulvar principalmente, pero también podemos encontrar poliuria y polidipsia, incontinencia urinaria, prurito e infertilidad.

Diagnóstico

- **Por vaginoscopia:** es importante realizar un examen vaginoscópico ya que puede aportarnos información relevante. En las vaginitis podemos ver hiperemia de la zona vestibular y de la mucosa vaginal con presencia de exudado más o menos abundante. Podemos encontrar también lesiones foliculares en la mucosa vaginal y eritema de la papila uretral. Además, el examen por vaginoscopia nos va a permitir evaluar la existencia de alteraciones congénitas de la vagina, tumores o cuerpos extraños como espigas.
- **Por citología vaginal:** vamos a encontrar abundantes células inflamatorias (neutrófilos) con o sin presencia de bacterias, células parabasales intermedias y a veces algunos hematíes.

La biopsia del suelo de la vagina raramente aporta datos para el diagnóstico.

Tratamiento

Debemos efectuar siempre una correcta evaluación de la historia clínica y de los signos clínicos. En el caso de que existan anomalías congénitas debemos corregir la causa.

Los antibióticos deben ser utilizados siempre tras la realización de un cultivo puro en el cual obtengamos el crecimiento de una sola bacteria y su correspondiente antibiograma. El tratamiento debe mantenerse un mínimo de cuatro semanas.

CONSEJO

No aconsejamos los lavados vaginales con antibióticos o antisépticos ya que pueden irritar la mucosa agravando la vaginitis.

Vaginitis en la gata

Como hemos comentado anteriormente es una patología de baja incidencia. El signo clínico más relevante es la secreción vaginal, por lo que una vez realizado el diagnóstico diferencial mediante citología vaginal debemos proceder a la realización de un cultivo y antibiograma. El tratamiento se basa en la administración del antibiótico más efectivo en función de los resultados del antibiograma.

Hiperplasia del clítoris

Patología que se da tanto en hembras como en machos pseudohermafroditas. Las causas pueden ser congénitas, como un defecto cromosómico, o iatrogénicas, debido a la administración de andrógenos durante la gestación, ya que los fetos hembra pueden desarrollar hueso clitoriano. También existen causas adquiridas, como el hiperadrenocorticismo, que provoca que algunas hembras puedan desarrollar una discreta hiperplasia del clítoris.

Signos clínicos

Tanto la presencia de hueso clitoriano como la hiperplasia del clítoris provocan que la mucosa entre en contacto con el exterior, provocando desecación, inflamación e infección del tejido; además de lamido excesivo, secreciones vaginales, hematuria, etc.

Diagnóstico

El diagnóstico es directo ya que se puede observar la presencia de una masa en la zona vulvar. El hueso clitoriano es palpable, suele medir de 2,5 a 3,75 cm de longitud y su diámetro suele ser menor de 0,5 cm. Su palpación es indolora, a no ser que se haya desarrollado una vaginitis secundaria [2].

Tratamiento

La extirpación quirúrgica del tejido hiperplásico y/o del hueso del clítoris es una solución sencilla y efectiva. Las posibles complicaciones son poco frecuentes, a no ser que la uretra se encuentre cercana a estos tejidos; en estos casos el procedimiento es más complejo y suele estar relacionado con defectos cromosómicos.

Neoplasia vaginal y vulvar

Son raras en el perro. El 86% de los tumores vaginales son musculares, como el leiomioma (figs. 7 y 8), aunque también es frecuente el fibroleiomioma. Se han descrito otros tumores como el fibroma, lipoma, carcinoma de células escamosas, tumor venéreo transmisible, pólipos vaginales y tumores uretrales [8].

La mayoría de estos tumores son benignos y suelen diagnosticarse desde los 2 hasta los 18 años, siendo las nulíparas el colectivo de mayor incidencia. Los lipomas son frecuentes en hembras de 1 a 8 años.

En gatas se han descrito leiomiomas en hembras intactas de edad avanzada y fibromas, pero existen pocos estudios sobre este tema debido a su baja incidencia.

Signos clínicos

Son más evidentes ante la presencia de masas extraluminales, ya que se observa una formación

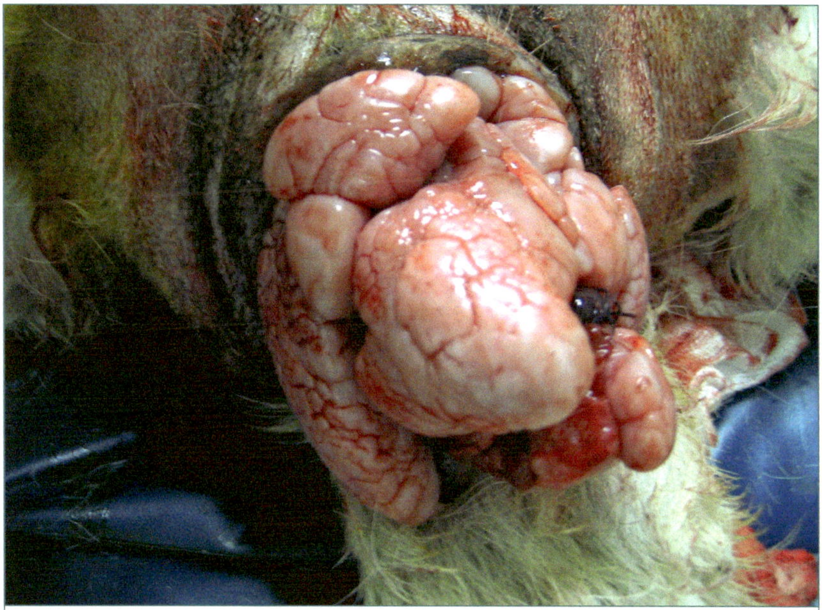

Figura 7. Leiomioma vaginal en una perra Labrador.

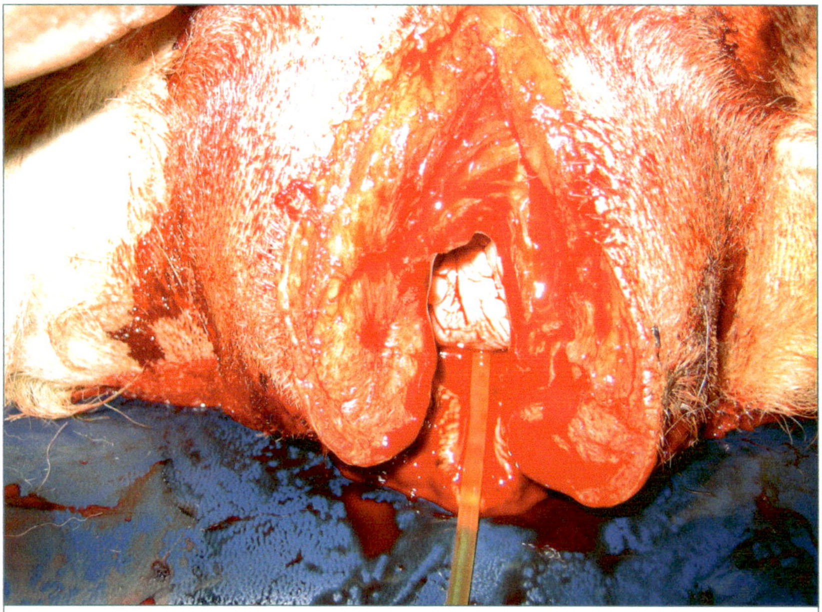

Figura 8. Extirpación de la masa mediante episiotomía. Es fundamental el sondaje urinario durante toda la cirugía.

perivulvar, aunque los intraluminales tienden a protruir por los labios vulvares, sobre todo si la hembra está en estro.

Otros signos son el sangrado o secreción vaginal, disuria, hematuria, tenesmo, excesivo lamido y distocias en las hembras reproductoras.

En gatas con leiomioma el síntoma más común es el tenesmo [8].

Diagnóstico

Los signos clínicos combinados con el estudio histopatológico nos confirman el diagnóstico definitivo. Podemos ayudarnos de imágenes obtenidas por radiografías abdominales, vaginoscopias, vaginografías retrógradas o uretrocistografías para delimitar la masa y conocer su posición de manera más exacta.

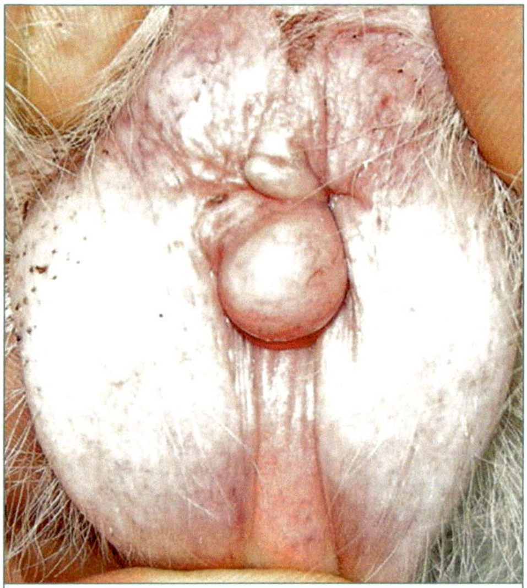

Figura 9. Leiomioma vulvar en una perra de 16 años de edad.

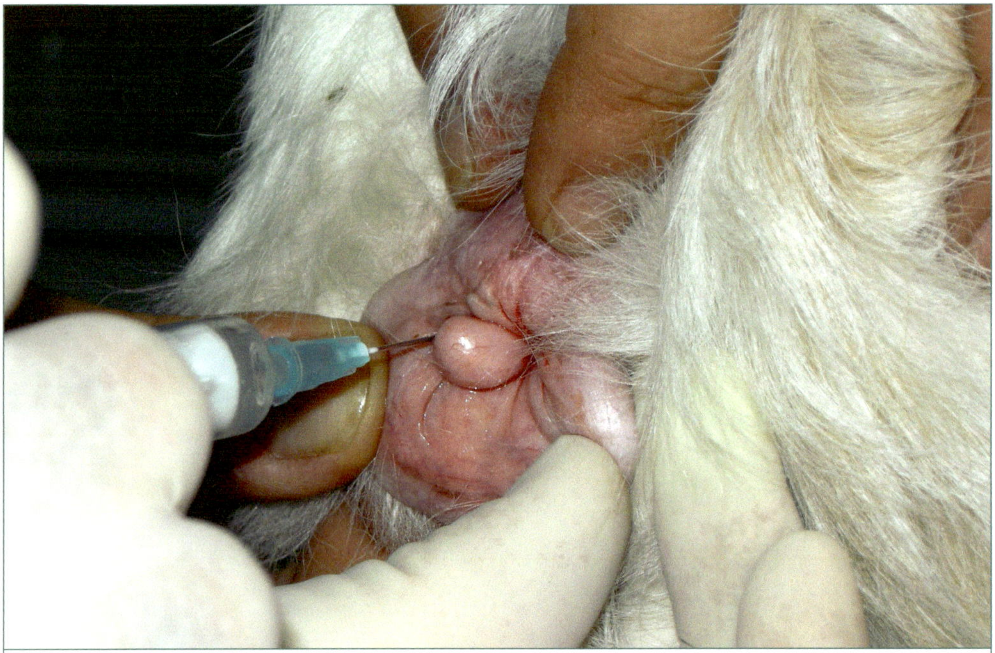

Figura 10. Infiltración de la masa con lidocaína previa a la cirugía.

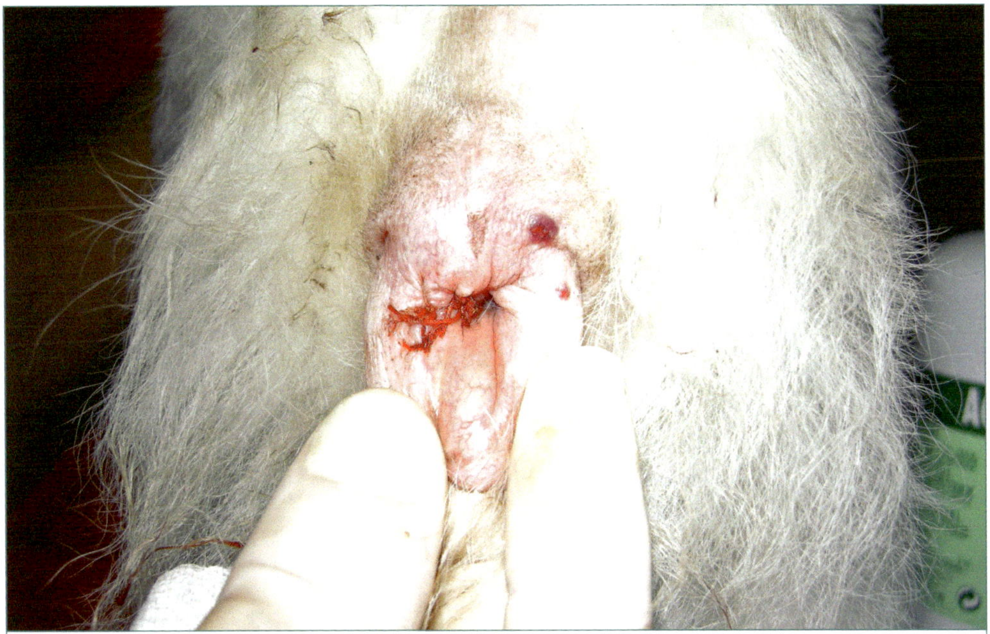

Figura 11. Aspecto de la vulva una vez extirpada la masa vulvar.

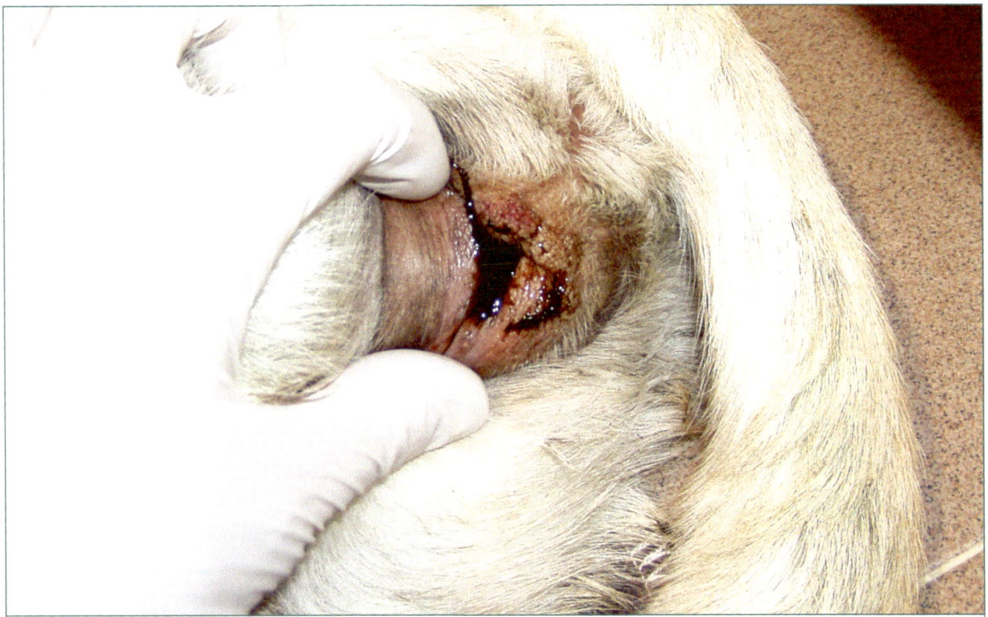

Figura 12. Descarga vaginal posparto.

Tratamiento

En los casos de tumores vaginales está indicada la extirpación quirúrgica para mejorar la calidad de vida (figs. 9, 10 y 11); además, se recomienda la ovariohisterectomía debido a la posible dependencia hormonal de estos tumores [8].

Existen situaciones en las que es conveniente realizar una episiotomía para tener un buen acceso quirúrgico a la masa.

¡ATENCIÓN!

En el caso de los leiomiomas, se han obtenido disminuciones del tamaño de la masa tumoral aplicando antagonistas de la progesterona previamente a la cirugía.

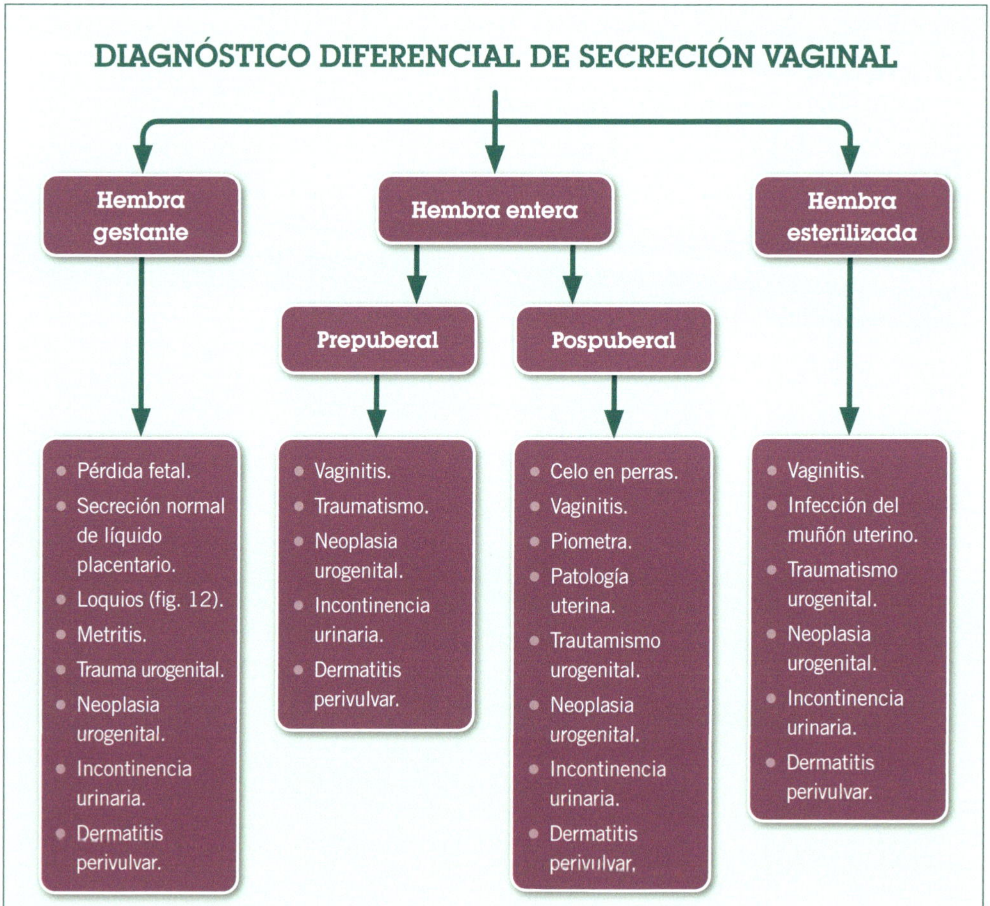

Figura 13. Diagnóstico diferencial ante la presencia de secreción vaginal.

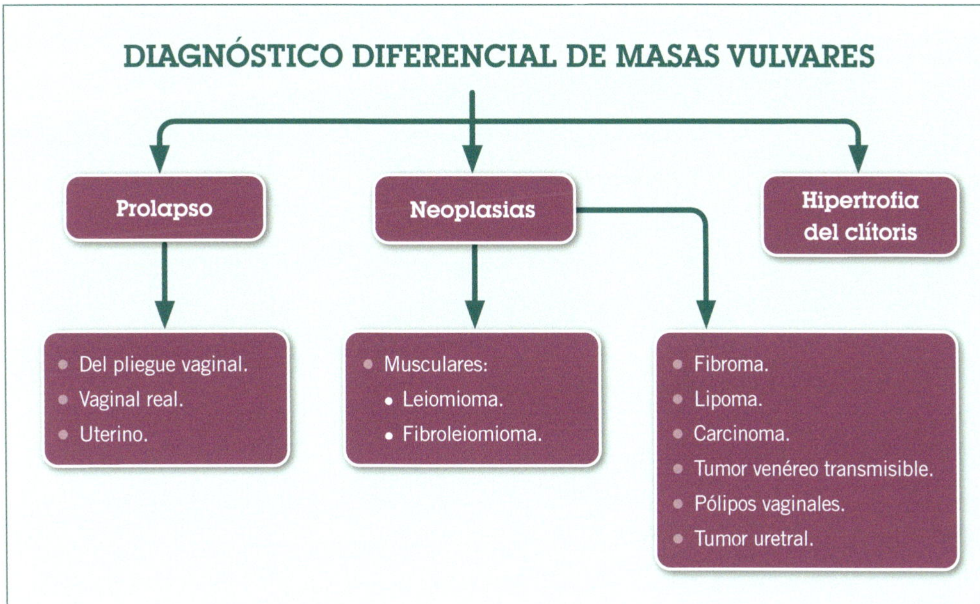

Figura 14. Diagnóstico diferencial ante la presencia de masas vulvares.

Dentro del diagnóstico diferencial de masas vaginales o vestibulares se incluyen los hematomas o abscesos vaginales y el agrandamiento del clítoris [5].

Dermatitis perivulvar

La dermatitis perivulvar es una de las causas más frecuentes de secreción vulvar. Suele estar relacionada con la dermatitis de los pliegues cutáneos. Afecta principalmente a perras y gatas obesas, o a hembras con vulvas atrésicas o deprimidas.

Signos clínicos

Secreciones cutáneas malolientes, inflamación, eritema cutáneo, incomodidad y dolor. En ocasiones puede desarrollarse vestibulitis, vaginitis e infecciones urinarias secundarias.

Tratamiento

El tratamiento médico consiste en mejorar los signos clínicos, por lo que se puede administrar antibioterapia cutánea (en caso necesario, sistémica), desinfectantes e hidratantes cutáneos.

¡ATENCIÓN!

Es importante saber que las recidivas son frecuentes mientras no se elimine la causa, por ello la resolución de mayor éxito consiste en realizar una episiotomía en la cual se elimine el tejido perivulvar excesivo (2).

PUNTO DE VISTA DEL PROPIETARIO

Muchos propietarios **no le dan importancia** a las **masas vaginales** a no ser que la **calidad de vida** de un hembra se vea **comprometida**.

Muchos propietarios **se preocupan excesivamente** por las secreciones vaginales de sus cachorras.

No todos los propietarios **distinguen** entre las **secreciones propias** del proestro-estro y las secreciones hemorrágicas **anómalas**.

Algunos propietarios **no comprenden** los **riesgos de hemorragia interna** relacionados con una **protusión uterina**.

ASPECTOS IMPORTANTES QUE DEBE TENER EN CUENTA EL VETERINARIO CLÍNICO

Los **antibióticos** siempre se deben administrar según el **antibiograma** y el **tiempo necesario**.

La mayoría de las **vaginitis recidivan** si no se controla la causa primaria.

Los **lavados vaginales** con **antisépticos** suelen **complicar la vaginitis** en vez de curarla.

La **vaginoscopia** es una herramienta diagnóstica muy **útil y sencilla** de realizar, que **se debe incluir** en las revisiones del aparato reproductor.

El **prolapso vaginal real** es una **emergencia veterinaria**, en la que el tiempo de exposición del tejido al exterior influye enormemente en el éxito del tratamiento.

Bibliografía

1. Johnston, S.D., Root Kustritz, M.V., Olson, P.N.S. *Canine and feline theriogenology.* Editorial WB Saunders, Philadelphia, EE UU, 2001.
2. Feldman, E.C, Nelson, R.W. *Endocrinología y reproducción canina y felina.* Editorial Intermédica, Buenos Aires, Argentina, 2007.
3. Concannon, P.W., England, G., Verstegen III, J. Vaginal edema and vaginal fold prolapse in the bitch. En: *Recent advances in small animal reproduction.* International Veterinary Information Service, New York, EE UU, 2001.
4. Alan, M., Cetin, Y., Sendag, S., Eski, F. True vaginal prolapse in a bitch. *Animal Reproduction Science,* 2007; 100:411-414.
5. Ragni, R.A. What is your diagnosis? *Journal of Small Animal Practice,* 2006; 47:625-627.
6. Fossum, T.W., Duprey, L.P. *Cirugía en pequeños animales.* Editorial Intermédica, Buenos Aires, Argentina, 2004.
7. Biddle, D., Macintire, D. Obstetrical emergencies. *Clinical Techniques in Small Animal Practice,* 2000; 15(2):88-93.
8. Withrow, S.J., Vail, D.V. *Oncología clínica de pequeños animales.* Editorial Multimédica ediciones veterinarias, Barcelona, 2009.

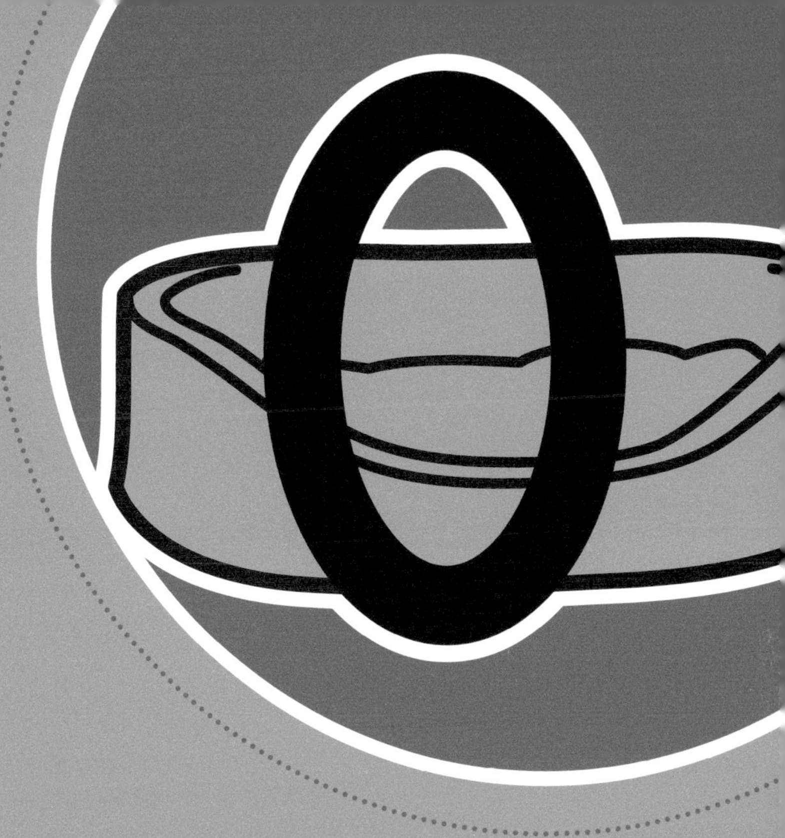

10 Infertilidad en la perra y en la gata

10

Infertilidad en la perra y en la gata

Actualmente existen diversas causas que pueden provocar fracasos en la reproducción de los perros y gatos. En la especie canina, la causa más frecuente de infertilidad suele ser el mal manejo reproductivo de la hembra; en los gatos no es tan sencilla su evaluación. Existen otras causas de infertilidad como son las alteraciones en el ciclo sexual de la hembra, las enfermedades uterinas, las alteraciones en la calidad del semen del macho, los fallos en la realización de la monta y las enfermedades infecciosas.

Al abordar un caso de infertilidad, es importante recordar que no debemos centrarnos sólo en la hembra, sino que también debemos analizar si el manejo reproductivo ha sido el adecuando (ver Capítulo 2) y si las causas de infertilidad tienen origen en el macho (ver Capítulo 12).

En este capítulo queremos plantear un abordaje práctico de las patologías que causan infertilidad, por ello clasificaremos sus causas según los signos clínicos, es decir, según las alteraciones que presente la hembra en el ciclo sexual.

Infertilidad en la perra

Hemos realizado esta clasificación para facilitar la visualización clínica de las alteraciones reproductivas causantes de infertilidad:

- Hembras que no presentan celo.
- Hembras con celo persistente.
- Hembras con ciclos acortados.
- Hembras con ciclo normal.

Hembras que no presentan celo

El anestro se define como la etapa del ciclo sexual en la que no existe actividad ovárica (fig. 1). Cuando una hembra presenta un anestro anormalmente prolongado, lo clasificamos como primario o secundario.

- El **anestro primario** lo podemos definir como el que se produce en aquellas hembras

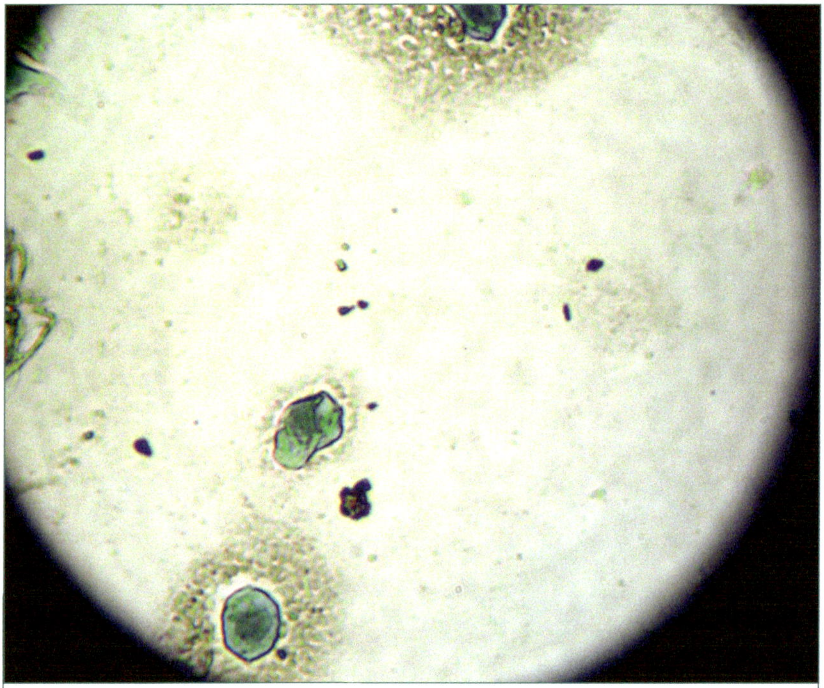

Figura 1. Citología vaginal típica de anestro.

que no han entrado en estro a partir de los 24 meses de edad.

- El **anestro secundario** lo diagnosticamos en hembras púberes que no han vuelto a ciclar pasados 16-20 meses desde el último celo [1].

Etiología

Existen infinidad de causas que debemos ir descartando hasta llegar a nuestro diagnóstico, entre ellas:

- Celos silenciosos.
- Patologías ováricas.
- Causas extrarreproductivas.
- Otras causas menos frecuentes.

Celos silenciosos

Según nuestra experiencia clínica, aproximadamente el 17% de los casos de infertilidad suelen ser falsos diagnósticos por el desarrollo de celos silentes o silenciosos. Éstos son celos que pasan desapercibidos.

La realización de citologías seriadas nos puede ayudar, ya que, aunque no existan signos clínicos exteriores de actividad reproductiva, sí hallaremos los cambios propios de cada fase del ciclo en la citología y su correspondiente evolución en los niveles séricos de progesterona.

Patologías ováricas

Existen varias enfermedades ováricas como los quistes luteínicos (fig. 2), la aplasia ovárica o las ooforitis inmunomediadas que también alteran la función fisiológica ovárica, interrumpiendo los ejes hormonales necesarios para el desarrollo del estro (ver Capítulo 8).

Respecto a los quistes luteínicos, como son productores de progesterona, más que un anestro prolongado nos encontramos con un diestro prolongado. Podremos comprobar este estado reproductivo mediante una citología y un análisis de los niveles de progesterona en sangre, que en este caso se encontrarán por encima de 2-5 ng/ml durante más de 9-10 semanas [1].

En el caso de quistes ováricos no funcionales, como los epiteliales o de la red ovárica (*rete ovarii*), la supresión de la función ovárica puede deberse al posible efecto masa. En estos casos no se incrementan ni los niveles de progesterona ni los de estrógenos; por lo que, en principio, el diagnóstico se realiza mediante ecografía y se confirma posteriormente con la biopsia del tejido.

Causas extrarreproductivas

Estas causas deberíamos incluirlas al inicio de nuestro plan diagnóstico, ya que no todas las alteraciones en el ciclo reproductivo de las hembras están causadas por alteraciones genitales.

En un principio es recomendable realizar una correcta anamnesis que nos permita descartar o sospechar si el anestro prolongado está causado por desequilibrios alimenticios, tratamientos médicos, alteraciones ambientales o incluso por ovariohisterectomías anteriores no descritas o comunicadas.

¡ATENCIÓN!

Hembras con dietas desequilibradas, que sufren estrés, que habitan con hembras dominantes o en espacios con pocas horas de luz, pueden sufrir alteraciones endocrinológicas que provoquen retrasos en la aparición de la pubertad o del estro (2).

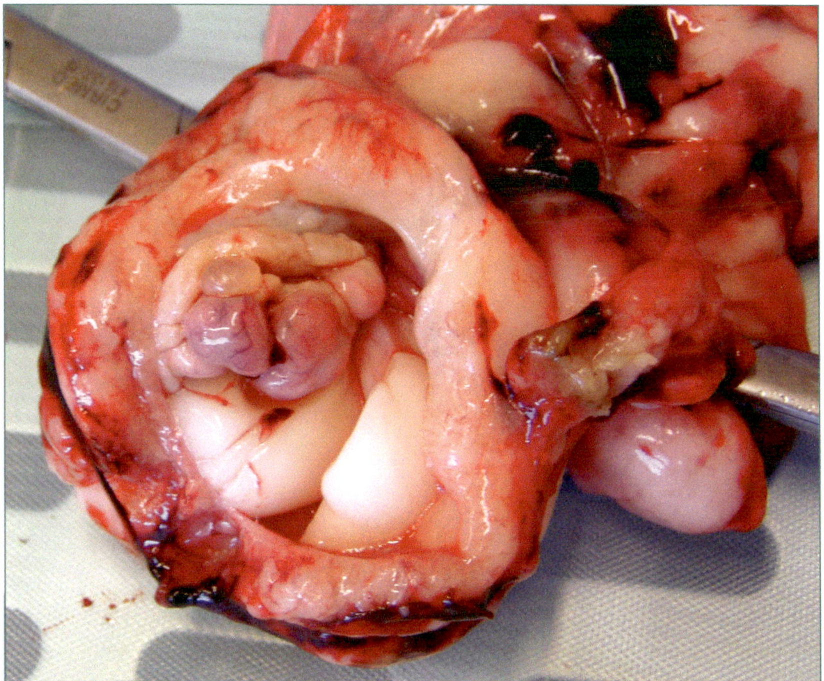

Figura 2. Quistes luteínicos.

Además, en el diagnóstico diferencial también debemos incluir enfermedades sistémicas que alteren el estado sanitario de la hembra y endocrinopatías como el síndrome de Cushing o el hipotiroidismo. En estos dos últimos casos, la infertilidad estaría acompañada de otros signos clínicos característicos: en el síndrome de Cushing los perros suelen presentar alopecias simétricas, abdomen "en péndulo" y polidipsia/poliuria; en el caso del hipotiroidismo presentan letargia, alopecias simétricas y ganancia de peso.

Otras causas

Existen causas menos comunes para el anoestro primario como son las anormalidades en la diferenciación sexual (individuos hermafroditas o pseudohermafroditas).

En el caso del secundario, una de sus causas puede ser el fracaso prematuro de la función ovárica, es decir, antes de los 7-10 años [2].

Tratamiento

Siempre que se conozca la causa primaria de la infertilidad debe tratarse y después evaluar la situación reproductiva. En perras con ciclos anuales fisiológicos, podemos inducir el estro mediante la administración de inhibidores de la prolactina como la cabergolina (ver Capítulo 11).

Hembras con celo persistente

Podemos sospechar de una alteración en el ciclo reproductivo cuando la hemorragia vaginal, típica del proestro-estro, dura más de 21 días consecutivos [3], en los que la perra puede ser receptiva a la monta o no. Esta hemorragia prolongada se produce generalmente por una acción estrogénica que se mantiene en el tiempo de forma anormal.

Etiología

Patologías ováricas

Dentro de las posibles etiologías se encuentran las patologías que provocan el mantenimiento de los niveles estrogénicos característicos del proestro-estro, por ello las causas más comunes son los quistes foliculares del ovario (fig. 3) y algunos tumores ováricos (cistoadenomas, adenocarcinomas y tumores de la teca y granulosa) (figs. 4 y 5).

Los quistes foliculares suelen producirse en hembras menores de 3 años, a diferencia de las neoplasias ováricas que tienen mayor incidencia a partir de los 5 años [1].

Dentro de los efectos secundarios que pueden aparecer por este aumento de los niveles estrogénicos, se encuentran la hiperplasia endometrial quística y la supresión de la médula ósea, es decir, anemia aplásica, leucopenia y trombocitopenia [3].

Patologías extrarreproductivas

Debemos incluir en el diagnóstico diferencial cualquier inflamación o infección del aparato genital y/o urinario, neoplasias vaginales, coagulopatías y tratamientos con estrógenos, como en la incontinencia urinaria.

Diagnóstico

Para diagnosticar si la causa es por la producción de estrógenos, nos basaremos en las citologías vaginales (fig. 6), en las que tendremos un 90% de células cornificadas mantenidas en el tiempo (generalmente más de 21 días).

También se puede determinar mediante un análisis serológico de los niveles de estrógenos, aunque el diagnóstico laboratorial de estradiol a veces es poco fiable y nos puede llevar a error.

Tratamiento

El tratamiento de las patologías ováricas depende de la causa primaria (ver Capítulo 8). En general se basa en la ovariohisterectomía, sobre todo si las hembras no están destinadas a cría; aunque existen también protocolos basados en la administración de HCG (22 UI/kg IM, una vez al día durante 3 días) con objeto de luteinizar el folículo e inducir el paso a diestro-anestro.

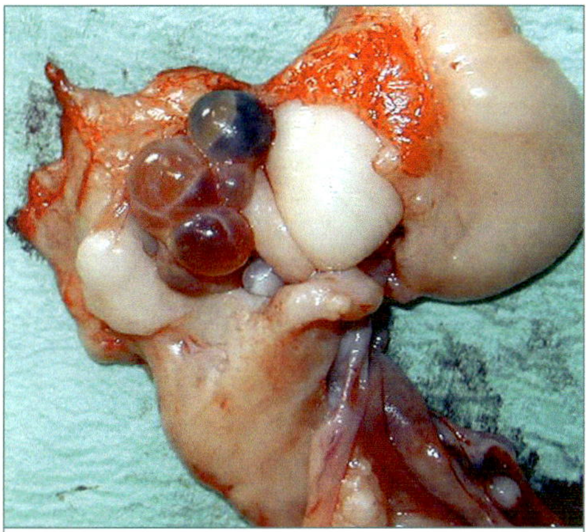

Figura 3. Quistes foliculares causantes de un celo persistente.

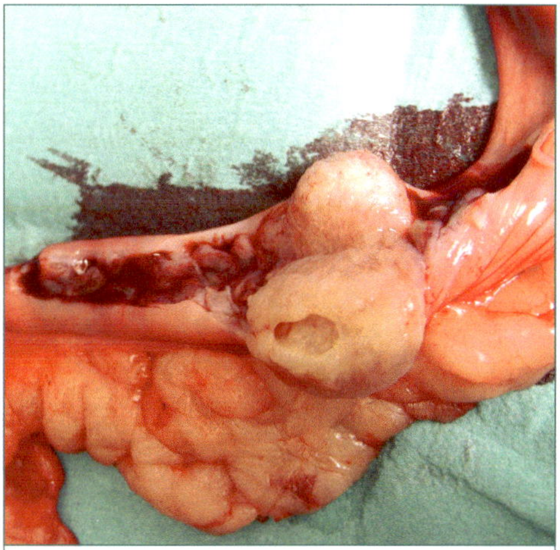

Figura 4. Adenocarcinoma tubular uterino.

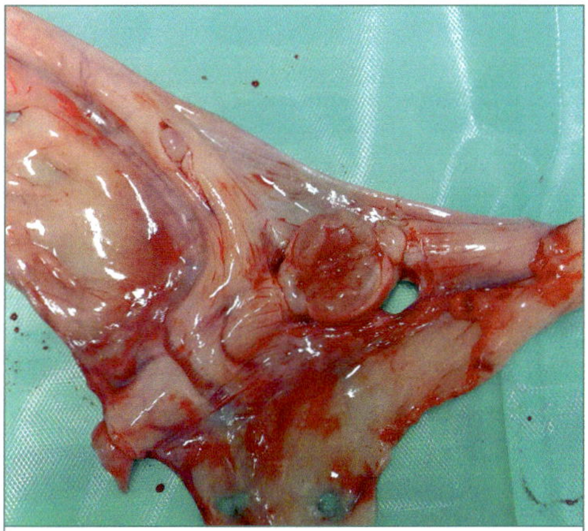

Figura 5. Carcinoma uterino focal incipiente en una hembra de cría joven.

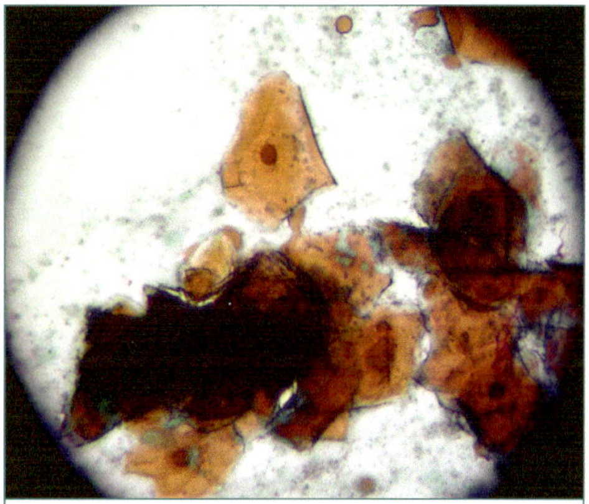

Figura 6. Citología correspondiente a una perra con celo persistente. Se observan células cornificadas acidófilas.

Existen casos en los que los niveles de estrógenos disminuyen solos, por lo que se atenúa el comportamiento típico de estro; si en este momento realizásemos una citología podríamos verificar este descenso de estrógenos.

Hembras con ciclos acortados

Existen numerosas alteraciones en el ciclo que pueden provocar que el tiempo entre estros no sea el adecuado. En este apartado las comentaremos por separado debido a su importancia en la clínica de la reproducción. Éstas son:

- Síndrome del anestro corto.
- Celos partidos.
- Ciclos anovulatorios.
- Hipoluteinismo.

Síndrome del anestro corto

Se caracteriza por el desarrollo de ciclos estrales normales, en los que se produce la ovulación y la luteinización, pero adelantadas en el tiempo.

¡ATENCIÓN!

El útero necesita una media de 130-150 días para involucionar después del estro, por ello, celos cuyo interestro sea menor de 4 meses son ciclos infértiles.

Aunque se lleve a cabo la fertilización del óvulo, el útero no está preparado para la implantación del embrión y mantenimiento de la gestación.

Etiología

Se cree que la causa puede ser una alteración en el eje hormonal que acorte el anestro, o un desequilibro de los niveles de dopamina frente a los de prolactina. Esta alteración se considera fisiológica hasta que la hembra alcanza los 3 años de edad, ya que muchas veces ocurre por inmadurez del aparato reproductor.

Se postula que está patología posee una heredabilidad del 35% en razas como el Pastor Alemán, Rottweiler, Basset Hound, Cocker y Labrador Retriever.

Diagnóstico

Es necesario el control citológico rutinario y/o la determinación de la progesteronemia. En estos ciclos estos parámetros están dentro de la fisiología habitual de la hembra canina, lo que diferencia esta alteración del hipoluteinismo y del celo partido.

Tratamiento

Se han descrito tratamientos con progestágenos como el acetato de megestrol durante los tres primeros días de proestro [1], pero según nuestra experiencia su uso aumenta el riesgo de desarrollo de piometras u otras patologías uterinas.

Celo partido

Situación en la cual la hembra presenta un primer "ciclo" con secreción serosanguinolenta típica del proestro, que dura aproximadamente 5-7 días, seguido, en un corto periodo de tiempo, de un ciclo estral normal. El segundo ciclo suele presentarse a las 2-3 semanas, pero se considera que puede ocurrir hasta 2 meses después del primer "celo" [2].

Etiología

Este tipo de ciclos son comunes en hembras jóvenes, y pueden ser tanto casos aislados como repetitivos en una misma hembra.

Se cree que al no producirse la ovulación en el primer ciclo, no se alcanzan las concentraciones adecuadas de progesterona durante el tiempo necesario para el establecimiento de un diestro-anestro normal; por ello, en poco tiempo se vuelve a desarrollar un ciclo reproductivo que no tiene por qué ser anormal [3].

Diagnóstico

Se realiza mediante el seguimiento de la citología vaginal y/o de la progesteronemia:

- Durante el primer "ciclo", con el comienzo del sangrado observamos una imagen citológica típica de proestro, ya que se ha iniciado la actividad folicular. Cuando desaparece el sangrado, observamos la reaparición de células parabasales.
- El primer ciclo es anovulatorio, por lo que la progesterona no suele aumentar sus niveles más allá de 3,5-6 ng/ml.
- El segundo ciclo es fértil, en él se desarrollan con normalidad los cambios hormonales y por lo tanto también los cambios citológicos.

Tratamiento

Debido a la normalidad del segundo ciclo, no es necesaria la aplicación de protocolos farmacológicos en estos ciclos inusuales.

Ciclo anovulatorio

Se define como ciclo anovulatorio aquél en el que no se produce el pico de LH de manera correcta, por lo que no se produce la eclosión folicular y no se liberan a los cuernos uterinos ovocitos que puedan ser fecundados. En estos ciclos, el cuerpo lúteo o no se implanta o no funciona correctamente, por lo que la progesterona nunca aumenta de 3,5-6 ng/ml. Esto puede provocar que el siguiente ciclo se desarrolle antes en el tiempo ya que el diestro se acorta [2].

Etiología

Existen distintas hipótesis respecto a la etiología de esta alteración:

- Secreción de GnRH insuficiente del hipotálamo.
- Fallo en la señal estrogénica del ovario para potenciar la producción de LH.
- Secreción insuficiente de LH de la hipófisis.
- Fracaso del ovario al interpretar una señal normal de LH.

Todo ello provoca que no se produzcan las concentraciones características de progesterona de un ciclo normal.

No es una patología muy frecuente, se registra aproximadamente en un 1,2% de las perras destinadas a cría [3].

Diagnóstico

En esta alteración la citología vaginal evolucionaría de manera normal del estro hacia el diestro, aunque se adelantaría en el paso al anestro. En este caso no es una herramienta de elevada fiabilidad, ya que su interpretación sería muy compleja. El principal método de diagnóstico es la evaluación de los niveles de progesterona durante el diestro, que se encontrarán disminuidos [3].

Tratamiento

En general no requiere un tratamiento, suelen ser hechos asilados que derivan en un celo partido, por lo que la hembra podrá ser montada con éxito en el siguiente ciclo.

¡ATENCIÓN!

Si la causa es un pico de LH demasiado bajo podría ser tratada con HCG, pero el riesgo de piometra o desarrollo de celo persistente es muy elevado, por lo que no se recomienda (3).

Hipoluteinismo

En el hipoluteinismo las concentraciones de progesterona disminuyen por debajo de 2 ng/ml en un punto del final del estro o durante el diestro, antes de que éste llegue a su fin (día 65 desde el pico de LH) [3].

Aunque no se ha estudiado directamente, se supone que este descenso de los niveles séricos de progesterona puede provocar ciclos anormalmente cortos, ya que al disminuir la progesteronemia se da por finalizado el diestro y las hembras entran en anestro. Todo esto provoca que el siguiente ciclo ocurra antes de tiempo, cuando el endometrio aún no está preparado para la implantación. Por otra parte, también se postula que esta patología pueda causar reabsorciones fetales o abortos, ya que la progesterona es necesaria para el mantenimiento de la gestación (niveles superiores a 15 ng/ml).

Etiología

Durante el diestro y la gestación temprana se considera que esta patología se debe a una mala implantación o mal funcionamiento del cuerpo lúteo. En gestación tardía se cree que puede deberse a deficiencias de prolactina. Otra hipótesis es que la presencia de enfermedades uterinas como piometra, endometritis o enfermedad quística endometrial provoquen la secreción de prostaglandina $F_{2\alpha}$, responsable de la luteólisis [4].

Existen razas en las que esta patología se da con mayor incidencia como son el Pastor Alemán y el Rottweiler [2].

Diagnóstico

En hembras cuyos ciclos sean inusualmente cortos o que no se quedan gestantes cuando todo es aparentemente normal, debemos considerar esta enfermedad dentro del diagnóstico diferencial.

CONSEJO

Como la alteración en los niveles de progesterona puede darse desde finales del estro hasta el fin del diestro, recomendamos monitorizar dos veces por semana sus niveles para comprobar si disminuyen o no antes de tiempo (3).

Tratamiento

Existe controversia acerca del tratamiento o no de esta patología una vez ha sido definitivamente diagnosticada. La administración de progesterona antes del día 34-46 de gestación puede provocar piometra y masculinización de los fetos femeninos, por ello existen protocolos que sólo recomiendan el tratamiento en gestaciones de más de 50 días que se encuentren en riesgo.

El protocolo se basa en la administración de 2 mg/kg de progesterona en solución oleosa cada dos días, suprimiendo el tratamiento el día 61 de gestación para permitir el descenso de los niveles de progesterona y que el día 63 se pueda producir el parto de manera fisiológica. Esto no siempre ocurre, en ese caso se puede realizar la cesárea el día 65 [3].

Es importante saber que, generalmente, se produce un retraso en la secreción de prolactina, por lo que el propietario debe estar preparado para la correcta alimentación de los cachorros y, a su vez, debe dejar que éstos intenten mamar para ayudar a la estimulación de la secreción de esta hormona.

Hembras con ciclo normal

Mal manejo reproductivo

El mal manejo reproductivo en las hembras es una de las principales causas de infertilidad. En los Capítulos 1 y 2 explicamos todas las peculiaridades reproductivas de las hembras y cómo deben ser tratadas e interpretadas para llevar a cabo el manejo reproductivo con éxito.

Pico tardío de LH

Posiblemente sea una de las causas de mayor incidencia en la clínica de infertilidad. Se define como el estancamiento de los valores de progesterona durante un mínimo de 3 días en niveles de 1-2 ng/ml, seguido de su incremento normal. Se considera que el pico de LH puede ocurrir en algún momento de esta meseta en los niveles de progesterona; por ello, el manejo reproductivo en relación al incremento de progesterona y su relación con el pico de LH no es un método fiable en estos casos.

Se recomienda considerar como día 0 (día del pico de LH) tanto el día que comienza la meseta como el día que ésta termina. Es decir, tendremos dos días de posible pico de LH, por lo que inseminaremos cuatro veces a la hembra:

- Inseminaremos los días 4 y 6 del ciclo, considerando como día 0 el de inicio de la meseta.
- Y realizaremos otras dos inseminaciones, considerando como día 0 del ciclo el de final de la meseta.

Etiología

Se postula que las causas posibles son similares a las que provocan los ciclos anovulatorios:

- Retraso en la señal estrogénica del ovario para potenciar la producción de LH.
- Secreción lenta o poco intensa de LH por parte de la hipófisis.
- Respuesta folicular tardía al pico de LH.

Diagnóstico

Se realiza mediante el control de la progesteronemia. Para confirmarlo se podrían analizar los niveles de LH séricos durante el desarrollo del proestro-estro.

Hipoluteinismo y anovulatorios

Estas alteraciones pueden causar tanto ciclos anormales como ciclos aparentemente normales, por ello han sido explicadas en el apartado anterior.

OTRAS CAUSAS DE INFERTILIDAD EN CICLOS NORMALES O ANORMALES

Enfermedades infecciosas: herpesvirus canino, parvovirus canino, brucelosis canina.

Patologías uterinas: endometritis o hiperplasia endometrial quística (figs. 7-11).

Administración de medicamentos.

Anormalidades anatómicas en el aparato genital (fig. 12).

Comportamiento sexual anormal.

Enfermedades sistémicas.

Infertilidad en la gata

La gata y la perra son muy distintas desde el punto de vista reproductivo. Como ya se ha comentado, la gata es poliéstrica estacional y su ciclo está altamente influido por las características del ambiente. Desde hace unos años se han comenzado a desarrollar protocolos de manejo reproductivo en los gatos, por ello, también se ha vuelto relevante el estudio de la infertilidad en esta especie.

Anestro

Debido a su condición de poliéstricas estacionales, las gatas pueden desarrollar largos periodos de anestro de manera fisiológica debido al fotoperiodo decreciente. La duración del anestro no sólo depende de las condiciones ambientales, sino que también está influida por otros factores como el estrés (bloquea el desarrollo del estro) y la raza (las gatas persas presentan uno o dos estros al año, mientras que las siamesas pueden ciclar durante todo el año) [5].

Al igual que en la perra, distinguimos entre anestro primario y secundario. Las causas también son variadas:

Causas ambientales

Es muy importante evaluar el entorno social y las características ambientales en esta especie. Para intentar confirmar que la infertilidad está causada por alguno de estos factores, podemos modificar el ambiente de la hembra:

- Horas de luz diarias: 14 horas durante 1 mes.
- Presencia de hembras en celo.
- Presencia de macho entero.
- Reducción del estrés.

Por otra parte, se pueden aplicar protocolos de inducción farmacológica del estro (ver Capítulo 11). Debemos descartar otras posibles afecciones, antes de medicar a la hembra, para evitar comprometer su estado sanitario.

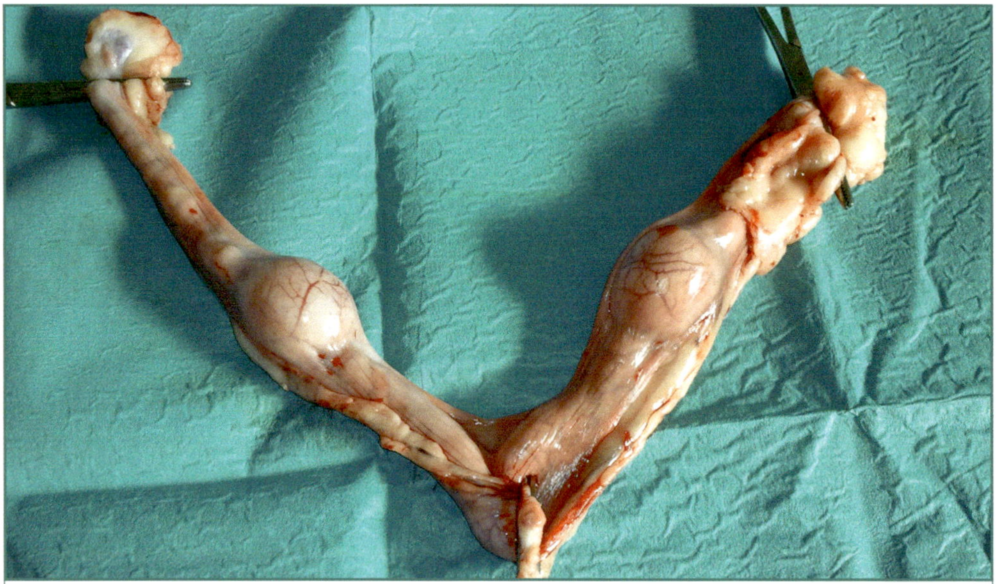

Figura 7. Hiperplasia endometrial quística focalizada en ambos cuernos uterinos, que se acompaña de inicio de piometra en el cuerno derecho y de mucómetra en el izquierdo.

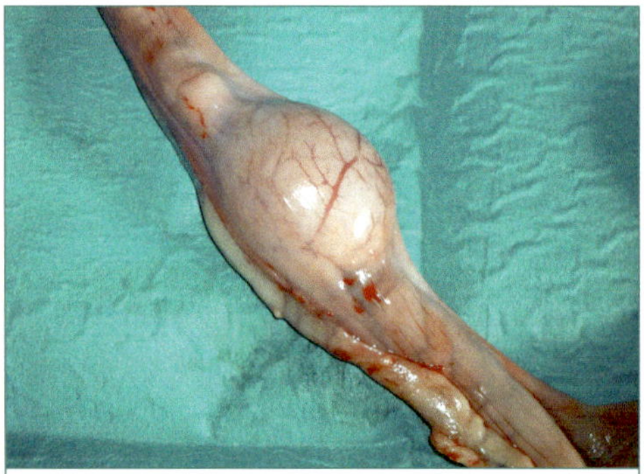

Figura 8. Detalle del cuerno derecho.

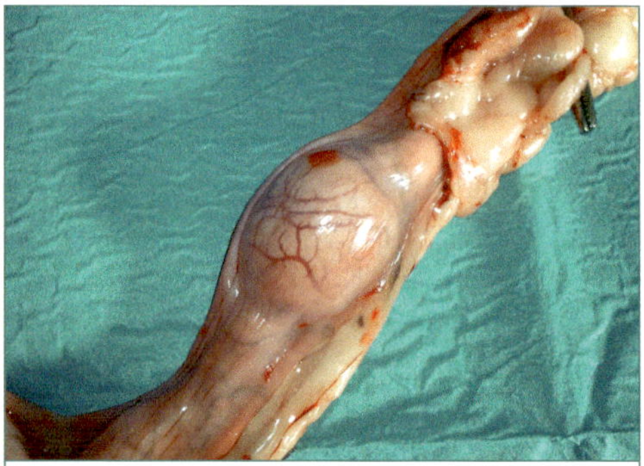

Figura 9. Detalle del cuerno izquierdo.

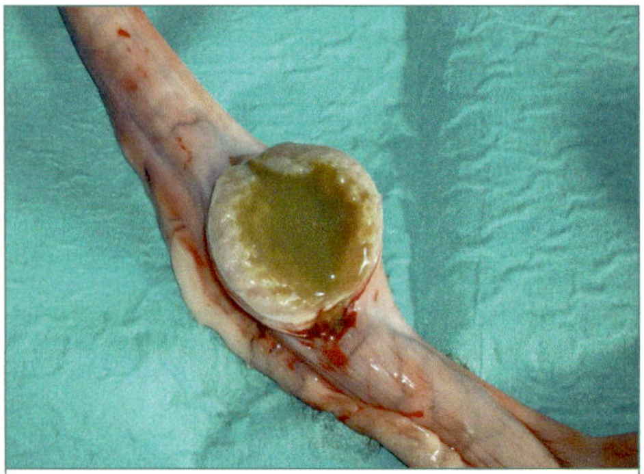

Figura 10. Detalle del contenido del cuerno derecho.

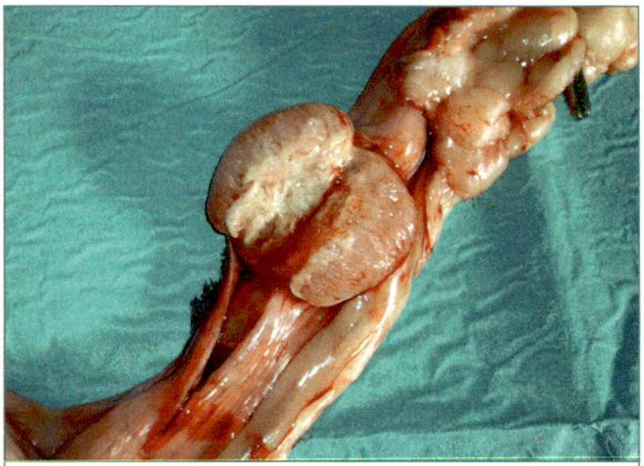

Figura 11. Detalle del contenido del cuerno izquierdo.

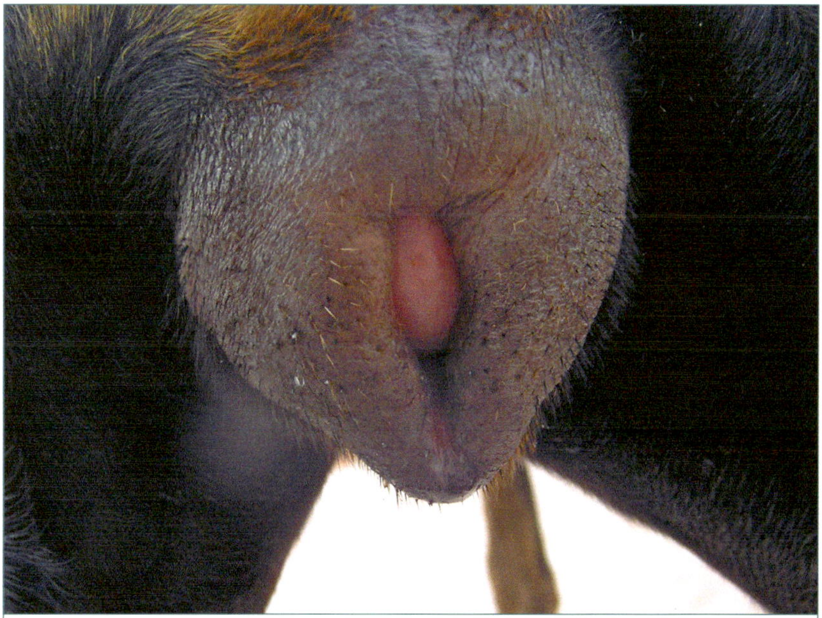

Figura 12. Prolapso del pliegue vaginal de una perra durante el celo.

Celos silenciosos

Cuando la hembra no tiene cambios de comportamiento atribuibles al estro, durante el periodo en el que se debería estar desarrollando la actividad ovárica, debemos realizar citologías seriadas cada tres días para comprobar si realmente estamos ante un anestro prolongado. Además, mediante la progesteronemia, podemos evaluar si se ha producido la ovulación, ya que cuando ésta se ha producido los niveles de progesterona en sangre aumentan por encima de los 2 ng/ml [6].

Patologías ováricas

Aunque no son patologías de elevada frecuencia, en la gata también se pueden desarrollar quistes o neoplasias ováricas productoras de progesterona [5]. Su diagnóstico se realiza mediante la evaluación de los niveles de progesterona en sangre en hembras no gestantes. Si la concentración es superior a 2 ng/ml, es decir, por encima de los niveles basales, debemos incluir estas patologías en nuestro diagnóstico diferencial [6].

Otras causas

Tanto las castraciones no descritas como algunas causas congénitas (aplasia o hipoplasia ovárica) son difíciles de diagnosticar mediante ecografía. Sin embargo, disponemos de un método sencillo que nos orienta hacia estas posibles causas de anestros prolongados, ya que los niveles elevados de LH fuera del periodo reproductivo nos indican que no existe función ovárica que realice el mecanismo de retroalimentación negativa sobre esta hormona [6].

Existen otras causas gonadales de anestros prolongados poco frecuentes como el hermafroditismo o pseudohermafroditismo, que son de origen genético.

Causas extrarreproductivas

Son de origen iatrogénico, endocrinológico, infeccioso (sistémico, nutricional, etc.). Todas ellas deberán ser evaluadas mediante una completa anamnesis y, en caso necesario, confirmadas mediante pruebas complementarias.

Celo persistente

Debido a las características reproductivas de la gata, pueden confundirse ciclos con interestros cortos, con un estro persistente. En algunas gatas, especialmente las de raza Siamés, el periodo entre estros anovulatorios puede ser de 1 o 2 días de manera fisiológica.

Diagnóstico

Por otra parte, los quistes foliculares son muy comunes en las gatas y su frecuencia aumenta con la edad. Su diagnóstico se puede realizar por citología seriada día a día en la que no aparecen signos de interestro, por análisis hormonales (niveles de progesterona inferiores a 2 ng/ml o de estradiol por encima de 20 pg/ml indican ausencia de ovulación) o mediante ecografía.

¡ATENCIÓN!

Se consideran quistes si miden más de 4 mm y no desaparecen cuando los demás folículos lo hacen (5, 6).

Tratamiento

El tratamiento se basa en la inducción de la ovulación. Se puede realizar por estimulación vaginal con una torunda varias veces al día (3-4 veces) varios días, o mediante la administración de fármacos inductores de la ovulación (ver Capítulo 11).

Ciclos anovulatorios

La gata es principalmente una hembra de ovulación inducida, aunque el estímulo coital no siempre es suficiente para desencadenar el pico de LH necesario para la ovulación, sin que esto sea indicativo de patología. Es frecuente que la ovulación no ocurra los primeros días del celo, aunque se produzca el coito, ya que se suelen requerir varios acoplamientos para que se produzca el pico de LH necesario. Además, el uso de sedantes en la hembra puede afectar a la ovulación.

Como se ha comentado anteriormente, se puede evaluar si los niveles de progesterona están aumentados debido a la ovulación a partir del 5º día desde a la monta.

Otras causas

Hipoluteinismo

Aunque es raro, en gatas también pueden darse casos de infertilidad, reabsorciones embrionarias o abortos por falta de progesterona; aunque en esta especie la gestación se mantiene mientras las concentraciones sean superiores a 1 ng/ml. Existen protocolos de tratamiento (1-2 mg de progesterona en solución oleosa diarios) para los casos que han sido correctamente diagnosticados y su uso esté justificado, aunque pueden provocar una prolongación excesiva de la gestación [5].

Alteraciones uterinas

Al igual que en la perra, las enfermedades uterinas y endometriales (ver Capítulo 8) suelen causar infertilidad debido a alteraciones en la implantación y mantenimiento de la gestación.

PUNTO DE VISTA DEL PROPIETARIO

Si la hembra no está destinada a cría **no suelen prestar atención a sus ciclos sexuales**, cuando su alteración es en muchos casos el **primer signo** de una **patología reproductiva**.

No siempre comprenden la importancia del **control del aparato reproductivo** en hembras **no esterilizadas**.

Tienden a pensar siempre que la **esterilidad** en su hembra es algo **permanente e irresoluble**, cuando no siempre está causada por alteraciones persistentes.

Algunos propietarios **no entienden** que sus animales de compañía también tienen que **madurar sexualmente** durante sus primeros años de vida.

No siempre es fácil de **interpretar la información** que nos proporcionan, ya que perciben estas cuestiones desde **otro enfoque**.

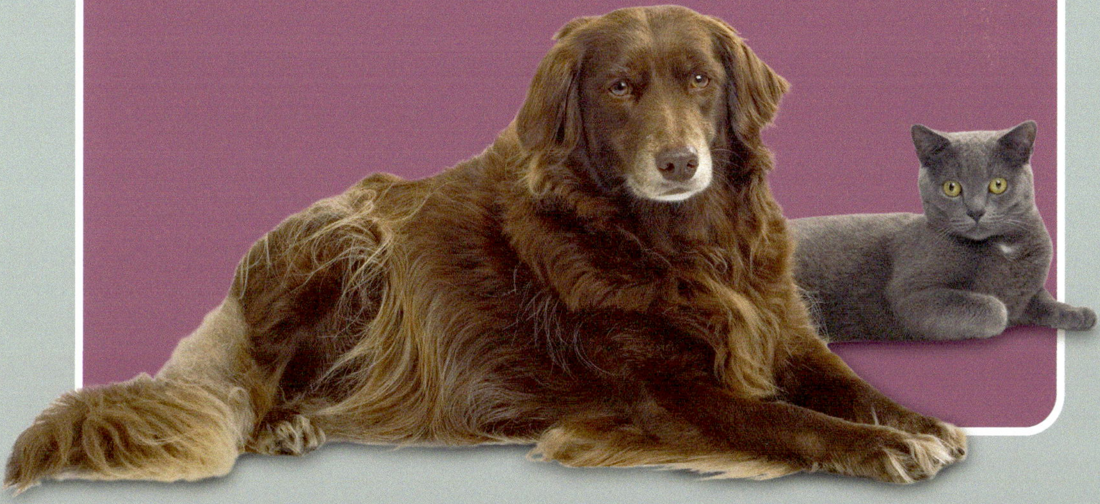

ASPECTOS IMPORTANTES QUE DEBE TENER EN CUENTA EL VETERINARIO CLÍNICO

Lo primero es **evaluar** si el **manejo reproductivo** es el **adecuado**.

No debemos **olvidar** la participación del **macho** en los **fracasos reproductivos**.

Debemos conocer la **utilidad e interpretación** de las dos principales herramientas: la **citología vaginal** y la **progesterona**.

No debemos **arriesgar la salud de la hembra** por intentar conservar su capacidad reproductora. En muchos casos la mejor opción de tratamiento es la ovariohisterectomía.

Debemos **conocer** los **diagnósticos diferenciales** de cada alteración del ciclo, pero siempre teniendo en cuenta que **la reproducción no es una ciencia exacta**, ya que existe una elevada cantidad de factores que influyen sobre ella.

Existe una **gran variabilidad** tanto en el **ciclo sexual** de la **perra** como en el de la **gata**.

Bibliografía

1. DAVIDSON, A. Conceptos actuales sobre la esterilidad en la perra. *IVIS*, 2006; 16(2):13-21.
2. FONTBONNE, A. Approach to infertility in the bitch and in the dog. Proceedings of the WSAVA Congress, Sydney, Australia, 2007.
3. MEYERS-WALLEN, V.N. Unusual and abnormal canine estrous cycles. *Theriogenology*, 2007; 68:1205-1210.
4. JOHNSON, C.A. High-risk pregnancy and hypoluteoidism in the bitch. *Theriogenology*, 2008; 70:1424-1430.
5. FONTBONNE, A., MALANDAIN, E. Infertility in cats. Proceedings of the WSAVA Congress, Sydney, Australia, 2007.
6. PRATS, A. Manejo de colectividades felinas. *Canis et Felis*, 2008; pp. 92.

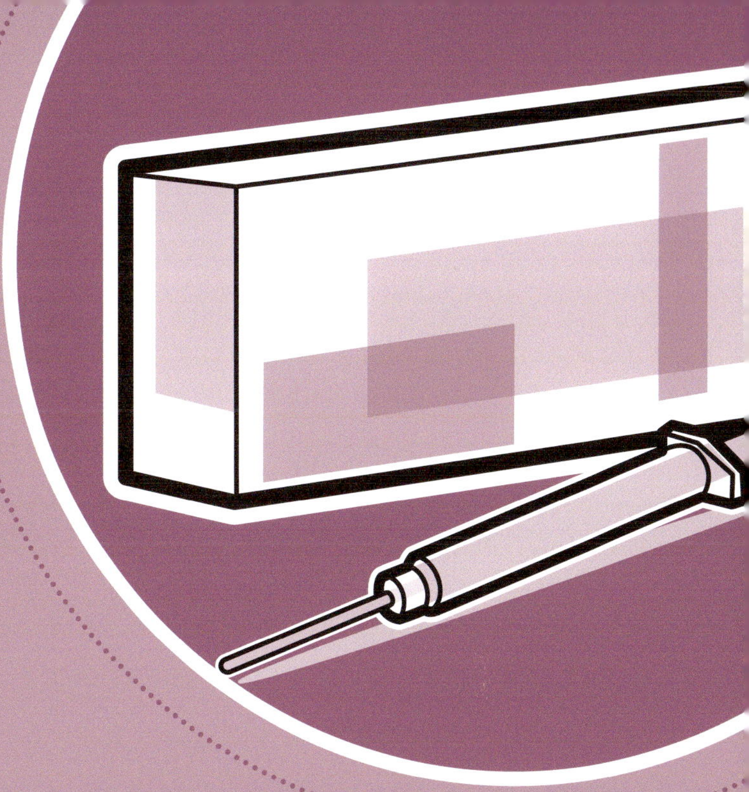

11 Farmacología y control de la reproducción

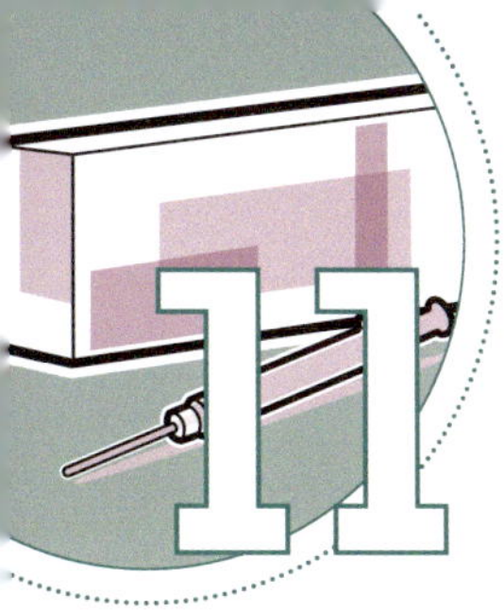

11 Farmacología y control de la reproducción

El control farmacológico de la reproducción desde el punto de vista clínico lo podemos dividir en:

- Inhibición del ciclo estral.
- Inducción de la ovulación y del celo.
- Supresión de la función reproductiva del macho.
- Aborto.

Inhibición total del estro en la perra y la gata

Desde el punto de vista farmacológico podemos utilizar los tratamientos hormonales; aunque actualmente también se encuentran en estudio tratamientos basados en la inmunización.

Progestágenos

Fármacos y dosis

Dentro de los tratamientos hormonales el uso de progestágenos es el más habitual (tablas 1 y 2). Entre ellos se encuentran la progesterona, megestrol, proligestona, delmadinona, clormadinona, y medroxiprogesterona [1].

Todos ellos son análogos sintéticos de la progesterona y su uso se basa en la supresión del eje hipotálamo-hipofisario-ovárico. Por ello, su aplicación en anestro produce la inhibición de la liberación de gonadotropinas, produciendo una fase lútea artificial, y su aplicación durante el proestro provoca la inhibición de la ovulación.

Es importante mencionar que su aplicación en el proestro aumenta sus efectos secundarios, sobre todo en la perra; por ello es necesario realizar siempre una citología vaginal para conocer el momento del ciclo estral de la paciente. En general no se recomienda su uso en hembras de cría, debido a las alteraciones que pueden causar en su ciclo estral y el riesgo de desarrollo del complejo hiperplasia endometrial quística/piometra [1].

- El **acetato de megestrol** es uno de los más utilizados en la gata, aunque no está indicada su administración en proestro. Se ha comprobado que suprime el celo con las dosis comentadas en la tabla 2.
- La **proligestona** se creyó en un principio que no desarrollaba los efectos secundarios característicos de este tipo de fármacos,

Tabla 1. Progestágenos utilizados en la especie canina.

Fármacos en perras	Momento del ciclo	Dosis
Acetato de megestrol (Ovaban®, Pilucalm®)	Anestro	0,55 mg/kg/día PO al final del anestro, durante 32 días.
	Proestro	2,2 mg/kg/día PO, durante 8 días.
Proligestona (Covinan®)	Anestro	10-33 mg/kg SC. La 2ª dosis a los 3 meses. La 3ª a los 4 meses desde la anterior. La 4ª a los 5,5 meses de la 3ª dosis.
Acetato de medroxiprogesterona (Sin Estro Neosan®)	Anestro	2,5-3,0 mg/kg IM, cada 5 meses.

Tabla 2. Progestágenos utilizados en la especie felina.

Fármacos en gatas	Momento del ciclo	Dosis
Acetato de megestrol (Pilucalm®)	Anestro	2,5 mg/gata/semana, durante un máximo de 18 meses.
		5 mg/gata/día PO, durante 3 días, posteriormente pasar a 5-2,5 mg/semana PO, durante 10 semanas.
	Proestro	5 mg/gata/día PO, durante 4 días, después 5 mg/gata cada 2 semanas.
Proligestona (Covinan®)	Anestro	10 mg/kg SC. La 2ª dosis a los 3 meses. La 3ª a los 4 meses desde la anterior. La 4ª a los 5,5 meses de la 3ª dosis.
Acetato de medroxiprogesterona (Sin Estro Neosan®)	Anestro	2,0 mg/kg cada 5 meses.

aunque hoy en día esta teoría ha sido refutada. Sigue siendo un fármaco bastante utilizado; su presentación más frecuente es en inyectable *depot* subcutáneo.

- El **acetato de medroxiprogesterona** también es utilizado como anticonceptivo, aunque en EE UU está prohibido. No es muy recomendable su uso ya que el riesgo de desarrollo de hiperplasia endometrial quística y de tumores mamarios es elevado. Debido a sus efectos secundarios, sólo debe ser administrado en estricto anestro [2].

Efectos secundarios

Los progestágenos presentan numerosos efectos secundarios sobre el sistema reproductivo y endocrino, además de algunas reacciones cutáneas en el lugar de aplicación, como la formación de granulomas o quistes por restos de progestágenos que no se han absorbido correctamente, y alteraciones en el comportamiento (depresión, polifagia con aumento de peso, polidipsia).

Los efectos secundarios sobre el sistema endocrino y reproductivo más comunes son: hiperplasia endometrial y mamaria, resistencia a la insulina, disminución del cortisol y aumento de la secreción de prolactina y de la hormona del crecimiento. En las gatas pueden ocurrir ovulaciones espontáneas [1, 2].

Actualmente son reversibles en jóvenes y adultos sanos. Estos efectos dependen directamente del momento del ciclo en el que se administren, la duración, dosis y aplicación del tratamiento, además de las características del paciente.

CONSEJO

La administración de estos tratamientos en proestro, estro o en diestro aumenta el riesgo de generar efectos secundarios, por ello debemos realizar siempre una citología vaginal o un análisis de progesterona a la hembra para asegurarnos del momento del ciclo estral en el que se encuentra.

En principio debemos utilizar la mínima dosis recomendada y siempre durante el anestro, ya que por lo general son necesarias dosis menores que en otros momentos del ciclo. La aplicación intramuscular o subcutánea también aumenta los riesgos de efectos secundarios, por lo que siempre debemos comenzar estos tratamientos con las formulaciones orales.

Por lo general, el tratamiento durante 12 meses no debería causar alteraciones patológicas en el animal; si se desea prolongarlo en el tiempo lo recomendable es que, al menos, se supriman dos meses de tratamiento por cada año [1]. Además, estos fármacos no deben ser aplicados en hembras en diestro ni en prepúberes, especialmente los de larga duración, debido a la potenciación del desarrollo de hiperplasia mamaria. Tampoco deben ser utilizados en hembras gestantes, ya que en gestación temprana causan masculinización de los fetos y en tardía retraso del parto. Por último, tampoco deben aplicarse en hembras con diabetes, hemorragia uterina, pseudogestación, hiperplasia endometrial o mamaria.

Todos estos factores deben ser investigados en la exploración física previa a la administración de estos fármacos.

Andrógenos

Fármacos y dosis

Los andrógenos también pueden ser utilizados con el mismo fin, pero su estudio es menos amplio que en el caso de los progestágenos. La testosterona, la metiltestosterona, mibolerona, estanozolol y la nandrolona son algunos de estos compuestos.

Su administración produce una retroalimentación negativa del eje hipofisario que reduce la secreción de gonadotropinas (tabla 3).

- La **testosterona** se ha utilizado con éxito en la supresión del celo; también se emplea en la pseudogestación patológica.
- En la mayoría de los casos, con la **mibolerona** las hembras suelen volver al proestro en 70 días de media, aunque se considera un rango de 7 a 200 días.

Efectos secundarios

Es importante saber que no deben aplicarse nunca en hembras gestantes por riesgo de masculinización de los fetos hembra, ni en animales prepúberes para evitar provocar un cierre prematuro de las epífisis óseas, ni en animales con insuficiencia renal o hepática [1].

Respecto a los efectos reproductivos secundarios, en ciertas ocasiones se desarrollan anestros anormalmente prolongados.

Otros efectos indeseados son vaginitis, agresividad, intento de monta, obesidad y lagrimeo.

Tabla 3. Andrógenos utilizados en la especie canina.

Fármacos en perras	Dosis		
Propionato de testosterona	100 mg/semana IM. Desde 30 días antes del proestro, hasta que se quiera inhibir el celo.		
	25 mg/semana PO. Duración máxima de 5 años.		
Metiltestosterona	Implante de 759 µg/kg SC.		
	25-50 mg, dos veces por semana PO. Desde 30 días antes del proestro, hasta que se quiera inhibir el celo.		
Mibolerona (Cheque Drops®)	**Peso**	**Dosis (µg/día)**	Cada 24 horas PO. Desde 30 días antes del proestro, hasta que se quiera inhibir el celo. Duración máxima de 2 años.
	1-11 kg	30	
	12-23 kg	60	
	24-45 kg	120	
	> 45 kg y Pastor Alemán	180	

Además, la mibolerona provoca hipertrofia del clítoris en un 15-20% de los animales tratados.

Agonistas de la GnRH

Son fármacos que estimulan inicialmente la liberación de gonadotropinas, pudiendo desarrollarse un estro en la hembra tratada, pero que, a largo plazo, inhiben el eje gonadal de manera reversible por la disminución de receptores centrales para la GnRH.

Los más conocidos son: deslorelina, buserelina, nafarelina, luprolide y goserelina; actualmente ya existen productos de liberación lenta para poder aplicarlos en la supresión del estro en las hembras de animales de compañía. Se han descrito protocolos en los que se utilizan simultáneamente con acetato de megestrol para inhibir el celo que se desarrolla al principio del tratamiento.

Administración en la perra

El principal fármaco de este grupo es la deslorelina (Suprelorin®), aunque aún está en investigación. Romagnoli *et al.*, en 2009, publicaron un estudio en el que 5 perras fueron tratadas en anestro y 5 perras en diestro con implantes subcutáneos a dosis de 4,7 mg o 9,4 mg, repitiendo el tratamiento cada 5 meses. En el estudio algunas de las perras tratadas en anestro salieron en celo a los 4-15 días desde el inicio del tratamiento, mientras que esto no ocurrió en ninguna de las tratadas en diestro.

La conclusión de este estudio es que para suprimir el celo podemos inyectar un implante subcutáneo de 4,7 mg en diestro, cada 4,5 meses, o inyectar un implante de 9,4 mg aproximadamente cada 11 meses [1].

Administración en la gata

Se utilizan para la supresión del celo a corto plazo, a no ser que se apliquen implantes de liberación lenta. Existen varios protocolos descritos; la inducción de la ovulación aumenta la duración del intervalo entre dos fases foliculares, por lo que una inyección de 50 µg de buserelina provoca en tres días la ovulación en el 84,2% de las gatas [3].

Además, existen implantes subcutáneos de liberación lenta de agonistas de la GnRH (deslorelina) que permiten una duración prolongada del tratamiento. El efecto comienza por una estimulación de la secreción de LH y FSH y con un posterior efecto de retroalimentación (*feedback*) negativa sobre eje hipofisario. Se ha estudiado que la aplicación de un implante de 6 mg subcutáneo de deslorelina provoca inicialmente el desarrollo del estro, provocado por un incremento o pico de estradiol a 20 pg/ml, y posteriormente la supresión del ciclo, por lo menos los 9-11 meses siguientes [3] (tabla 4).

CONSEJO

Tanto en perras como en gatas se recomienda que el implante sea aplicado en la zona umbilical, en vez de en el cuello, para poder retirarlo fácilmente en caso de que se quiera suprimir el tratamiento.

Vacunas

Actualmente se encuentran en estudio. Se busca el desarrollo de vacunas, para machos y hembras, con anticuerpos de la hormona liberadora de la LH. Existen resultados satisfactorios en animales de granja, pero no en animales de compañía, ya que las desarrolladas hasta la fecha no presentan gran eficacia, sobre todo las utilizadas en gatos [3].

Implantes de melatonina SC

Se sabe que la fisiología reproductiva de los gatos es estacional, ya que les afectan las horas de luz diarias que provocan cambios en la concentración sérica de melatonina. Su actividad sexual disminuye en las épocas de fotoperiodos decrecientes, es decir, cuando la melatonina alcanza altos niveles orgánicos. En esto se basa el desarrollo de un nuevo método anticonceptivo en gatos, con mínimos efectos secundarios sobre la salud general y reproductiva del animal. Se ha comprobado que la administración de melatonina exógena, vía oral o subcutánea, puede suprimir el celo con eficacia.

El protocolo por vía oral consiste en la administración de melatonina durante 30-35 días, pero teniendo cuidado de que sea administrada 3 horas antes de que disminuya la luz natural. Este tipo de administración no es cómoda como práctica clínica rutinaria, por ello, actualmente, están en estudio los implantes de melatonina subcutáneos, ya que su eficacia ha sido demostrada como anticonceptivos a corto plazo.

Tabla 4. Agonistas de la GnRH utilizados en perras y gatas.

	Fármaco	Momento del ciclo	Dosis
Perra	**Deslorelina (Suprelorin®)**	Diestro	4,7 mg SC (implante) cada 4,5 meses.
		Anestro	9,4 mg SC (implante) cada 11 meses.
Gata	**Buserelina**	Fase folicular	50 µg SC, inyección única.
	Deslorelina (Suprelorin®)	Anestro	6 mg SC (implante) cada 9-11 meses.

¡ATENCIÓN!

Todos los efectos sobre la actividad reproductiva son totalmente reversibles. En un estudio se demostró que después de suprimir el tratamiento con melatonina, el índice de embarazo resultó ser del 75% de las hembras estudiadas.

Por otra parte, estos nuevos métodos deben seguir en estudio para evaluar correctamente los posibles efectos secundarios que puedan causar [3].

Inducción de la ovulación y celo

La elección del método más idóneo para inducir el celo y una posterior ovulación fértil en la perra, puede constituir un problema por la gran cantidad de protocolos que se describen en la bibliografía, siendo difícil el poder afirmar cuál de ellos es mejor o más eficaz.

En principio, podemos dividir los protocolos de inducción al celo en dos grupos: los basados en la utilización de hormonas gonadotrópicas exógenas o los basados en la utilización de agonistas de la GnRH.

Utilización de hormonas gonadotrópicas exógenas

Los protocolos de utilización de hormonas gonadotrópicas exógenas son muy numerosos, por ello los describimos resumidos en la tabla 5. Entre estas hormonas podemos destacar:

1. FSH u hormona foliculoestimulante.
2. PMSG o gonadotropina sérica de yegua gestante.
3. eCG o gonadotropina coriónica equina.
4. LH u hormona luteinizante.
5. HCG o gonadotropina coriónica humana.

Tanto la LH como la FSH son hormonas foliculotrópicas; la FSH y la PMSG se utilizan para la foliculogénesis y la HCG y la LH se utilizan para la inducción de la ovulación [2]. Aunque estas hormonas se puedan utilizar para la inducción al celo, la insuficiencia lútea es un factor importante que provoca una baja tasa de fertilidad en estos procedimientos [4].

Una de las funciones de los agonistas de la dopamina es la estimulación del celo; su mecanismo de acción no está totalmente claro, pero se cree que estos agonistas inhiben la secreción de la prolactina, repercutiendo en la liberación de las gonadotropinas y su respuesta ovárica, provocando un acortamiento del anestro.

Primero se utilizó la bromocriptina (Parlodel®), a dosis de 25 µg/kg/día, pero su facilidad para traspasar la barrera hematoencefálica produce como efecto secundario vómitos intensos. Por este motivo se desarrolló la cabergolina (Galastop®, Lactovet®). Son fármacos caros y difíciles de dosificar en perras pequeñas, pero son los más indicados para este fin.

Su posología es:

- Bromocriptina: 25 µg/kg/día.
- Cabergolina: 5 µg/kg/día.

La duración del tratamiento con cabergolina vía oral es hasta 3-8 días después del inicio del proestro. Es recomendable que se utilice a finales del anestro con valores de progesterona por debajo de los 2 ng/ml para mejorar su efectividad.

En los casos de anestros prolongados, mayores a 8 meses, se administra una dosis diaria de 5 µg/kg por vía oral, durante 3 semanas o hasta que aparezcan los primeros signos de proestro.

Tabla 5. Métodos descritos para la inducción hormonal del estro en perras en anestro.

Métodos y categorías	Estro (%)	Ovulación (%)	Camadas	Referencias
Inyecciones de PMSG diariamente seguidas de HCG (500-1.000 UI)				
PMSG (2-50 UI/kg) durante 9-14 días	50-100	50-100	0-20	Archbald *et al.*, 1980
PMSG (20 UI/kg) durante 10 días	50-100	50-100	0-20	Arnold *et al.*, 1989 Baker *et al.*, 1985 Nakao *et al.*, 1985 Thun *et al.*, 1977
PMSG (20 UI/kg) durante 5 días	80-90	80-100	50	Arnold *et al.*, 1989
FSH diariamente (1-10 mg/día)	0-50	0-50	0	Olson *et al.*, 1981 Shille et al., 1984
DES oral, después FSH, después HCG	90	30	-	Olson *et al.*, 1981
DES (dietilestilbestrol) oral (5 mg/día) para inducir el proestro				
Seguido de LH y después FSH	100	100	100	Moses y Shille, 1988
Seguido de HCG y después FSH	70	20	0	Shille *et al.*, 1989
Seguido de FSH (10 mg) a intervalos de 2-4 días	40	50	30	Bouchard *et al.*, 1991
Tratamientos con hormona liberadora de gonadotropinas				
GnRH intravenosa cada 90 minutos	60-100	50-80	40-80	Cain *et al.*, 1988 Vanderlip *et al.*, 1987
Goteo pulsátil de agonista de la GnRH subcutáneo durante 14 días	90	75	25-50	Concannon, 1989
Inyección de agonista de GnRH cada 8 horas	80	80	80	Cain *et al.*, 1990

10

Tabla 5. Métodos descritos para la inducción hormonal del estro en perras en anestro (continuación).

Métodos y categorías	Estro (%)	Ovulación (%)	Camadas	Referencias
Protocolos recientes				
Tratamientos basados en LH porcina purificada: LH (0,1 UI/kg), tres veces al día, durante 7 días	80	80	44	Verstegen, Onclin, Silva y Concannon, 1997
Cabergolina, 5 µg/kg vía oral una vez al día	80	80	0	Jeukenne, Stavrakis, Onclin y Verstegen, 1997
Cabergolina, 5 µg/kg vía oral una vez al día	84	84	92	Buff, 1998

Esquema basado en: Patrick. W. Concannon. Methods for rapid induction of fertile estrus in dogs. *Kirk's current veterinary therapy* 11° ed., 1992; pp. 960-963.

Se ha comprobado su efectividad, en aproximadamente un mes, en un 70% de las hembras tratadas [4].

Utilización de GnRH o sus agonistas

Los protocolos de utilización de GnRH o sus agonistas se basan en la estimulación de la secreción de las gonadotropinas endógenas de la hipófisis; éstas, a su vez, estimularán los ovarios y como consecuencia se va ha producir el desarrollo folicular, la secreción de estrógenos y el celo.

En general se han descrito buenos resultados, pero son procedimientos caros y costosos, ya que al intentar simular el ciclo natural la administración del fármaco debe ser en intervalos cortos.

La GnRH se ha utilizado a modo experimental con dosis de 0,2-0,4 µg/kg de forma pulsada cada 90 minutos, o bien IV o SC, durante 3-9 días, demostrándose su alta efectividad.

En el caso de los análogos de la GnRH, como lutrelina, deslorelina y leuprorelina (leuprolide), existen fórmulas de liberación prolongada, como la aplicación de ciertas dosis vía subcutánea, o la utilización de minibombas o implantes; pero que siguen siendo muy caras y necesitan de una evaluación del proceso muy meticulosa [2].

Como efectos secundarios de estos tratamientos se han descrito el fallo prematuro del cuerpo lúteo y el aborto. Los efectos secundarios en su uso a largo plazo son más severos, ya que se incluye el exceso de estimulación pituitaria, la pérdida de los receptores de GnRH, la supresión de la LH o la disminución de su respuesta lútea y la disminución de la secreción de progesterona [2].

Inducción del celo en la gata

Se puede llevar a cabo mediante hormonas como la gonadotropina coriónica equina (eCG) y la gonadotropina coriónica humana (HCG) con resultados satisfactorios.

El protocolo se inicia con la administración intramuscular de 100 UI de eCG (Intergonan®) para posteriormente, en el 2º día del estro, inducir la ovulación.

Como clínicos siempre debemos tener en cuenta que cualquier anormalidad o patología reproductiva debe ser descartada antes de realizar estos procedimientos.

En gatas también es de elevada importancia la inducción a la ovulación. Ésta se lleva a cabo mediante la inyección IM de 100 UI de HCG o con la aplicación de agonistas de la GnRH (buserelina a dosis de 0,8 µg IM o SC) cuando la gata está en estro. Este protocolo tiene varias aplicaciones, ya que sirve para tratar el celo persistente, para inducir la pseudogestación y alargar así el intervalo entre celos, o para estimular la ovulación cuando se va a realizar la inseminación artificial, sin coito previo [3].

10

CONSEJO

Es importante comentar que, según nuestra experiencia clínica, la estimulación vaginal con un escobillón 3 veces al día, con una pauta de 3 repeticiones cada vez, a intervalos de cinco minutos, es suficiente para la inducción de la ovulación en la gata.

Supresión de la función reproductiva del macho

En el perro

Un fármaco **agonista de la GnRH** relativamente nuevo es la deslorelina (Suprelorin®). Su efecto se basa en el bloqueo de la producción de FSH y LH, lo que produce la reducción de la concentración de testosterona en sangre y por lo tanto disminuyen también la libido y la espermatogénesis.

El tratamiento se basa en la aplicación de un implante subcutáneo en la zona del lomo, parte inferior del cuello o en la zona lumbar, de 6 mg de deslorelina. La duración del efecto es de aproximadamente 6 meses, momento en el que puede reimplantarse otro nuevo.

Además de tener efectos sobre el comportamiento, como la disminución de la dominancia, agresividad y territorialidad, también provoca efectos secundarios, como la degeneración de los túbulos seminíferos y la disminución de FSH y LH, provocando la ausencia de espermatogénesis.

¡ATENCIÓN!

Es importante saber que no reduce la libido en todos los perros adultos, ya que oler y acercarse a hembras en celo es un comportamiento aprendido.

Todos los efectos son reversibles a los 14 días aproximadamente de eliminar el implante.

Otra de las opciones utilizadas en otros países como EE UU, en este caso no reversible, es la **castración química** con agentes como el gluconato de cinc estabilizado con arginina (Neutersol®). Produce atrofia testicular, pero sólo reduce las concentraciones de testosterona en un 50% de los animales, por lo que su uso ya no es muy popular [2].

En el gato

En la especie felina los principales tratamientos se realizan con progestágenos y con implantes de liberación lenta de agonistas de la GnRH.

Los **progestágenos** reducen el comportamiento sexual, el deseo de monta, el marcaje con orina y la agresividad, sin alterar la calidad del esperma. Ha sido el fármaco utilizado tradicionalmente, pero en machos también se han descrito efectos secundarios graves como la fibroadenomatosis, el desarrollo de tumores mamarios y diabetes mellitus [3]. Actualmente no aconsejamos el uso de estos fármacos en gatos.

Los **implantes de agonistas de la GnRH** de liberación lenta también son utilizados en gatos macho. Los implantes subcutáneos de 4,7 mg de deslorelina, alcanzan su efecto aproximadamente a las 4-8 semanas de su aplicación, aunque a veces tardan hasta 12 semanas. Según nuestra experiencia clínica, su efecto dura de 6 a 18 meses. Es importante comentar que al principio, mientras se instaura su efecto, producen un aumento en los valores basales de testosterona [3].

Aborto

La progesterona participa en el desarrollo del endometrio y en el mantenimiento de la placenta, regulando a su vez la actividad del miometrio y su sensibilidad a la oxitocina. En la perra, el cuerpo lúteo es la única fuente de progesterona durante toda la gestación; sin embargo, en la gata se cree que la placenta también produce progesterona durante las últimas 2-3 semanas [5].

Para que se mantenga la secreción de progesterona son necesarias sustancias luteotrópicas de origen hipofisario: LH y prolactina. Este soporte luteotrópico es necesario durante la segunda parte de la fase luteal, por lo tanto las sustancias antiprolactínicas, como la cabergolina, provocan luteólisis y aborto en la segunda mitad de la gestación (fase luteal).

CONSEJO

Es muy importante que siempre que se lleve a cabo un protocolo abortivo se compruebe, mediante ecografía y mediante un análisis de los niveles de progesterona, que el proceso ha sido realizado con éxito.

En la perra

Estrógenos

Se cree que alteran la motilidad de la unión útero-tubárica, lo que puede dar lugar a la expulsión prematura del cigoto hacía el útero o, por el contrario, provocar un retraso en el transporte del cigoto por el oviducto y por lo tanto degenere en él. La perra es especialmente sensible a este efecto debido al tiempo relativamente largo de tránsito por el oviducto (de 6 a 10 días). Los estrógenos también alteran el medio bioquímico e histológico del oviducto y del útero dificultando la implantación. Es posible que también posean un efecto embriotóxico directo.

Los fármacos de este grupo más conocidos son el cipionato de estradiol, el benzoato de estradiol y el dietilestilbestrol. Sus posibles efectos secundarios (anemia aplásica irreversible, piometra, estro prolongado) [2] han provocado que su uso se haya disminuido en la práctica clínica. En función de nuestra experiencia clínica, desaconsejamos los protocolos que involucran estos fármacos.

Prostaglandinas

La administración repetida de prostaglandinas a partir del día 5 del diestro, y especialmente durante la segunda mitad de la fase luteal, origina luteólisis gradual y en algunos casos completa. Esto da lugar a un descenso de la progesteronemia a valores incompatibles con el mantenimiento de la gestación.

Se cree que la $PGF_{2\alpha}$ además de inducir la luteólisis también estimula la contractilidad del miometrio y relaja el cuello uterino; aunque estos efectos no han sido del todo comprobados en perras y gatas [5].

El uso de prostaglandinas naturales (Glastadin®, Dinolytic®) no está muy extendido ya que se recomienda la hospitalización de la hembra para aplicar el tratamiento y para controlar también los intensos efectos secundarios: vómitos, diarrea, incontinencia urinaria, salivación y ligera taquipnea, derivados de su acción sobre el músculo liso. Además, en caso de sobredosis, se puede producir un colapso circulatorio. Estos efectos secundarios se reducen en las sucesivas dosis [6].

Para inducir un aborto con $PGF_{2\alpha}$ natural utilizaremos dosis de 0,25 mg/kg cada 12 horas vía subcutánea, durante 4 días [6].

Las prostaglandinas sintéticas, cloprostenol y fluprostenol, provocan menos efectos secundarios y el tiempo de aplicación de la terapia suele ser más corto [2]. Se han descrito protocolos en los que la utilización de premedicación previa (15 minutos) con 100-500 µg subcutáneos de atropina, elimina los efectos secundarios en el 58% de las perras y reduce su intensidad en el resto. También se reducen los efectos secundarios si hacemos caminar a la perra durante los 20-30 minutos tras la aplicación [1,6].

El cloprostenol (Estrumate®) se utiliza a dosis de 2,5 µg/kg vía subcutánea o intramuscular durante 4 días y entre los días 30 a 40 del ciclo estral [6].

También se pueden utilizar dosis menores de cloprostenol en combinación con cabergolina para inducir el aborto poco después de la implantación [1]. Ainsi, Verstegen y Onclin (1996) recomiendan administrar, a partir de los 25 días de gestación, cabergolina vía oral a dosis de 5 µg/kg una vez al día, hasta las 48 horas siguientes de la comprobación de la muerte fetal ecográficamente, asociada a una inyección vía subcutánea de cloprostenol a dosis de 1 µg/kg una vez al día, una hora después de la administración de la cabergolina, hasta comprobar la muerte fetal [6].

En 2007, Manca *et al.* publicaron un nuevo estudio realizado con 10 perras, de 2 a 5 años, de 7 a 33 kg de peso y entre el día 28 al 35 de gestación. Cinco de las diez perras tratadas con 15 µg/perra de D-cloprostenol intravesicular (vesícula embrionaria), diluido con 0,8 ml de suero salino, abortaron en los siguientes 5 días. Dos de las perras presentaron salivación excesiva, hiperventilación e incontinencia fecal, estos efectos desaparecieron en menos de 15 minutos; ambas perras pesaban menos de 10 kg [7].

CONSEJO

En ocasiones se pueden dar abortos parciales de camadas si el tratamiento es retirado antes de tiempo, por lo que se recomienda un estudio exhaustivo para verificar el aborto antes de retirar el tratamiento, mediante ecografía y controlando también la disminución de la progesterona por debajo de los 2 ng/ml.

Antiprolactínicos

Los antiprolactínicos, al suprimir la producción de prolactina, provocan la disminución de la progesteronemia y la desaparición del cuerpo lúteo en el último tercio de la gestación; por ello constituyen uno de los tratamientos de elección para finalizar una gestación media o tardía (a partir de los 40 días desde el pico de LH su eficacia es casi del 100%) [2]. Si la administración del fármaco se realizara al principio de la gestación, no surtiría efecto [5].

Como se comentó anteriormente, la cabergolina provoca menores efectos secundarios que la bromocriptina, debido a la diferencia de paso en la barrera hematoencefálica.

Corticoesteroides

Se han desarrollado protocolos para interrumpir el embarazo con dexametasona entre los días 30 y 50 de la gestación. Son métodos muy utilizados debido al bajo coste económico, la sencillez de aplicación y los escasos efectos secundarios (son aún menores si el embarazo no ha superado el día 40). Los posibles efectos secundarios, aunque de baja incidencia, son sangrado vaginal leve, anorexia, polidipsia y poliuria [2].

Antiprogestágenos

Son esteroides sintéticos que se unen a los receptores de la progesterona, impidiendo que ésta se una y se lleve a cabo su función fisiológica, es decir, el mantenimiento de la preñez. La progesterona es la encargada del desarrollo endometrial, de la inhibición de las contracciones uterinas y de evitar los desprendimientos de placenta. Estos fármacos además de antiprogestágenos también tienen un leve efecto antiglucocorticoide.

¡ATENCIÓN!

La aglepristona (RU 534) es un antiprogestágeno relativamente nuevo, cuyo uso, gracias a su comodidad de aplicación, a su elevada efectividad y a su carencia de efectos adversos, se está extendiendo rápidamente.

Sólo debe ser administrado 2 veces en 24 horas, a dosis de 10 mg/kg, procurando masajear la zona de aplicación. En la gestación temprana (del día 0 al 25) su efectividad es del 98%, aunque en este caso no podemos confirmar la gestación. En gestaciones más avanzadas (del 26 al 45) su efectividad es del 95% [5]. Se debe tener en cuenta que el efecto del tratamiento puede tardar hasta una semana; por lo que a partir del día 35 de la gestación, el aborto se puede producir por expulsión fetal.

La aglepristona tiene otras utilidades como son el tratamiento de infecciones uterinas, la provocación del parto y el tratamiento de la fibroadenomatosis mamaria felina (tabla 6).

En la gata

Estrógenos

Como se comentó anteriormente, estos fármacos producen el cierre de la unión útero-tubárica, por lo que en los casos en los que existan evidencias o seguridad de que se acaba de producir el apareamiento, la administración de estos fármacos provocaría la inhibición de la implantación de los embriones, impidiendo que se lleve a cabo la gestación.

Estos tratamientos no son recomendables debido al elevado riesgo de efectos secundarios, entre ellos la piometra [3].

Prostaglandinas

Estos fármacos pueden ser utilizados para la inducción del aborto en gestaciones tardías, aunque su eficacia no es constante (75%), y además se han descrito intensos efectos secundarios: vómitos, sialorrea y diarrea [3].

Antiprolactínicos

La cabergolina también es un fármaco utilizado para el aborto en gatas, a partir del día 30. Aunque los protocolos no han sido aún muy estudiados recogemos algunos en la tabla 7. Es importante comentar que en el estudio de la cabergolina a dosis de 15 µg/kg vía oral, no hubo efectividad a partir del día 45; se cree que es debido a la producción de progesterona por la placenta en gatas [5].

Aunque aún está en estudio, se postula que el tratamiento conjunto de cabergolina y prostaglandinas $PGF_{2\alpha}$ reduce los efectos secundarios [3].

Antiprogestágenos

Se desarrollaron como fármacos para perras pero se ha demostrado también su eficacia y seguridad en gatas. La aglepristona puede ser utilizada para la interrupción de la gestación temprana (5º-6º día después de la monta) con una eficacia del 100%, de la gestación media (25º-26º día) con una eficacia del 88%, o de la gestación tardía con una eficacia del 67% en los días 45-46 después de la monta.

Su elevada eficacia y la ausencia de efectos secundarios lo convierten en el tratamiento de elección para llevar a cabo el aborto en gatas.

Tabla 6. Fármacos utilizados para la interrupción de la gestación en la especie canina.

Fármaco	Dosis y vía de administración	Momento de la gestación
$PGF_{2\alpha}$ natural (Glastadin®, Dinolytic®)	0,25 mg/kg cada 12 horas SC, durante 4 días.	Mitad de la gestación.
Cloprostenol (Estrumate®)	2,5 µg/kg SC o IM, durante 4 días.	Desde el día 30 al 40 del ciclo estral.
Cloprostenol + cabergolina	Cabergolina: 5 µg/kg/día PO, hasta pasadas 48 horas de la muerte fetal. Cloprostenol: 1 µg/kg/día SC, después de la cabergolina, hasta la muerte fetal.	Desde el día 25 de gestación.
Cabergolina (Galastop®, Lactovet®)	5 µg/kg PO.	5 días en la mitad o tercio final.
Bromocriptina (Parlodel®)	62,5 µg/kg PO.	Aplicación diaria desde el día 45 de gestación hasta que se produzca el aborto.
Dexametasona	1º-7º día: 0,2 mg/kg PO. 8º día: 0,16 mg/kg (AM)/0,12 mg/kg (PM). 9º día: 0,08 mg/kg (AM)/0,04 mg/kg (PM). 10º día: 0,02 mg/kg.	Del día 30 al 50 de gestación.
	0,2 mg/kg PO, durante 10 días.	
Aglepristona (Alizine®)	10 mg/kg SC, en 2 días consecutivos.	En cualquier momento de la gestación.

Tabla 7. Fármacos utilizados para la interrupción de la gestación en la especie felina.

Fármaco	Dosis y vía de administración	Momento de la gestación
Cipionato de estradiol	250 µg/kg IM.	6 días después de la monta.
	0,125-0,25 mg/gata IM.	40 horas después de la monta.
$PGF_{2\alpha}$ natural	0,1 mg/kg cada 12 horas SC, durante 5 días.	Final de gestación.
Cabergolina (Galastop®, Lactovet®)	15 µg/kg PO, de 4 a 7 días.	Desde el día 30 al 42.
	25-50 µg/kg PO, de 3 a 5 días.	Desde el día 42.
Aglepristona (Alizine®)	10 mg/kg SC, en 2 días consecutivos.	Desde los 33 días de gestación.

PUNTO DE VISTA DEL PROPIETARIO

No todos los propietarios **dan importancia** a las **alteraciones reproductivas** en sus animales de compañía.

Generalmente el **motivo** de consulta son **comportamientos** o **aspectos asociados** al **ciclo sexual** del animal que resultan **incómodos** para el propietario (maullidos de la gata, sangrado de la perra, etc.).

Si no perciben la importancia del problema o los efectos secundarios son intensos, **no suelen aplicar correctamente los tratamientos**.

ASPECTOS IMPORTANTES QUE DEBE TENER EN CUENTA EL VETERINARIO CLÍNICO

Como clínicos siempre debemos **tener en cuenta** que cualquier **anormalidad o patología reproductiva** debe ser **descartada** antes de realizar cualquier tratamiento.

Es importante conocer los posibles **efectos secundarios** de cada medicamento y **cómo debemos tratarlos**.

Actualmente **los fármacos se renuevan** constantemente para reducir los efectos secundarios, por lo que hay que **conocer los nuevos protocolos** descritos.

Debemos **conocer distintas opciones de tratamiento** para aplicar las más adecuadas.

Bibliografía

1. Romagnoli, S. Non-surgical contraception in dogs and cats. Proceedings of the 34th World Small Animal Veterinary Congress, 2009.
2. Wiebe, V.J., Howard, J.P. Pharmacologic Advances in canine and feline reproduction. *Topics in Companion Animal Medicine*, 2009; 24(2):71-99.
3. Goericke-Pesch, S. New developments in non-surgical methods. *Journal of Feline Medicine and Surgery*, 2010; 12:539-546.
4. Fontbonne, A. Hormones and antibiotics in canine and feline reproduction. Proceedings of the World Small Animal Veterinary Association, 2007.
5. Romagnoli, S. Control of reproduction in dogs and cats: use and misuse of hormones. Proceedings of the World Congress WSAVA/FECAVA/CSAVA, 2006.
6. Marti, S. Inducción del celo en la perra y en la gata. Procedings 1er Congreso de la EVSAR, Barcelona, 1998.
7. Manca, R., Rizzo, A., Trisolini, C., Minoia, G., Mutinati, M., Spedicato, M., Sciorsci, R.L. Intra-vesicle administration of D-cloprostenol for induction of abortion in mid-gestation bitches. *Animal Reproduction Science*, 2008; 106:133-142.

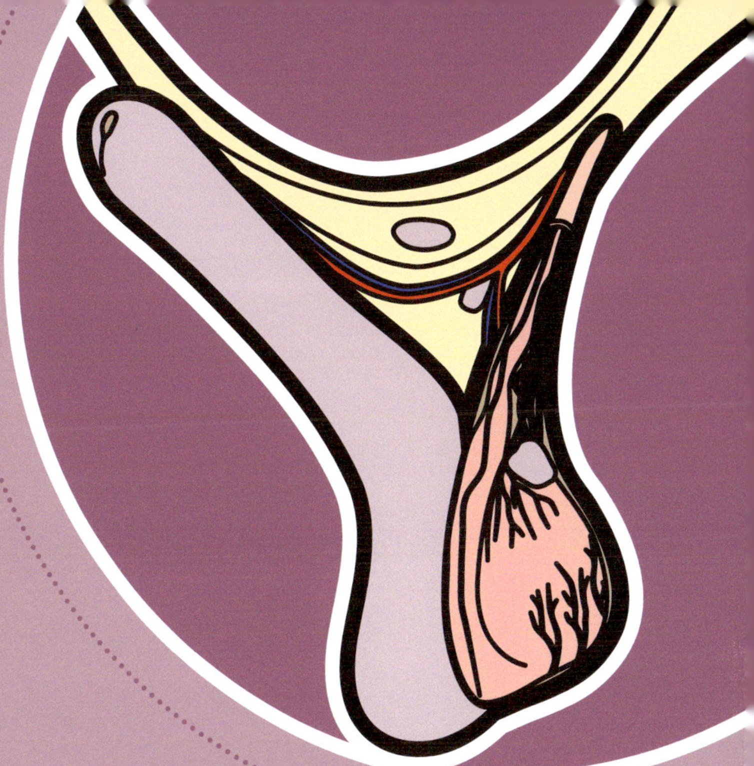

12 Patología de la reproducción del macho

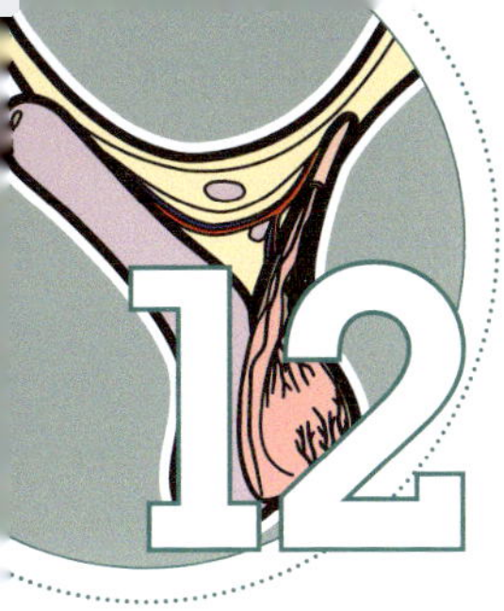

12 Patología de la reproducción del macho

La patología de la reproducción del macho la podemos dividir en función de las estructuras anatómicas principales del aparato genital masculino.

En nuestra experiencia clínica, la patología prostática y la testicular son de las más relevantes. La primera está especialmente relacionada con machos de edad avanzada, por lo que a partir de los 5 años recomendamos el examen prostático en las visitas al veterinario.

Por otra parte, las patologías del pene y del prepucio junto con la del escroto, debido a su menor incidencia, están en un segundo plano, sin dejar de ser igualmente importante su conocimiento.

Próstata

Existen númerosas patologías que pueden afectar a la próstata (fig. 1), entre ellas las más destacadas son la hiperplasia benigna prostática, los quistes prostáticos, las prostatitis y las neoplasias. Estas cuatro patologías tienen signos clínicos comunes e inespecíficos por lo que los protocolos de diagnóstico diferencial son de elevada importancia en el caso de las patologías asociadas a esta glándula.

Hiperplasia prostática benigna (HPB)

Es una enfermedad que se da de forma espontánea en machos no castrados; comienza como una hiperplasia de las células prostáticas (incremento del número de células) y como una hipertrofia (aumento de su tamaño). Es una patología común en el perro, en general comienza a los 3 años de edad y aproximadamente a los 9 años el 95% de los machos no castrados presentan HPB. Por otra parte, la

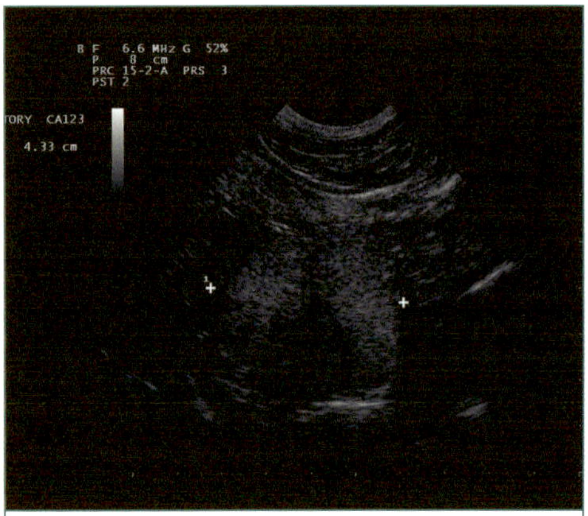

Figura 1. Próstata normal en un macho de cría de raza Labrador.

mayoría no llega a desarrollar, a lo largo de su vida, síntomas apreciables por el dueño [1].

Aunque generalmente es una patología asintomática, cuando se desarrollan los signos clínicos éstos suelen estar relacionados con el aumento de tamaño de la glándula (fig. 2): constipación, tenesmo, heces en forma de cinta (aplastadas) y en ocasiones diarrea. También afecta a la uretra, siendo en muchos casos la descarga uretral serosanguinolenta el único signo. Además, puede producir hematospermia en la tercera fracción del eyaculado, infertilidad en reproductores, hematuria, uretrorragia y, raramente, disuria y polaquiuria. Dentro de los signos más generales puede provocar dolor, apatía, cojeras, sepsis, fiebre, anorexia, peritonitis, *shock*... Todos ellos son recogidos bajo el concepto de signos de enfermedad prostática.

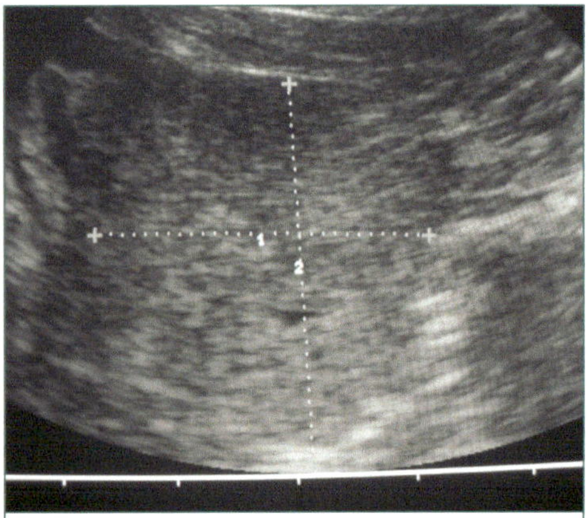

Figura 2. Hiperplasia prostática benigna. No se diferencian con claridad los dos lóbulos prostáticos.

El tratamiento de elección en el caso de la HPB es la castración en machos no destinados a la reproducción, ya que con ella se elimina la causa principal: la alteración del ratio andrógenos/estrógenos producidos por el testículo, debida generalmente al incremento de dihidrotestosterona [1].

¡ATENCIÓN!

La involución de la próstata comienza entre los 7-14 días después de la orquidectomía, pero no finaliza hasta los 4 meses. Su tamaño puede llegar a reducirse hasta en un 70%.

Respecto al tratamiento médico, se han utilizado muchos agentes para tratar la HPB, entre ellos los **compuestos estrogénicos** (cipionato de estradiol y dietilestilbestrol) y los progestágenos sintéticos (acetato de megestrol y medroxiprogesterona). Los compuestos estrogénicos reducen el tamaño de la próstata, ya que disminuyen las concentraciones de testosterona en sangre mediante la supresión del eje hipotálamo-hipofisario-gonadal. Los progestágenos sintéticos, en cambio, actúan a nivel del hipotálamo. Sin embargo, estos agentes no están autorizados en los perros y ya no se recomiendan debido a los posibles efectos secundarios (supresión de la médula ósea, metaplasia prostática) [1, 2].

También se han utilizado **agonistas de GnRH como la deslorelina** (Suprelorin®) a dosis de

0,5-1 mg/kg, ya que reducen las concentraciones de testosterona a través de la retroalimentación negativa sobre el eje hipotálamo-gónada. Sin embargo, no lo aconsejamos como tratamiento de primera opción, ya que no ofrecen ventajas respecto a la castración y a otros tratamientos aquí descritos.

El **tamoxifeno** es un compuesto antiestrógenico que bloquea de forma competitiva los receptores de estrógeno y ha sido estudiado para el tratamiento de la HPB; nosotros hemos obtenido resultados positivos, aunque algunos autores insisten en que se necesitan más estudios para poder confirmarlo.

Hoy en día, el tratamiento médico de elección frente a la HPB es la **finasterida**, un compuesto sintético inhibidor de la 5-alfa-reductasa, enzima que transforma la testosterona en dihidrotestosterona, utilizado en medicina humana y cuyo efecto también ha sido estudiado en perros (figs. 3 y 4). Aplicando dosis de 5 mg/kg vía oral, durante un intervalo de 8 a 53 semanas, se consigue la reducción de los niveles séricos de dihidrotestosterona, así como la disminución del tamaño de la próstata; como efecto secundario también se reduce el volumen del semen.

El **acetato de osaterona** (Ypozane®) es un potente antiandrógeno o antagonista androgénico que desplaza a la dihidrotestosterona de los receptores prostáticos para andrógenos. Se utiliza por vía oral a dosis de 0,25-0,50 mg/kg/día durante 7 días consecutivos. Se aconseja repetir el tratamiento cada 6 meses.

¡ATENCIÓN!

No se han observado cambios ni en el pH ni en la motilidad del esperma en perros tratados con acetato de osaterona, por lo que es un fármaco interesante para utilizar en machos dedicados a la cría.

Recientemente se ha realizado un estudio sobre la eficacia de un antagonista alfa de los receptores adrenérgicos, el **RBX 6198**, para el tratamiento de la hiperplasia prostática benigna en humanos. El estudio se realizó en perros machos, de 12 a 20 kg de peso, de raza Beagle. Se les administraron dosis del fármaco desde 1 hasta 30 mg/kg, demostrando que

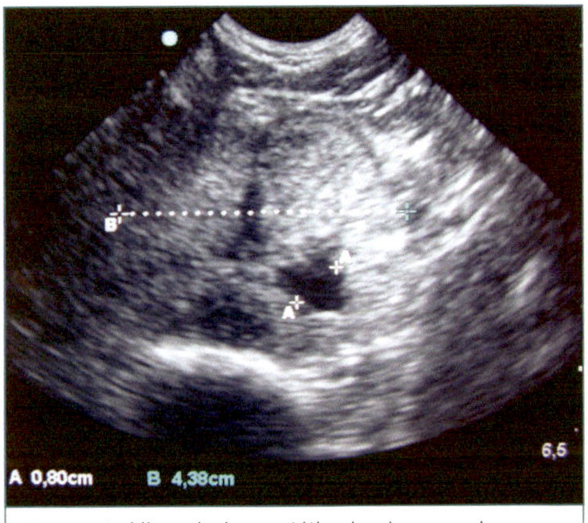

Figura 3. Hiperplasia prostática benigna con la presencia de un quiste intraprostático.

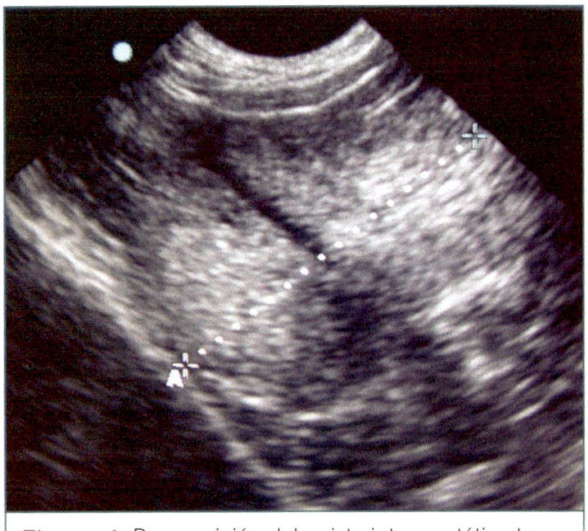

Figura 4. Desaparición del quiste intraprostático tres meses después del tratamiento con finasterida.

posee efectos positivos en el tratamiento de la hiperplasia prostática benigna; además, es probable que también actúe reduciendo la presión intrauretral [3].

Quistes prostáticos

En un principio son cambios histológicos que van confluyendo hasta evidenciarse el quiste macroscópicamente. Se pueden diferenciar dos tipos:

- Los **quistes de retención** se encuentran dentro del parénquima y se desarrollan por procesos de cavitación.
- Los **quistes paraprostáticos** han sido asociados a restos de útero masculino y se hallan fuera de la próstata.

Los quistes prostáticos se han relacionado con patologías prostáticas recurrentes, que derivan en la formación de obstrucciones y la acumulación de líquido prostático en los canalículos.

El tratamiento se basa en la eliminación de los quistes por medio de su desbridación y colocación de drenajes quirúrgicos. Actualmente existen nuevos tratamientos con menores complicaciones y menor coste, como el drenaje guiado por ecografía. Su complicación más común es la contaminación bacteriológica del trayecto de la aguja, ya que el 42% de los quistes presentan bacterias en su contenido [1].

Por otra parte se recomienda la castración, el tratamiento con finasterida u otra de las opciones comentadas anteriormente para reducir el tamaño prostático.

Prostatitis

Se define como la inflamación de la próstata y se puede dividir en dos tipos: aguda o crónica. Sus signos clínicos son aquéllos relacionados con enfermedad prostática.

La **prostatitis bacteriana aguda** se suele presentar en forma de enfermedad sistémica con anorexia, fiebre y depresión. Su incidencia es mayor en machos adultos y está asociada a otras patologías prostáticas como la HPB y los quistes prostáticos.

La llegada de las bacterias suele ser por vía ascendente desde la uretra, aunque también hay casos en los que se produce por diseminación hematógena. Los agente etiológicos principales son *Escherichia coli*, *Mycoplasma*, *Staphylococcus* spp., *Streptococcus* spp., *Klebsiella* spp., *Pseudomonas* spp., *Proteus mirabilis* y *Brucella canis* [1].

La **forma clínica crónica** generalmente no desarrolla signos clínicos evidentes. Es común en perros con infecciones urinarias recurrentes.

El tratamiento de ambas se basa en la administración de antibióticos en función del cultivo y antibiograma de líquido prostático y orina, durante al menos 4-6 semanas, realizando un análisis control a los 30 días de finalizar del tratamiento.

¡ATENCIÓN!

Se debe tener en cuenta que para muchos antibióticos es difícil actuar en la próstata debido a las diferencias de pH, composición lipídica y proteica del líquido prostático respecto a la sangre.

Los antibióticos básicos como la eritromicina y el trimetoprim pasan más rápidamente de sangre a próstata que los antibióticos de naturaleza ácida. Por otra parte, las fluoroquinolonas, el cloranfenicol y el trimetoprim-sulfa, gracias a su elevada solubilidad en lípidos, también son fármacos de elección para aplicar en esta patología.

Está comprobado que la castración facilita el proceso de curación de estas afecciones. Antes de llevar a cabo la intervención quirúrgica se recomienda administrar antibióticos al paciente durante 7 días [1].

Abscesos prostáticos

Se definen como cavidades en el parénquima con contenido purulento en su interior. Generalmente son una complicación de la prostatitis crónica. En los casos avanzados los perros presentan síntomas de enfermedad sistémica junto con los signos característicos del aumento de tamaño prostático.

El tratamiento y su evolución son los mismos que en el caso de los quistes prostáticos. Aún se sigue realizando el tratamiento quirúrgico por drenaje o prostatectomía parcial, pero hoy en día el drenaje percutáneo guiado por ecografía está cobrando importancia. En ambos casos el riesgo de peritonitis es muy elevado y la terapia antibiótica debe basarse en el resultado del cultivo y antibiograma.

Neoplasias prostáticas

Son de baja incidencia, pero se asocian con un 5% de los perros con enfermedad prostática, registrándose la mayor incidencia a los 10 años. Generalmente el diagnóstico es tardío, cuando se desarrollan los síntomas suele haberse producido ya la diseminación metastásica. La neoplasia más frecuente es el adenocarcinoma de próstata, asociado a perros de 8 a 10 años, siendo aparentemente indiferente a la castración [1].

Los signos clínicos son variables en función del estadio de desarrollo del tumor y de sus posibles metástasis, generalmente los perros afectados presentan síntomas de enfermedad prostática junto con anorexia, caquexia y debilidad en los miembros posteriores debido a las posibles metástasis.

Las opciones terapéuticas son limitadas y no muy efectivas ya que el diagnóstico suele ser tardío. Ni la quimioterapia ni la radioterapia mejoran la calidad de vida, aunque esta última sí reduce el tamaño de la próstata, disminuyendo los signos clínicos. En ocasiones la castración también reduce el tamaño de la próstata si hay HPB asociada. La resección quirúrgica es complicada, no siempre funciona y el animal suele desarrollar o persistir con la incontinencia urinaria.

En general, dada la edad y el estadio avanzado de la enfermedad en el que se suele diagnosticar, la eutanasia suele ser la medida recomendada en la mayoría de los casos.

Diagnóstico diferencial

Todas estas patologías tienen una sintomatología común inespecífica, como ya se ha comentado anteriormente, por ello el diagnóstico de cada una de ellas debe ir acompañado siempre del diagnóstico diferencial de las demás.

Palpación rectal

Ante los síntomas de enfermedad prostática, lo primero es realizar una palpación rectal evaluando su tamaño, forma, simetría y evidencia de dolor; la próstata normal es suave, simétrica, bilobulada y con un surco dorsal. En ciertos casos es necesario aplicar presión en abdomen caudal para facilitar la palpación de la próstata [4].

En la mayoría de las patologías prostáticas el tamaño se encuentra aumentado y existe dolor a la palpación. Además, los quistes paraprostáticos alcanzan un tamaño que les permite ser palpables a través del abdomen [1].

¡ATENCIÓN!

Debemos tener en cuenta que en la prostatitis crónica y en los abscesos prostáticos el contorno en la palpación puede ser normal, junto con ausencia de dolor, lo que puede llevar a un falso diagnóstico.

En las neoplasias, la próstata generalmente se encuentra aumentada de tamaño, asimétrica y con los contornos irregulares; en los casos muy avanzados puede encontrarse en situación abdominal por su incremento de tamaño.

Análisis laboratorial

Lo siguiente es realizar una analítica sanguínea (en la prostatitis aguda se revela una neutrofilia madura generalmente con desviación a la izquierda) y un examen histológico y microbiológico de orina y líquido prostático.

¡ATENCIÓN!

El líquido prostático es la tercera fracción del semen, es claro y su volumen puede superar los 15 ml.

Su citología normal contiene cierto número de eritrocitos, linfocitos y células escamosas, pero un elevado número de linfocitos indica infección y la presencia de "posos de café" indica hemorragia crónica. Los cultivos microbiológicos deben interpretarse correctamente ya que existe una flora comensal del tracto urinario.

Tanto en la citología del eyaculado como del lavado prostático la hemospermia es un hallazgo común en la HPB [4] y en prostatitis infecciosas. En los casos de neoplasias prostáticas es frecuente el hallazgo de células neoplásicas. En perros con abscesos y prostatitis el cultivo bacteriológico es positivo; además, en la citología se puede evidenciar la presencia de células inflamatorias, aunque en el caso de la crónica es más discreta.

Radiología

Aunque su valor diagnóstico es limitado, la radiografía aporta datos importantes acerca del estado prostático; por ello se puede utilizar para evaluar su tamaño, forma, contorno y situación. Su tamaño no debe superar la mitad de la anchura de la entrada de la pelvis en una proyección ventrodorsal. La radiografía de contraste vesical facilita la evaluación prostática al servir como punto de referencia. En general no suele ser diagnóstica en casos de HPB, aunque puede revelar el desplazamiento craneal de la vejiga y el desplazamiento dorsal del colon [4]. En casos de prostatitis, la radiografía puede mostrar indicios de mineralización de la próstata. En las neoplasias, además de mineralización y prostatomegalia, puede revelar signos de

RECOGIDA DE MUESTRAS MEDIANTE MASAJE PROSTÁTICO

En aquellos casos en los que no fuese posible la eyaculación, se puede realizar un masaje prostático, para posteriormente efectuar un lavado y obtener muestras para citologías y cultivos bacteriológicos.

Para llevar a cabo el proceso, el animal debe estar sedado o anestesiado y con un sondaje vesical. Se elimina la orina (si se desea se puede recoger para un urianálisis) y se realizan lavados con suero fisiológico recogiendo el último lavado como muestra premasaje.

Se introduce además un catéter en la uretra prostática, se realiza el masaje prostático transrectal y se inyectan 10 ml se suero, que posteriormente serán recogidos por aspiración.

El diagnóstico se basa en la comparación de la muestra premasaje y posmasaje (1).

linfadenopatía regional y metástasis pulmonar y, frecuentemente, metástasis en la pelvis o vértebras lumbares [4].

Ecografía

La ecografía es uno de los medios de diagnóstico más útiles a la hora de evaluar las enfermedades prostáticas. Nos permite evaluar la estructura externa e interna además de orientarnos en la biopsia percutánea o en la aspiración con aguja fina, que son los métodos que suelen confirmar nuestros diagnósticos presuntivos.

La próstata debe tener un patrón homogéneo ecodenso. Cuando se pierde este patrón homogéneo, al aparecer áreas hipoecoicas e hiperecoicas, debemos sospechar de inflamación, neoplasia o HPB. En el caso de que se vislumbren áreas anecoicas debemos sospechar de lesiones cavitarias como quistes prostáticos o abscesos prostáticos [1].

CONSEJO

Se debe tener en cuenta que, a la hora de orientarnos hacia un diagnóstico, suele ser necesaria la utilización simultánea de los métodos anteriormente explicados. Además, el diagnóstico definitivo de la mayoría de patologías sólo se consigue mediante biopsia o aspiración con aguja fina.

Testículo

Existe un número relativamente elevado de alteraciones testiculares patológicas, pero la sencillez de la exploración facilita el diagnóstico precoz de estas patologías. Entre ellas se encuentran la criptorquidia, la orquitis, la torsión testicular y los tumores.

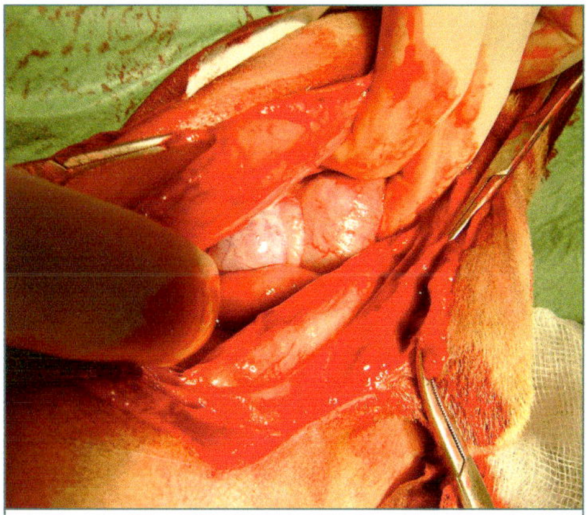

Figura 5. Criptórquido abdominal.

Criptorquidia

Se define como una incorrecta posición testicular y conduce a un defecto del desarrollo genital. Es común en perros, con una incidencia del 0,8%, siendo el 77,5% de ellos de raza pura [7]. Además, es más frecuente que el proceso sea unilateral y que afecte al testículo derecho en perros, al contrario que en gatos. Existen razas con especial predisposición, como son las razas enanas, Teckel, Husky y el gato Siamés [5].

En función de la posición en la que el testículo se sitúe la criptorquidia puede ser abdominal (figs. 5 y 6), inguinal y subcutánea

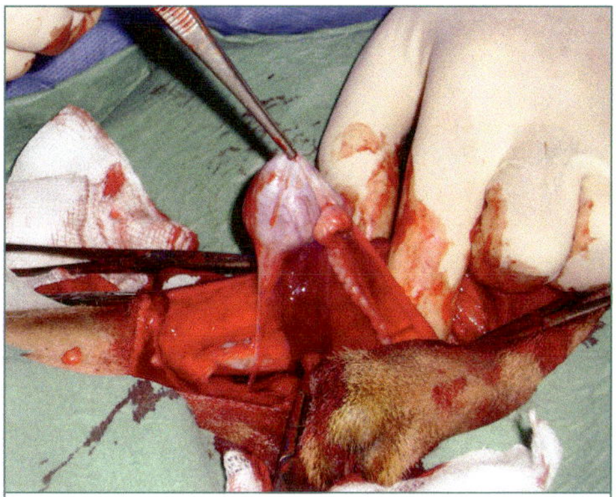

Figura 6. Criptórquido abdominal durante la extracción del testículo.

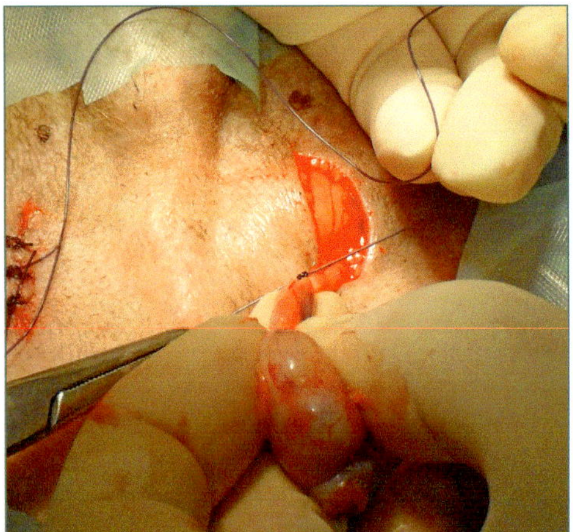

Figura 7. Cirugía de un perro criptórquido bilateral en posición subcutánea.

(figs. 7 y 8). De manera estricta, el término ectópico se refiere a testículos en posición anómala y criptórquido sólo engloba a aquéllos que no son palpables.

En principio el diagnóstico se realiza mediante palpación y no se considera definitivo hasta los 6 meses, aunque en general el 98% de los perros tienen los testículos en su posición al mes y medio del nacimiento. Si a los 2 meses de edad al cachorro no le han descendido los testículos, debemos empezar a sospechar de criptorquidia. Es importante conocer la diferencia entre los perros y los gatos, ya que estos últimos nacen con los testículos dentro de la bolsa escrotal [6].

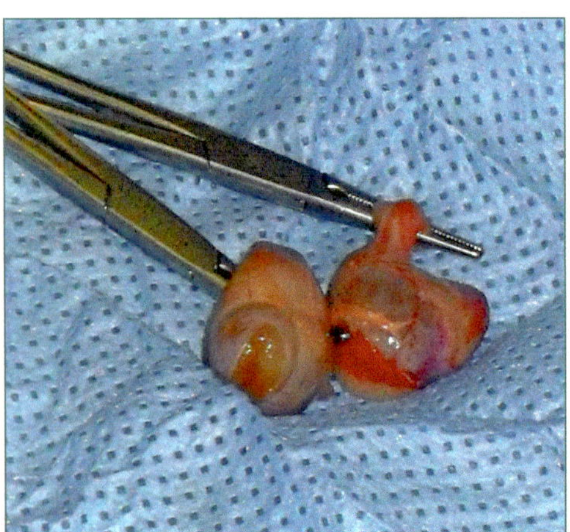

Figura 8. Aspecto de los dos testículos una vez extraídos.

Existen varios factores que se pueden considerar como predisponentes, pero la mayor influencia se sospecha que es de carácter genético hereditario; por ello debemos comentar al propietario que estos individuos no deben ser utilizados como sementales.

¡ATENCIÓN!

Como supuesta anomalía genética, la criptorquidia está relacionada con otros procesos como la subluxación rotuliana, displasia de cadera, hernia umbilical e inguinal, y anomalías en el pene y prepucio (6).

Los testículos no descendidos, además de no ser fértiles, predisponen a sufrir rotaciones del cordón espermático. Además, existe un aumento en el riesgo (de 3,6 a 13,6) de desarrollar una neoplasia en ese testículo, generalmente sertolinomas en los intrabdominales y seminomas en los inguinales [7].

En principio no es necesaria la extirpación de ambos testículos cuando la ectopia es unilateral, pero, aunque no se haya encontrado evidencia de neoplasia en el testículo en posición anómala, es importante evaluar el testículo escrotal con mayor frecuencia de lo habitual.

Hoy en día los propietarios tienen a su alcance la información necesaria para facilitar la detección rápida de los pacientes con criptorquidia. Debemos informarles de que los animales con un solo testículo ectópico y el otro normal son fértiles, por eso deben ser controlados, vasectomizados o esterilizados para evitar la reproducción.

Orquitis

Esta patología se define como la inflamación de uno o de los dos testículos; suele asociarse clínicamente a la epididimitis (figs. 9 y 10). Según su etiología puede ser inflamatoria o infecciosa. Generalmente está causada por bacterias que alcanzan el testículo por heridas penetrantes, vía retrógrada desde orina, secreciones prostáticas infectadas o por septicemias.

Los microorganismos más frecuentemente aislados mediante cultivos espermáticos, herramienta muy útil para el diagnóstico, son *Staphylococcus*, *Streptococcus*, *Escherichia coli*, *Proteus* y *Brucella canis*. Si la extracción de semen por eyaculado no es posible (dolor, nerviosismo, etc.), puede realizarse una punción [5].

Los signos clínicos más frecuentes en los casos agudos son dolor brusco, tumefacción escrotal, molestias al caminar o dermatitis por lamido. En los casos en los que la infección es supurativa generalmente encontramos exudado mucopurulento en el escroto. En los casos crónicos, el principal síntoma es la infertilidad y a la palpación pueden presentar fibrosis, nódulos, adherencias fibrosas con el escroto, etc.

El tratamiento inicial se basa en la administración de antibióticos durante 3 semanas como mínimo, junto con antiinflamatorios y repetir el cultivo de esperma a los 3 meses. Si el animal está destinado a la reproducción es conveniente realizar una evaluación del estado del esperma.

El pronóstico en las orquitis agudas en general es favorable, aunque existen casos en los que la atrofia testicular es irreversible, como en la mayoría de los casos crónicos.

Torsión testicular

La torsión testicular es una patología que se produce al girar el testículo sobre el eje horizontal, estrangulándose así el cordón espermático, lo que produce congestión venosa y necrosis testicular. Su incidencia aumenta en testículos intrabdominales con neoplasias. En el caso de los testículos escrotales la etiología no está totalmente definida, en ocasiones se relaciona con la rotura del ligamento escrotal.

Los signos clínicos son dolor agudo, tumefacción testicular, aumento de tamaño del testículo, edema escrotal y engrosamiento del cordón espermático. El diagnóstico diferencial incluye

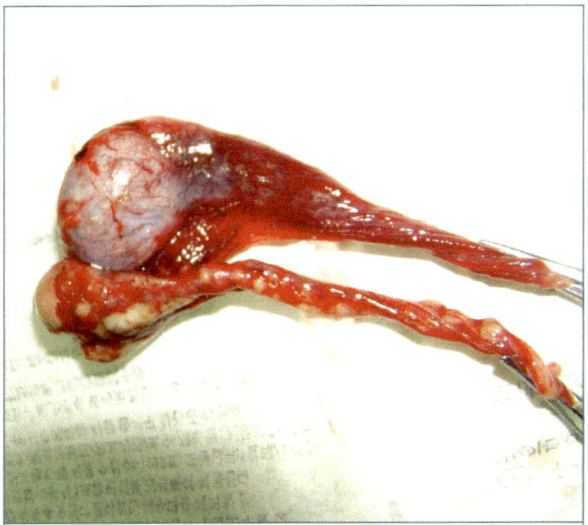

Figura 9. Epididimitis y orquitis. En este caso era mucho más acusada la epididimitis que la orquitis. El perro presentaba un dolor agudo.

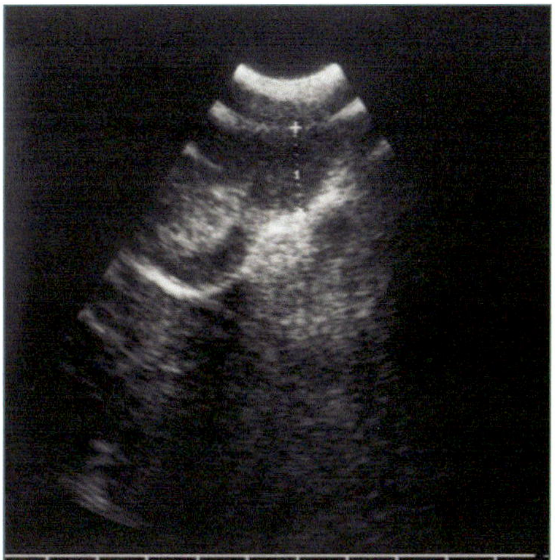

Figura 10. Ecografía de la epididimitis.

la orquitis, la epididimitis y otras enfermedades que cursen con dolor abdominal agudo.

Debe considerarse una emergencia médica y se soluciona mediante la intervención quirúrgica, pudiéndose conservar el otro testículo.

Tumores testiculares

El tumor testicular primario es el segundo tumor en incidencia en el macho y supone alrededor del 90% de los tumores que afectan a los genitales masculinos [8]. Las neoplasias de tipo testicular se pueden clasificar en tumores de las células de Sertoli, seminomas y tumor de células de Leydig (células intersticiales).

¡ATENCIÓN!

Existen varios factores que influyen en el desarrollo de tumores testiculares en el perro, siendo importantes la edad, la raza, la criptorquidia y la exposición a carcinógenos ambientales.

Las razas Boxer, Chihuahua, Pastor Alsaciano, Pomerania, Caniche Miniatura y Estándar, Schnauzer Miniatura, Pastor de Shetland, Husky y Yorkshire están más predispuestas al desarrollo de uno de estos tumores. Por el contrario, los mestizos, el Labrador Retriever y el Beagle son más resistentes [5, 8].

Por otra parte, el riesgo de aparición aumenta entre los 9 y 11 años y además los criptórquidos tienen 13,6 veces más posibilidades de sufrir un tumor testicular que el resto de perros [6].

Sertolinoma

Los sertolinomas (figs. 11, 12 y 13) provocan la deformación testicular al aparecer lobulaciones de distinto tamaño. Son malignos en un 10-20% de los casos. Un 60% de estos tumores provoca el "síndrome de feminización" debido al incremento de los estrógenos y la disminución de los andrógenos. Esto provoca alopecias simétricas bilaterales no pruriginosas, disminución de la libido, infertilidad, metaplasia escamosa de la próstata, anemia por hipoplasia medular, hipotiroidismo por inhibición de la TSH y finalmente provoca la atrofia del otro testículo, que en ocasiones puede ser reversible al extirpar el testículo con el tumor [5].

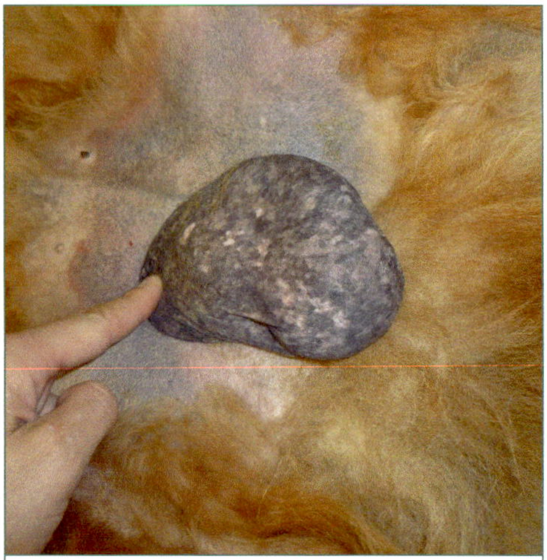

Figura 11. Tumor de células de Sertoli.

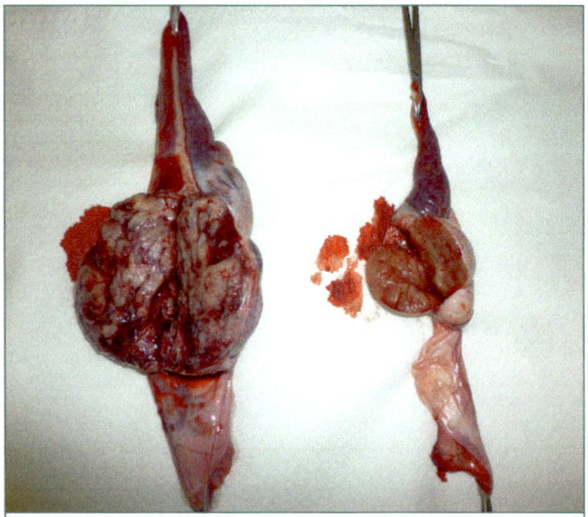

Figura 12. Aspecto del tumor de células de Sertoli después de la orquidectomía.

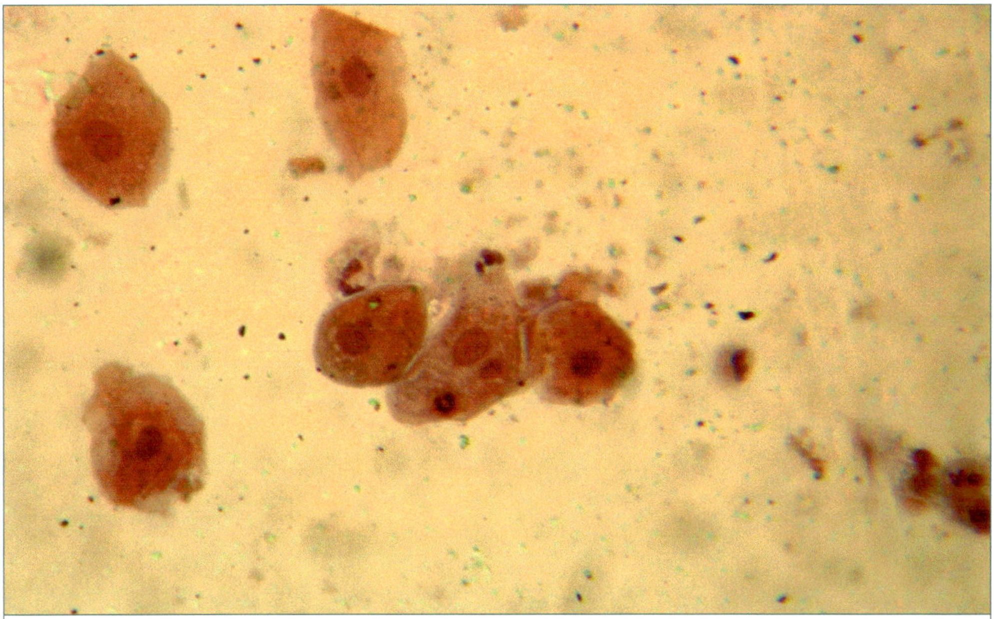

Figura 13. Citología prepucial en un perro con un tumor de células de Sertoli. Se aprecian células superficiales acidófilas.

Seminoma

Los seminomas son tumores de las células germinales y son malignos en un 5-10% de los casos. Causan hipertrofia testicular y en algunos casos también provocan un "síndrome de feminización" [5].

Tumor de las células de Leydig

Los tumores de las células de Leydig (figs. 14 y 15) no suelen modificar el aspecto testicular, por lo que pasan más fácilmente desapercibidos desde el punto de vista del diagnóstico clínico. Suelen provocar una alteración hormonal

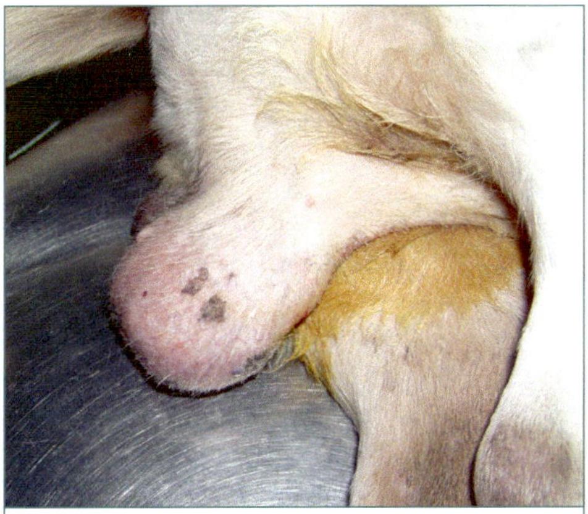

Figura 14. Tumor de celulas de Leydig previo a la cirugía.

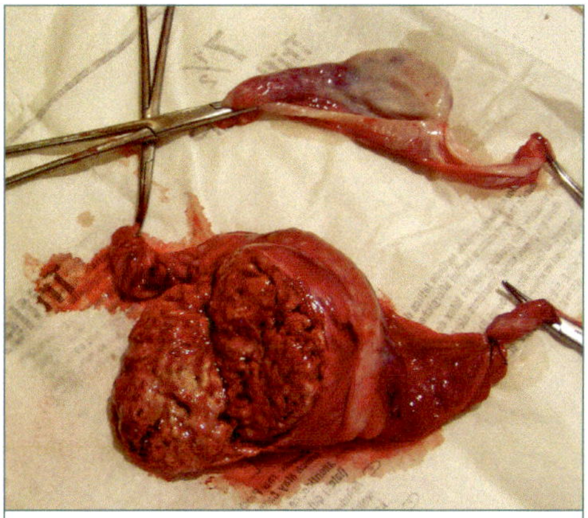

Figura 15. Tumor de células de Leydig una vez realizada la orquidectomía.

caracterizada por el hiperandrogenismo, que se manifiesta por alteraciones dermatológicas (seborrea, hiperpigmentación, alopecias, etc.) y, además, hiperplasia de las glándulas perianales y de la cola, hiperplasia de próstata, hiperexcitación sexual y aumento de la agresividad.

Para el diagnóstico de estas patologías la ecografía es de enorme relevancia. Los sertolinomas son heterogéneos a diferencia de los seminomas y los tumores de Leydig (fig. 16), que son localizados, homogéneos y bien delimitados. Además se pueden llevar a cabo biopsias testiculares para realizar el estudio citológico.

El tratamiento se basa en la extirpación de los testículos afectados por el tumor y en caso de metástasis en la aplicación de un protocolo quimioterápico.

Para el diagnóstico incipiente de los tumores testiculares que producen estrógenos, nos podemos basar en la citología prepucial. La citología prepucial de un tumor testicular que produce estrógenos es similar a la citología de estro de la perra, y por lo tanto veremos células de tipo superficial que se tiñen de rojo (acidofilia) con la tinción policromática Schorr (Diagnoestrus© de RAL).

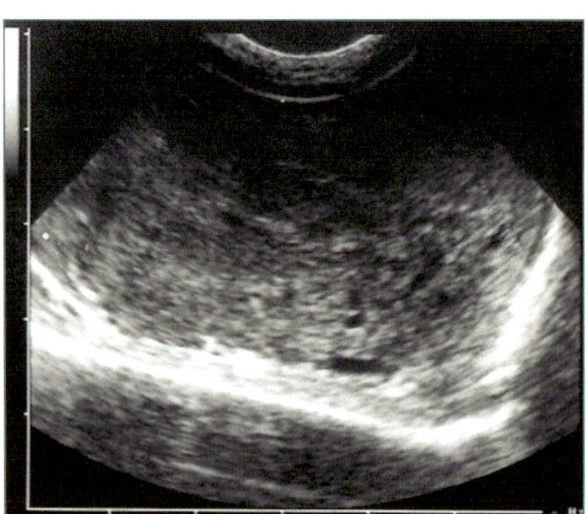

Figura 16. Ecografía de un tumor testicular de células de Leydig.

Pene y prepucio

Frenillo peniano persistente

Es un defecto congénito que consiste en la persistencia de adherencias entre el pene y el prepucio y habitualmente se evidencia en el examen físico normal del cachorro.

Generalmente los propietarios advierten que existe un desvío de la orina hacia las extremidades posteriores del animal, produciéndose dermatitis en la cara medial de éstas. Además, existe dificultad en la erección e incapacidad de exteriorizar el pene. Todo esto puede llevar a un excesivo lamido de la zona prepucial e inhibición de la libido.

El diagnóstico se confirma con la visualización de la banda de tejido en el examen del pene y prepucio. Por lo general es avascular, por lo que el tratamiento se basa en la resección quirúrgica de la banda tisular, siendo suficiente la aplicación de anestesia local.

¡ATENCIÓN!

En el gato la castración muy temprana puede provocar el desarrollo de adherencias, creándose así un "frenillo", y dando lugar a los mismos síntomas.

Hipospadia

Otra alteración congénita relativamente frecuente es la hipospadia, que consiste en un defecto en los genitales externos caracterizado por la presencia de una apertura de la uretra en posición anormal, desembocando en una zona ventral y posterior de su posición normal en el extremo del pene. Esta abertura anormal puede ser peniana, escrotal o perineal en función de su localización; esta última es la más frecuente (figs. 17 y 18).

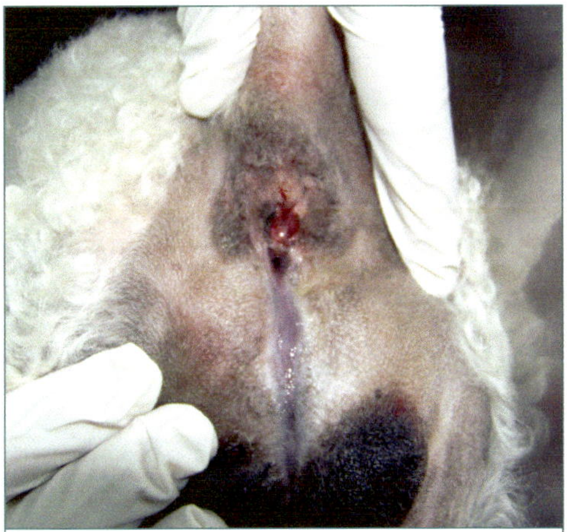

Figura 17. Hipospadia perineal.

La alteración es visible mediante la exploración física. Por otra parte, los signos clínicos más frecuentes están relacionados con las infecciones urinarias y con la incontinencia urinaria.

Antes de establecer el plan terapéutico debe examinarse el resto de aparato urogenital. Puede ser necesaria la amputación del pene, la osteotomía del hueso peniano, o la práctica de uretrostomías.

CONSEJO

Es importante avisar al propietario de que estos animales no deben reproducirse debido a la posible implicación genética en el desarrollo de esta alteración.

Existen otras alteraciones congénitas como la **hipoplasia peniana** o las **deformaciones del hueso peniano** cuya incidencia no es muy elevada.

Fimosis

La fimosis es una alteración adquirida (inflamación, edema, neoplasias, formación de tejido cicatrizal…) o congénita, sin estar totalmente comprobado su carácter hereditario. El paciente presenta una disminución del diámetro del orificio prepucial, la cual se relaciona con la incapacidad de exteriorizar el pene del prepucio.

Los síntomas dependen de la intensidad del defecto. La oclusión completa produce incapacidad para la eliminación de orina, provocando

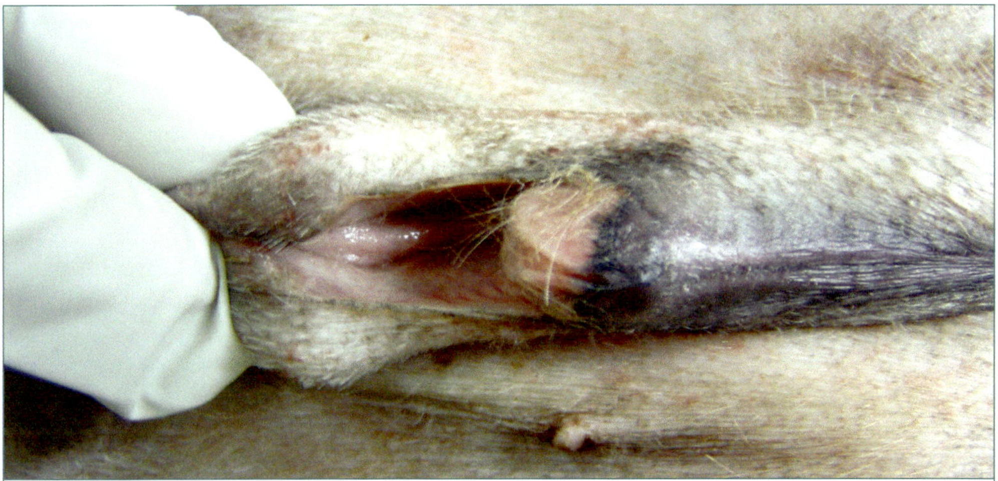

Figura 18. La hipospadia perineal, en este caso, se acompañaba de alteraciones en la conformación del prepucio y del pene.

muerte neonatal. Si la abertura está presente pero es pequeña, puede provocar infecciones urinarias, balanopostitis, goteo constante de orina y tumefacción prepucial, debido a la presencia de orina en la cavidad prepucial.

El diagnóstico se basa en la incapacidad de exteriorizar el pene, que se encuentra flácido.

El tratamiento se basa en eliminar los factores predisponentes en las fimosis adquiridas y la intervención quirúrgica depende del tamaño del defecto y de los signos que éste conlleve, además de la utilidad del perro. En los perros asintomáticos no utilizados para la reproducción no se plantea la intervención.

Parafimosis

La parafimosis está caracterizada por la incapacidad de reintroducir el pene en el prepucio, por estar éste congestionado o edematoso. La gravedad de esta patología evoluciona con el tiempo: desecación del pene, necrosis isquémica y, finalmente, obstrucción y gangrena uretral.

Su aparición se relaciona con los pelos prepuciales ya que en ocasiones, durante el coito, se enredan impidiendo el reflujo venoso y la retracción del pene. En otras ocasiones está causada por fimosis leve, objetos extraños, fracturas del hueso peniano, priapismo crónico, neoplasias y balanopostitis crónica; en general, cualquier causa obstructiva que altere la circulación venosa y la retracción del pene.

¡ATENCIÓN!

Esta patología debe considerarse una emergencia veterinaria, el retraso en el tratamiento deriva en un aumento del riesgo de obstrucción uretral, necrosis y gangrena del pene. Pasado un día sin tratamiento, el proceso suele requerir la amputación del pene (5).

El tratamiento se basa en la eliminación de los pelos adheridos o en la resolución de las otras posibles causas, seguido de la limpieza y desbridamiento de las áreas necróticas del pene, para finalmente introducir el pene en el prepucio ayudándose de lubricantes. Además, se deben utilizar tranquilizantes para facilitar el proceso y para inducir relajación e hipotensión que faciliten la reducción de la tumefacción del pene.

En los casos graves en los que este tratamiento no sea efectivo, se debe contemplar la apertura quirúrgica el orificio prepucial.

Es importante realizar el sondaje de la uretra durante 7-14 días para evitar la formación de estrecheces que pudieran desembocar en alteraciones posteriores.

Para evitar este proceso es importante la rasuración de los pelos prepuciales antes del coito, sobre todo en razas de pelo largo, y evaluar el estado del pene y del prepucio después del acto. En los casos recurrentes, si el macho no está destinado a la reproducción, se recomienda la castración para evitar la excitación sexual; en el caso de que el macho tenga estos fines existen ciertas cirugías reconstructoras para prevenir este proceso.

Priapismo

El priapismo se debe considerar indicativo de una patología superior, que se evidencia con una cogestión dolorosa del pene, sin que exista estímulo sexual que lo provoque. Las causas más frecuentemente asociadas a este signo son la infección urinaria o genital crónica grave, una lesión medular o una compresión venosa a nivel pelviano por una hipertrofia prostática o un fecaloma.

La exteriorización permanente del pene puede causar desecación y necrosis isquémica, por lo que debemos tratar el origen del problema y proteger al pene de las posibles lesiones mecánicas, para evitar que la isquemia provoque una evolución fatídica del problema.

El tratamiento sintomático engloba la aplicación de lubricantes para evitar la desecación junto con protocolos de higiene y empleo de collares isabelinos.

Su resolución depende del hallazgo y tratamiento de la patología causal. La castración no es efectiva. En los casos en los que no se resuelva la causa es necesaria la amputación del pene.

Protrusión peniana

La protrusión peniana es frecuente en perros jóvenes, sobre todo al sentarse. Se debe o bien a un pene demasiado grande, o bien a un prepucio muy corto por una asincronía en el desarrollo de estas estructuras. Generalmente el proceso se resuelve solo, con el crecimiento, pero en el caso de que no ocurra así se puede corregir quirúrgicamente. El acortamiento de los músculos retractores del prepucio nos ha dado buenos resultados.

Fracaso en la erección

El fracaso de la erección engloba un sinfín de patologías relacionadas principalmente con la anatomía, la circulación e inervación del pene, así como con la secreción o concentración orgánica de testosterona.

La anamnesis detallada y el examen físico comprenden la aproximación diagnóstica inicial. Algunas de las posibles causas son: la estimulación sexual inadecuada, el comportamiento sumiso del macho frente a una hembra dominante, la asociación del coito o eyaculación con dolor por patologías o experiencias anteriores o actuales, las anastomosis vasculares, la deficiencia de andrógenos y las alteraciones del desarrollo sexual.

El tratamiento debe ser específico dependiendo de la causa primaria que lo origine y el pronóstico dependerá también de la enfermedad causal.

Prolapso uretral

El prolapso uretral no es común. La causa es desconocida aunque se sospecha de excitación sexual excesiva, autoestimulación por lamido o realización de un gran esfuerzo para la micción por diversas causas (figs. 19 y 20). Suele derivar en edema, congestión, tumefacción y necrosis.

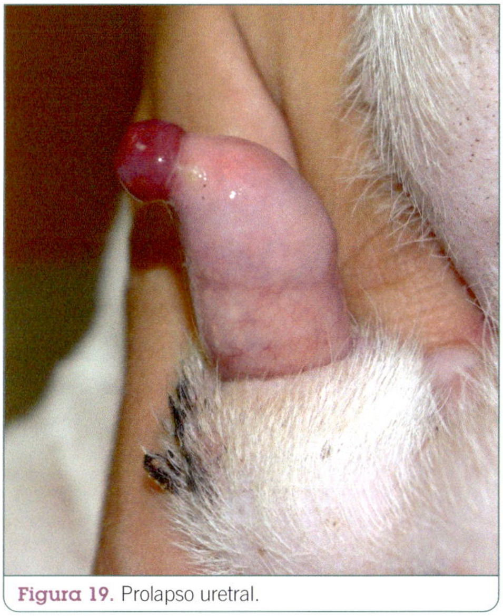

Figura 19. Prolapso uretral.

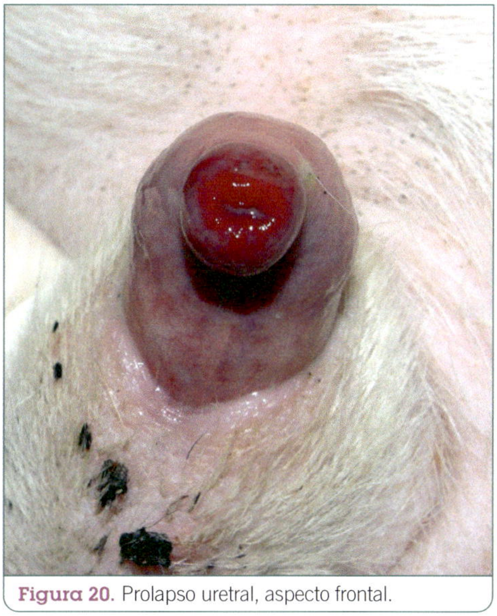

Figura 20. Prolapso uretral, aspecto frontal.

El protocolo terapéutico se inicia con un tratamiento conservador mediante corticoesteroides, compresas frías y protección frente al lamido y las lesiones externas. En caso de que el proceso esté muy avanzado o no funcione el tratamiento anterior se efectuará el tratamiento quirúrgico consistente en la extirpación de la uretra prolapsada.

Flujo prepucial

El flujo prepucial en un perro se debe considerar anormal, aunque hay casos en los que se acumula esmegma blanco-amarillento alrededor del orificio prepucial sin tener significación clínica.

- **El goteo de orina** se considera anormal y se asocia a alteraciones genitourinarias, cistitis bacteriana, cálculos uretrales o vesicales, incontinencia neurogénica, fimosis intensa y masas en el esfínter uretral. También se puede relacionar con síndromes de poliuria/polidipsia.
- **La eliminación de sangre** por el orificio prepucial está frecuentemente causada por prostatitis agudas o crónicas, aunque también es signo de una posible uretritis, cálculos uretrales, prolapso uretral, trauma peniano, neoplasias prepuciales, penianas o uretrales, además de múltiples alteraciones del sistema urinario.
- **La secreción prepucial mucopurulenta** es relativamente frecuente debido a la tendencia al desarrollo de infecciones o inflamaciones leves de la cavidad prepucial. Generalmente se asocia a balanopostitis, pero en el diagnóstico diferencial se debe incluir también neoplasia, fimosis, presencia de cuerpos extraños, etc.

Balanopostitis

La balanopostitis se define como la inflamación conjunta del pene y del prepucio. Existe una flora normal de la cavidad prepucial conformada por *Escherichia coli*, *Streptococcus*, *Staphylococcus*, *Pseudomonas*, *Proteus*, *Klebsiella*, *Mycoplasma* y *Ureaplasma*. Esta patología surge de la proliferación descontrolada de esta microflora habitual debido a la irritación de la cavidad. Las causas más frecuentes son los traumatismos, el lamido excesivo, etc. [5].

No es una patología grave en la mayoría de los casos, aunque puede derivar en la formación de abscesos, tumefacción y formación de adherencias. En los casos más graves la infección puede pasar a ser sistémica.

El tratamiento depende de su gravedad, generalmente con tratamiento antibiótico tópico y lavados antisépticos se resuelven la mayoría de los casos. Los abscesos deben ser punzados, drenados y lavados. En el caso de observar signos de enfermedad sistémica se deberán aplicar antibióticos sistémicos.

La recidiva es frecuente sobre todo si no se determina y trata el factor predisponente.

Traumatismos penianos

Los traumatismos penianos pueden producir úlceras, contusiones, heridas profundas, hematomas y fracturas del hueso peniano. Los signos clínicos dependen de la gravedad del proceso y, por consiguiente, el tratamiento médico también. A rasgos generales se busca el control de la posible hemorragia, edema o inflamación. Posteriormente se procura el mantenimiento de la higiene en la zona y el correcto tratamiento médico de las heridas. Siempre se debe evaluar la permeabilidad de la uretra y el estado del hueso peniano.

Neoplasias penianas y prepuciales

La neoplasia peniana y prepucial más frecuente en el perro tiene como etiología el virus del tumor transmisible venéreo. En España su incidencia más reciente es del 0,4%. Su transmisión es por contacto sexual y su aspecto típico es de "coliflor", generalmente situado detrás de los bulbos eréctiles.

No debe confundirse con la hiperplasia linfoide, que generalmente se asocia a infecciones crónicas aunque su origen no está totalmente estudiado.

CONSEJO

El mejor tratamiento del tumor venéreo transmisible es administrar vincristina (0,6 μg/m²/semana, durante 3-6 semanas) o doxorrubicina (25 mg/m² cada 15 días), ya que la extirpación quirúrgica suele llevar a recidivas (5).

También aparecen con menos frecuencia otro tipo de neoplasias, generalmente asociadas a perros de avanzada edad: mastocitoma, carcinoma de células escamosas, fibroma, linfoma y papiloma.

Escroto

El escroto se puede definir como la bolsa externa que recubre al testículo. Las patologías que le afectan no son de elevada relevancia, la mayoría se relacionan con su condición de estructura dérmica y se suelen evidenciar mediante la inspección visual. Los principales procesos diagnosticados son las dermatitis (fig. 21), los tumores cutáneos y la elefantiasis.

En algunos casos, si las lesiones en la piel del escroto son recurrentes y si no se tratan pueden afectar a la fertilidad en machos reproductores, ya que gracias al escroto se regula la temperatura para la producción de espermatozoides.

La elefantiasis del escroto es relativamente frecuente en perros maduros; se debe a la hiperplasia del epitelio y del tejido conjuntivo subcutáneo con hiperqueratosis, siendo los testículos normales a la palpación. Los perros que la padecen están más predispuestos a irritaciones, traumatismos y hemorragias. El tratamiento se basa en la exéresis total con castración [6].

Por otra parte, aunque su frecuencia es baja, debemos incluir las **hernias escrotales** en el diagnóstico diferencial de los cambios de volumen escrotal.

Infertilidad canina

La infertilidad debida a alteraciones en el macho es la segunda causa de problemas reproductivos en los perros. En general, el 10% de los casos pueden ser resueltos por el veterinario. Para ello es necesario conocer las patologías más frecuentes, así como la técnica adecuada de recogida de esperma y su interpretación [9].

- **La criptorquidia**, como se comentó anteriormente, es una causa común de infertilidad, pero debemos referirnos exclusivamente a la bilateral. Que los testículos no se encuentren en su situación fisiológica provoca que el esperma no sea ni fértil ni viable, pero esta ectopia no afecta a la producción de testosterona, por lo que no afecta ni a la libido ni a la erección.

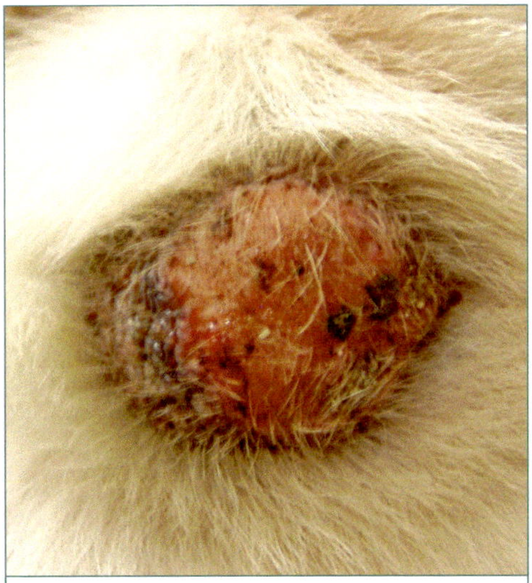

Figura 21. Dermatitis de escroto de tipo bacteriano.

- **Las patologías prostáticas** son otra de las principales causas de infertilidad en el macho, ya que la próstata es la única glándula seminal del perro. Dentro de las patologías prostáticas, la prostatitis crónica es la que con mayor frecuencia produce infertilidad. Las patologías que habitualmente afectan a esta glándula ya han sido descritas anteriormente.
- **La azoospermia** puede definirse como la eyaculación de plasma seminal, ya que carece de espermatozoides. En ciertos casos no se puede relacionar con una patología propiamente dicha, ya que puede ocurrir cuando el perro está muy ansioso o debido a la falta de estimulación sexual. Este último factor suele ocurrir en extracciones seminales en las que no interviene una perra en celo. Por ello, para confirmar el diagnóstico puede ser necesaria la recolección de esperma en varias sesiones, con el tiempo de reposo necesario entre cada una de ellas y con la presencia de una hembra en celo.

  Su incidencia es relativamente alta, ya que se considera que sucede en un 35% de los casos. Ocurre tanto en perros de raza como en mestizos, y se considera que existe cierto factor hereditario en razas como el Golden Retriever.

  Las causas pretesticulares suelen ser endocrinas, como el síndrome de Cushing; las testiculares, la criptorquidia, neoplasias, hipoplasia testicular, infecciones e inflamaciones. Finalmente, las causas postesticulares suelen estar relacionadas con obstrucciones de los canales del aparato sexual masculino, como los granulomas de epidídimo [4].
- **La eyaculación retrógrada** consiste en el paso del semen a la vejiga de la orina en vez de ser expulsado al exterior. No se considera siempre una patología permanente, aunque aún no está bien estudiada. Se puede intentar realizar la recolección de semen cuando la vejiga está llena o aplicando un tratamiento previo con simpaticomiméticos [9].
- Respecto a las **causas infecciosas**, cualquier agente que esté actuando sobre el epidídimo o sobre el testículo puede afectar a la producción y eyaculación de semen. La brucelosis es una de las infecciones más importantes en este campo.

Infertilidad felina

Es común que la causa de fracaso en la cubrición de la hembra se deba a alteraciones en el macho, aquí describimos las más comunes:

- Machos muy jóvenes o muy mayores.
- Semen de baja calidad o alterado (ver Capítulo 2); incluye machos que eyaculan más de 4 veces en un día.
- Falta de libido o alteraciones comportamentales.
- Presencia de gingivitis, ya que puede impedir al macho morder a la hembra e inmovilizarla, por lo que a veces no proceden a la penetración.
- Patologías dolorosas como la estrangulación del pene por el pelo, alteraciones lumbares o urinarias, etc.

PUNTO DE VISTA DEL PROPIETARIO

Los propietarios **no conciben** que la **próstata** pueda ser causante de **patologías importantes** en su perro.

No consideran necesaria ni importante la **evaluación periódica del semen** en los machos adultos destinados a la reproducción.

Suelen ser **reticentes a la castración**, aunque sea como tratamiento de una patología ya desarrollada.

No suelen **examinar** los órganos reproductores externos por lo que **no** siempre **advierten** las posibles **patologías en su inicio**.

El **lamido** de los genitales externos no lo perciben como **motivo de consulta**.

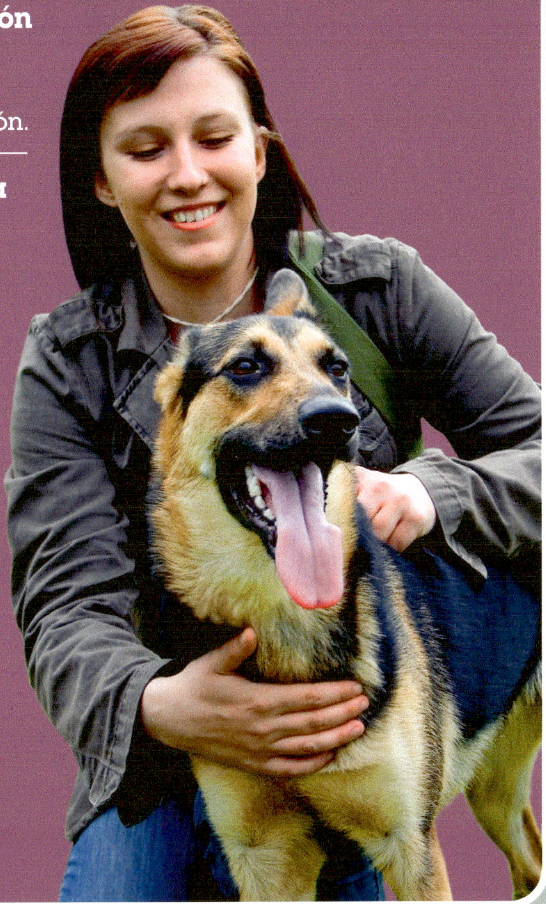

ASPECTOS IMPORTANTES QUE DEBE TENER EN CUENTA EL VETERINARIO CLÍNICO

Es importante el **correcto diagnóstico diferencial** de las enfermedades prostáticas.

Deberían estableceerse protocolos de **evaluación de la próstata** a partir de los **5 años** de edad.

Todo perro adulto que entre en la consulta debe ser **examinado** mediante una **palpación prostática** aunque no presente ningún síntoma.

Siempre se debe **controlar** el correcto **descenso testicular** en el cachorro, en los primeros meses de edad.

Se tiende a responsabilizar a la perra en casos de **infertilidad**, cuando **el macho** también puede ser **el responsable**.

En muchos casos se desconoce que con la **recolección** de las **tres fracciones** del **eyaculado** podemos obtener mucha información.

Se suele **confundir** el flujo prepucial mucopurulento con esmegma prepucial.

Bibliografía

1. Smith, J. Canine prostatic disease: A review of anatomy, pathology, diagnosis, and treatment. *Theriogenology*, 2008; 70:375-383.
2. Wiebe, V.J., Howard, J.P. Pharmacologic advances in canine and feline reproduction. *Topics in companion animal medicine*, 2009; 24(2):71-99.
3. Nanda, K. RBx 6198: A novel alpha-1-adrenoceptor antangonist for the treatment of benign prostatic hyperplasia. *European Journal of Pharmacology*, 2009; 607:213-219.
4. Memon, M.A. Common causes of male dog infertility. *Theriogenology*, 2007; 68:322–328.
5. Feldman, E.C., Nelson, R.W. *Endocrinología y reproducción canina y felina*. Editorial Intermédica, Buenos Aires. Argentina, 2007.
6. Arus, J., Martí, S., Peña, F., Prats, A. Libro de Ponencias, Formación Continuada de AVEPA 1, 1998.
7. Veronesi, M.C., Riccardi, E., Rota, A., Grieco, V. Characteristics of cryptic/ectopic and contralateral scrotal testes in dogs between 1 and 2 years of age. *Theriogenology*, 2009; 72:969-977.
8. Liao, A.T., Chu, P., Yeh, L., Lin, C., Liu, C. A 12-year retrospective study of canine testicular tumors. *The Journal of Veterinary Medical Science*, 2009; 71(7):919-23.
9. Fontbonne, A. Approach to infertility in the bitch and in the dog. Proceedings of the World Small Animal Veterinary Association, Sydney, Australia, 2007.